中医中药

养生一对一

【刘 莹⊙编著】

上海科学普及出版社

图书在版编目（CIP）数据

中医中药养生一对一 / 刘莹编著. -- 上海：上海
科学普及出版社，2016

ISBN 978-7-5427-6669-4

Ⅰ. ①中… Ⅱ. ①刘… Ⅲ. ①养生（中医）– 基本知
识 Ⅳ. ①R212

中国版本图书馆CIP数据核字(2016)第062649号

中医中药养生一对一

责任编辑　胡伟

上海科学普及出版社出版发行

（上海中山北路832号　邮政编码 200070）

http://www.pspsh.com

各地新华书店经销　　北京柏玉景印刷制品有限公司

开本 710×1000　1/16　印张 21　字数 275 000

2016年6月第1版　2016年6月第1次印刷

ISBN 978-7-5427-6669-4　　定价：29.90元

【前言】

中国的养生之法被称为卫生、养生、厚生或道生。卫生就是保卫生命的意思；养生就是养护生命的意思；厚生就是厚待生命的意思；道生就是要求以上养生都要有一个度。《道德经》中有"人法地，地法天，天法道，道法自然"之说，告诫人们要遵循自然界和宇宙的规律。

所谓养生，就是根据生命规律，采用养护身心，保持或增进健康，减少疾病，以延年益寿的一种措施，相当于现代医学中的保健活动。

中医养生是中国传统文化的瑰宝，养生是以培养生机、预防疾病、争取健康长寿为目的。中医养生有食养、药养、针灸、按摩、气功等丰富多样的养生技术。古人认为养生之法莫如养性，养性之法莫如养精；精充可以化气，气盛可以全神；神全则阴阳平和，脏腑协调，气血畅达，从而保证身体的健康和强壮。所以精、气、神的保养是最重要的内容，为人体养生之根本。

另外，作为中医养生不可或缺的一部分就是药养。药养就是中医的传统特有药物，以植物类药物为主，通过特定方法熬制以后对人体的疾病有相当好的恢复作用，是中医的必备治疗方法之一。

为了能方便大家更好地了解中医中药养生的真谛，我们特意组织编写了这本《中医中药养生一对一》。本书共分为七章。第一章讲述了中医养生的基础知识；第二章讲述了不同体质的养生方法；第三章讲述了中医的四季养生大法；第四章讲述了中医里的饮食养生妙法；第五章讲述了运动养生的健康的基石；第六章讲述了精神养生对于健康的意义；第七章讲述了中药养生的科学方法。

本书所介绍的中医中药的养生方法简便通用，内容贴近生活。本书可以说是手把手地教你从饮食养生、运动锻炼、日常生活、情志调养、中药调理等方面来保持你的身体健康。

由于编者水平有限，书中难免出现纰漏之处，恳请广大读者给予批评和指导。

编者

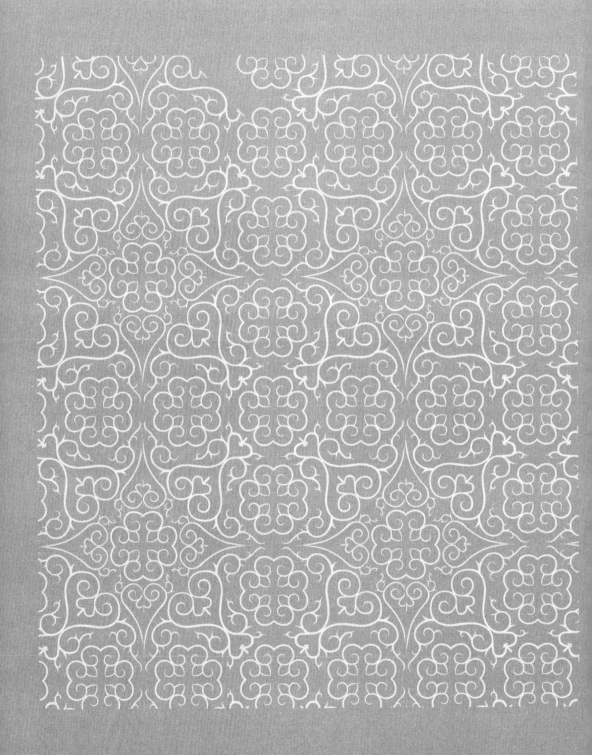

【目录】

【第三篇】 中医里的四季养生

【第四篇】 中医里的饮食养生妙法

第一章：时尚健康饮食新观念

第二章：科学饮食，有利于健康

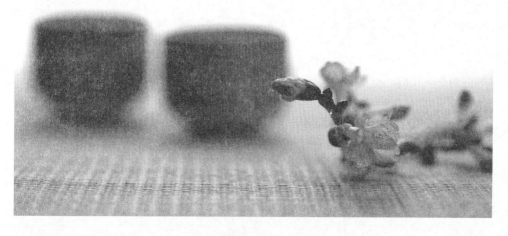

【第五篇】 运动养生是健康的基石

【第六篇】 精神养生，恬淡虚无病自安

【第七篇】 中药养生，药食同源保健康

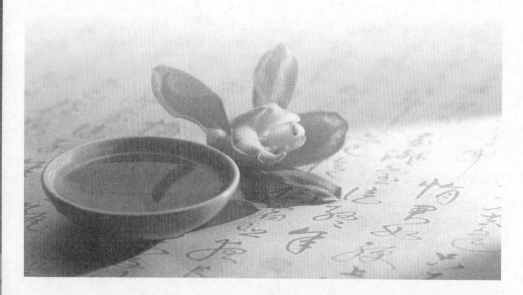

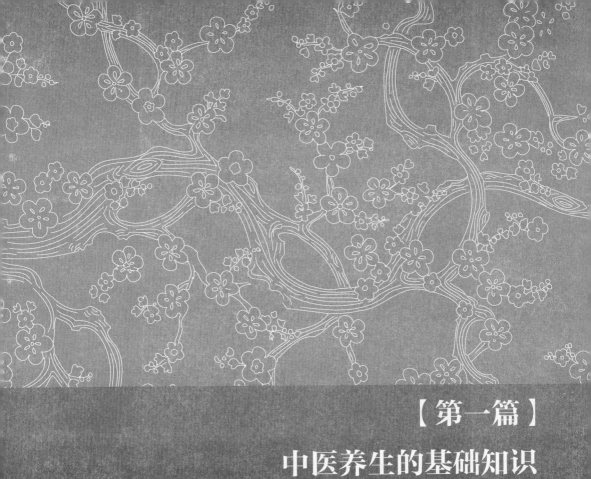

【第一篇】
中医养生的基础知识

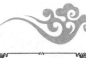

篇首语

中医养生之**道**，知识精髓，《黄帝内经》云『上古之人，其**知**道者，法于阴阳，和**于**术数，食饮有节，起居有常，不妄劳作』。『暮**而**收拒，无扰筋骨，无**见**雾露，反此三时，形**乃**困薄』。

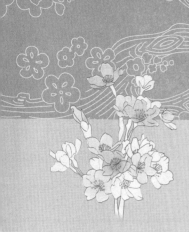

第一章：中医养生的知识

 什么是中医养生

所谓"生"，就是生命、生存、生长之意；所谓养，即保养、调养、补养之意。总之，养生就是保养生命的意思，以传统中医理论为指导，遵循阴阳五行生化收藏之变化规律，对人体进行科学调养，保持生命健康活力。精神养生是指通过怡养心神，调摄情志、调剂生活等方法，从而达到保养身体、减少疾病、增进健康、延年益寿的目的。

中国传统养生强调人与自然的关系，认为人应顺应自然环境、四时气候的变化，主动调整自我，保持与自然界的平衡以避免外邪的入侵。《周易》云"一阴一阳之谓道"；"法象莫大乎天地，变通莫大乎四时"（《易·系辞上》）。《老子》云"道法自然"，就是中医养生的基本要求。

中医养生是中国传统文化的瑰宝，养生是以培养生机、预防疾病、争取健康长寿为目的。中医养生有食养、药养、针灸、按摩、气功等丰富多样的养生方法。古人认为养生之法莫如养性，养性之法莫如养精；精充可以化气，气盛可以全神；神全则阴阳平和，脏腑协调，气血畅达，从而保证身体的健康和强壮。所以精、气、神的保养是最重要的内容，为人体养生之根本。中医学把人身最重要的物质与功能活动概括为精、气、神，认为这是生命之根本，是维持人体整个生命活动的三大要素。早在两三千年前，《周易》《黄帝内经》《老子》

里面已经有一套很完整的养生原理，就像一个永远也挖不完的宝库，值得我们再三探索。中医的养生观包括天人合一、阴阳平衡、身心合一三大法宝。

 传统中医学的优势

一说到中医，有些人便怀疑其科学性，认为中医纯属一门经验学科。

中医的伟大在于它始终没有停留在经验的层面，而是不断地积累经验，发现规律性，经过数千年来无数医家的归纳、总结，逐渐形成了博大精深的理论。

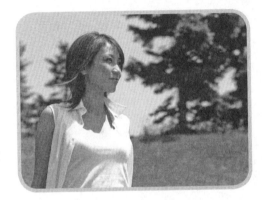

虽然中医理论体系庞大，内容十分复杂，但其最显著的特点可总结为两个：整体观念和辨证论治。

1. 整体观念

整体观念是中医研究人体的一种独特的认识观和方法学。

中医的整体观念包含两个内容：第一是把人体自身看成一个整体，即人体内部和体表组织器官之间是一个有机整体；第二是认为外界环境等因素对人体的生理、病理都可以产生不同程度的影响。整体观念既强调人体自身的统一性，又重视人体与外界环境的统一性。

（1）人体自身的统一性。自身统一以五脏为中心。人体是由脏腑组织构成的，各有各的功能。各个脏腑组织的功能互相配合、协调，从而体现并完成了整体的生命活动。因此，中医认为，构成人体的脏腑组织之间是不可分割的，而且也是相互影响的，或者促进或者制约，在病理上也有联系。这就是人体自身的统一性。

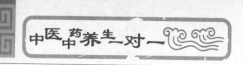

自身统一的基础就是：以五脏为中心，加上经络系统"内联脏腑、外络肢节"的作用，把六腑五体、五官九窍、四肢百骸等组织器官有机地联系在一起。实际上，这就是中医的"五脏一体观"。这一整体中，表里相连、上下沟通、联系密切、井然有序，并形成了以五脏为主体命名的功能系统：

肝系统：肝——胆——筋——目——爪。肝与胆为表里，肝主筋，开窍在目，其华在爪甲。

心系统：心——小肠——脉——舌——面。心与小肠为表里，心主血脉，舌为心之苗，其华在面。

脾系统：脾——胃——肌肉和四肢——口——唇。脾与胃为表里，脾主肌肉和四肢，脾开窍于口，其华在唇。

肺系统：肺——大肠——皮——鼻——毛。肺与大肠为表里，肺主皮毛，肺开窍于鼻，其华在毛。

肾系统：肾——膀胱（脑、女子胞）——骨（髓）——耳——发。肾与膀胱为表里，肾主骨，肾开窍于耳，其华在发。

这里解释一下两个术语。一个是"华"。华就是光彩、光华。"肝华在爪"就是指肝的华彩表现在爪甲上，从爪甲的光泽、形态等可以反映出肝的病变。第二个是"表里"。"表里"体现了脏腑之间一一对应、表里相合的关系：脏为阴，腑为阳；里为阴，表为阳，如此一表一里对一阴一阳和一脏一腑。脏腑表里相合的依据主要是经络互相络属。

（2）人与外界环境的统一性。《素问·宝命全形论》说："人生于地，悬命于天，天地合气，命之曰人。"这一句话说明了人是不能脱离外界环境的。

中医在讨论人体与外界环境的统一性中，更为注重外界环境对人体生理、病理的影响：外界环境的运动的变化可直接或者间接影响人体，使人体相应地出现生理和病理反应。这就是中医的"天人一体观"。

人与自然的统一：人的行为活动必须与自然规律保持一致，正如《素问·生气通天论》中说的："天地之间，六合之内，其气九州、九窍、五脏、十二节，皆通乎天气，其生五，其气三，数犯此者，则邪气伤人，此寿命之本也。苍天之气，清净则志意治，顺之则阳气固。"意思就是说，天地之间，四方上下之内，人的九窍五官和十二个大关节的功能都与自然之气相通，阴阳二气化生五行，体现为三阴三阳之气。多次违反自然规律的人，就会受到邪气的伤害。这个规律是寿命的根本。自然界阴阳变化正常，人的精神活动也会正常。顺应自然规律就会阳气固密，虽然有贼风邪气，也不会生病。

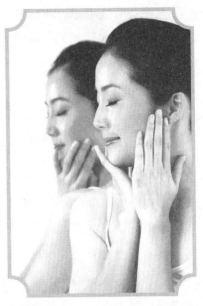

人与社会的统一：社会环境对人的影响也很大，尤其是现代，激烈的社会竞争和纷繁复杂的社会关系，普遍而深刻地影响着人们的健康。由于人的心理是对外界的一种反映，因此，心理因素归根到底还是社会环境因素。

"天人一体观"指导养生：《灵枢·本神》中说道："智者之养生也，必顺四时而适寒暑，和喜怒而安居处，节阴阳而调刚柔，如是则僻邪不至，长生久视。"《吕氏春秋》中也记载道："天生阴阳寒暑燥湿，四时之化，万物之变，莫不为利，莫不为害。圣人察阴阳之宜，辨万物之利以便生，故精神安乎形，而年寿得长焉。"由此可见，"天人一体观"在养生上确实具有重要的指导意义，而这其中首推因时养生。

2. 辨证论治

辨证方法的分类。中医的辨证方法从来都不是一成不变的。几千年来，经过历代医家的发挥，辨证逐步从原始、简单，走向了完备、精细和丰富。具体而言，现在常用的辨证方法主要有八大类，即：八纲辨证、病因辨证、脏腑辨证、六经辨证、气血辨证、卫气营血辨证、三焦辨证和经络辨证。

八纲就是表、里、寒、热、虚、实、阴、阳八个辨证纲领。表里辨病证部位和病势深浅；寒热辨病证性质；虚实辨邪正盛衰；阴阳则统摄六纲，为八纲之总纲。它是从各种具体证候的个性中抽象出来的，带有普遍规律的共性，为中医最基本的辨证方法。

病因辨证就是寻找发病的真正原因，这也是一种很重要的辨证方法。中医讲究"对因治疗"，其基础就是病因辨证。病因辨证主要涉及外感六淫以及疫毒、饮食积滞、虫积等。例如湿热下注、外感风寒都属于此列。张仲景的《金匮要略》就用到了不少的病因辨证。

脏腑辨证是以病因辨证为基础，又结合了八纲辨证。整个辨证中有五脏六腑的辨证以及心肾不交等脏腑兼病辨证。就心病辨证而言，又包括心血虚、心阴虚、心阳虚脱、心火亢盛、心脉痹阻、痰蒙心神、痰火扰神、瘀阻脑络。由此可见，脏腑辨证的内涵十分丰富，辨证十分精确。

六经辨证由医圣张仲景创立。六经辨证是八纲辨证的系统化和具体化，就是将外感疾病发生、发展过程中所表现的不同证候，以阴阳为纲，归纳为三阳病和三阴病两大类，分别从邪正斗争关系、病变部位、病势进退缓急等方面进行阐述，以明确疾病发生、发展过程中各个阶段的特点。三阳病是以六腑病变为基础，分别为太阳病、阳明病、少阳病；三阴病以五脏病变为基础，分别为太阴病、少阴病和厥阴病。可见，六经辨证又是以脏腑辨证为基础。

气血辨证就是分析和判断气血状况：量是否亏损，运行是否正常。主要包括气虚、气陷、气不固、气脱等气虚证，气滞、气逆以及气闭等气滞证；血虚证、血瘀证、血热证和血寒证。

津液辨证就是判断人体津液是否亏虚、水液代谢是否存在障碍。主要包括停于脏腑组织或者局部或流窜全身的痰证；停聚于胃肠、心肺、胸胁等处的饮证；泛溢肌肤且具有流动性、表现为水肿的水停证；津液不足引起脏腑组织缺少滋润濡养的津液亏虚证。

清代名医叶天士开创了卫气营血辨证。这是一类专门运用于外感温热病即传染病和感染病的辨证方法。他将外感温热病的发生、发展过程分为4个证型：卫分证、气分证、营分证和血分证。疾病发展经历卫、气、营、血4个阶段，实际上也就是邪气不断深入、病情逐渐加重的过程。

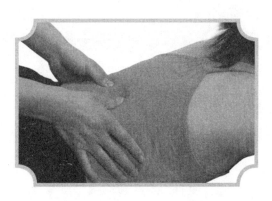

三焦辨证是清代名医吴鞠通依据《黄帝内经》关于三焦所属部位的概念，在《伤寒论》及叶天士卫气营血辨证的基础上，结合温病传变规律的特点而总结出来的。三焦辨证着重阐述了三焦所属脏腑在温病过程中的病理变化、证候特点及其传变规律。他将外感温病的证候归纳为上、中、下三焦病证。上焦病证的手太阴肺为温热病的初期阶段，下焦病证多为肝肾阴虚，为温热病的末期阶段。

经络辨证是以经络学说为理论依据，对患者所反映的症状、体征进行综合分析，以判断病属何经、何脏、何腑，并进而确定发病原因、病变性质及其病证的一种辨证方法。主要包括十二经脉病证和奇经八脉病证。经络辨证是对脏腑辨证的补充和辅助，在针灸推拿中运用比较多。在大内科疾病的诊疗中，如果能结合经络辨证，也有助于提高临床疗效。

这些辨证方法各有特点但又相互联系、相互补充。这就像古时的刀、枪、剑、斧、钺、钩、叉等十八般武器，决斗之时根据敌人的特点来选用武器。而武林高手可以将这十八般武器用得出神入化。中医也是这样：临床上采用哪种辨证方法或者综合哪几种辨证方法，如何来运用，对医术高明的医生来说，都是烂熟于心、信手拈来，因而在治疗上常能妙手回春、屡起沉疴。

中医的辨证方法不少，看起来很陌生，其实我们也常在报纸、电视或者药品使用说明书上看到它们：例如风寒侵袭、湿热下注、肝阳上亢、气滞血瘀等，这些都是中医辨证的术语，分别涉及八纲辨证、病因辨证、脏腑辨证、气血辨证等。

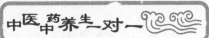

中医养生的基本内容

中医养生的基本内容一般包括以下四点：

1. 顺其自然

体现了"天人合一"的思想。强调在养生的过程中，既不可违背自然规律，同时也要重视人与社会的统一协调性。《内经》把人与自然界看成是一个整体，自然界的种种变化，都会影响人体的生命活动，即天有所变，人有所变。因而，强调要适应自然变化，避免外邪侵袭。一年之中，气候呈春温、夏热、秋凉、冬寒的规律性变化，在这一气候变化的影响下，自然界万物也呈现春生、夏长、秋收、冬藏的规律性变化。所以，人类必须顺应四时的变化规律，才能达到养生延寿的目的。

2. 形神兼养

在养生过程中既要注重形体养护，更要重视精神心理方面调摄，所谓形神兼养、守神全形、保形全神等。

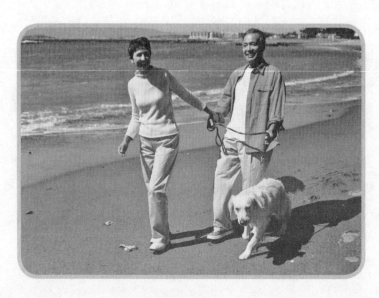

3. 动静结合

生命在于运动，但生命也包括静止，只有动静结合才能更好地保养生命。老子说："致虚极，守静笃"，"清静为天下正"。《黄帝内经》更明确地说："恬淡虚无，真气从之，精神内守，病安从来。"这就是说，养生的关键是要把动静养生有机结合起来。

4. 综合和审因施养

养生不拘一法一式，应形、神、动、静、食、药等多种途径、多种方式进行养生活动。另外，也要因人、因地、因时之不同而采用不同的养生方法，所谓审因施养、辨证施养。

中医的养生之道

1. 平衡阴阳

人体的生命是由于阴阳运动、阴阳气化所产生，凡是向阳光的、外向的、明亮的、上升的、温热的都属于阳；凡是反过来背阳光的、晦暗的、下降的、寒凉的，都是阴。对于人体，头为阳，脚为阴，体表为阳，内脏为阴，六腑为阳，五脏为阴，气为阳，血为阴。如果阴阳能够平衡，那么人的气血充足，精力充沛，五脏安康，人的气色就会非常好。

2. 理解五行

五行，是指金、木、水、火、土五类物质的运动。它是用来阐释事物之间相互关系的抽象概念，具有广泛的涵义，并非仅指五种具体物质本身。五行学说是以五种物质的功能属性来归纳事物或现象的属性，并以五者之间的相互滋生、相互制约来论述和推演事物或现象之间的相互关系及运动变化规律。

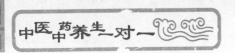
以五脏配属五行，则肝喜条达，有疏泄的功能，有"木"生发的特性，故以肝属"木"；心阳有温煦的作用，有"火"阳热的特性，故以心属"火"；脾为生化之源，有"土"生化万物的特性，故以脾属"土"；肺气主肃降，有"金"清肃、收敛的特性，故以肺属"金"；肾有主水、藏精的功能，有"水"润下的特性，故以肾属"水"。

3. 疏通经络

经络是人体内气血运行通路的主干和分支。包括经脉和络脉两部分，其中纵行的干线称为经脉，由经脉分出网络全身各个部位的分支称为络脉。经脉与络脉相互沟通联系，将人体所有的脏腑、形体、官窍等紧密地联系地联结成一个统一的有机整体。中医认为：通则不痛，痛则不通。所以身体有病，只要疏通经络就能有效地防病治病。

4. 滋养五脏

五脏六腑是人体的根本。人体的五脏，肝、心、脾、肺、肾，时时刻刻都在密切地配合着工作，一丝不苟，井然有序：肝藏魂，肺藏魄；心主血，肺主气，肾主水；肝从左升，肺从右降；脾主升清，肺主肃降；脾主运化水谷精华，肾司二便……一脏失和，则全身不安。五脏是收藏精气的，藏而不泻，要养五脏，就要保持五脏的相互平衡。

第二章：中医养生的原则

 气血调和

　　祖国医学认为气与血是构成人体的基本物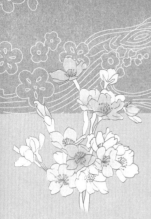质。气为血帅，血为气母，周流全身以营养五脏六腑、四肢百骸。可以说气与血无处不有，无处不在，是生命活动的基本物质和动力。气血调和则运行无阻，在正常情况下，它完成各个组织器官的需要，使身体健康而百病不生。

　　气是构成世界的最基本物质，宇宙间一切事物，都是由于气的变化而产生的，即"万物化生皆由于气"。在这种朴素的唯物主义宇宙观影响下，祖国医学认为气也是构成人体最基本的物质。所谓"气聚则形成，气散则形亡"。气可以变为能量而流动于全身各个器官组织，对于人体主要有促进生长发育、推进机体新陈代谢、推动脏腑运动、推动物质运输的作用。

　　血是维持人体生命活动的基本物质，具有营养滋润作用，流行贯彻于全身脉管之中。中医学所说的"血"，基本上说是指血液。血的生成与脾胃、肺、肾有关。脾胃"为气血生化之源"，肺气使血变得鲜红，而肾藏精，精血同源。此

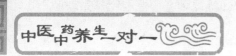

外，肝也有"以血生气"的作用。

气和血都是构成人体的基本物质，而各自又有专门功能，但是两者又是相互依存的。血液的组成和生成过程离不开气和气化功能，血的运行要依赖心气推动、肺气敷布、肝气疏泄。气行血行，气止则血止；气对血还有固摄作用，如气虚可引起许多出血病症。反之，血能载气与养气，气依附于血，气血不可分；血又不断为气提供营养，使气发挥作用。所以，"血盛则气旺，血虚则气衰"，只有气血两者协调，才能完成正常的生理功能而健康无病。

葆育阴精

精是构成人体和维持人体生命活动的有形精微物质，是生命之源，具有促进生长发育和生殖繁衍、化生血液、抗御邪气等多方面的作用，在人体生命活动中居于重要地位。《素问·金匮真言论》说："夫精者，身之本也。故藏于精者，春不病温。"大医学家张景岳曾明确指出："善养生者，必葆其精，精盈则气盛，气盛则神全，神全则身健，身健则病少，神气坚强，老而益壮，皆本乎精也。"这里的皆本乎精，一语道破了葆阴精在人体生命活动中的重要性，无可辩驳地说明了养生一定要注意葆阴精。后世医家将精、气、神合称为人身之三宝，但在精气神三者之间，精是生命的基础，因为"精盈则气盛，气盛则神全"。若精亏则体弱神衰，脏腑机能失调，百邪易侵。故在养生中，中医学很重视保养精气以固先天之本。

张介宾《类经·摄生类》即明确指出："善养生者，必宝其精，精盈则气盛，气盛则神全，神全则身健，身健则病少，神气坚强，老而益壮，皆本乎精也。"要达到惜精固本之目的，一方面对性欲要有所节制，做到既不禁欲，也不纵欲；若纵情泄欲，可使精液枯竭，真气耗散而致未老先衰，如《千金要方·养性》所言："精竭则身惫。故欲不节则精耗，精耗则气衰，气衰则病至，病至则身危。"另一方面，精禀于先天，有赖后天水谷精气以充养，若后天充盛，五脏安和，则精自然得养，故惜精固本也可通过养五脏以不使其过伤，调情志以不使其过极，忌劳伤以不使其过耗，药食调补以壮其精，来达到养精保精之目的。

综上所述，历代医家都是非常重视保养人体阴精的，足以证明，养生必须重视养阴精，这是养生的一条基本原则。

清静养神

清静，是指精神情志保持淡泊宁静的状态。因神气清净而无杂念，可达真气内存、心神平安的目的。此处之"清静"是指思想清静，即心神之静。心神不用不动固然属静，但动而不妄动，用之不过，专而不乱，同样属于"静"。

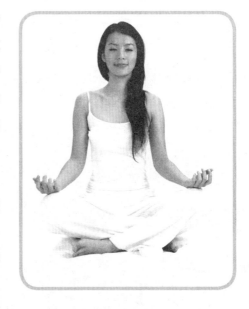

俗话说："静而日充者以壮，躁而日耗者以老。"只有心理清静，才能得以调心养神守精。心静神安，精气逐渐充盛，形体健壮，真气内从，邪不可侵；心神躁动不安，精气日益耗损，使形气早衰。要达到心静，就必须祛除杂念，条畅情志，这样才可使心神静养，精神内守，脏腑旺盛，病无所生。《素问·痹论》中说："静则神藏，躁则消亡"，也是这个意思。静则百虑不思，神不过用，身心的清流有助于神气的潜腔内守。反之，神气的过用、躁动往往容易耗伤，会使身体健康受到影响。所以，《素问·上古天真论》中说："精神内守，病安从来"，强调了清静养神的养生保健意义。

清静养神的方法一般有以下两种：

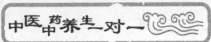

1. 少私寡欲

少私，是指减少私心杂念；寡欲，是降低对名利和物质的嗜欲。因为私心太重，嗜欲不止，欲望太高太多，达不到目的，就会产生忧郁、幻想、失望、悲伤、苦闷等不良情绪，从而扰乱清静之神，使心神处于无休止的混乱之中，导致气机紊乱而发病。如果能减少私心、欲望，节制对私欲和对名利的奢望，减轻不必要的思想负担，使人变得心地坦然，心情舒畅，从而能促进身心健康。

2. 养心敛思

养心，即保养心神；敛思，即专心致志，志向专一，排除杂念，驱逐烦恼。《医钞类编》说："养心则神凝，神凝则气聚，气聚则神全，若日逐攘扰烦，神不守舍，则易衰老。"所谓凝神，即是心神集中专注一点，不散乱，不昏沉。可见，这种凝神敛思的养神方法，并非无知、无欲、无理想、无抱负、毫无精神寄托的闲散空虚。因此，它与饱食终日、无所用心者是绝然不同的。

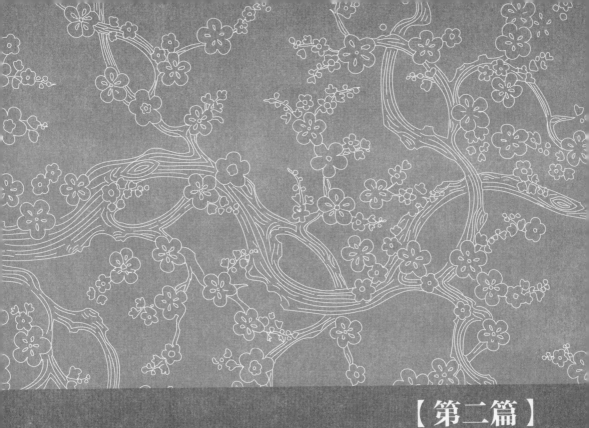

【第二篇】
体质不同养生亦不同

篇首语

由于先天禀有强弱，饮食气味有厚薄，方位地势有差异，贫贵贱苦乐各不相同，从而导致了个体差异。因此，祖国医学非常重视对不同人体特征进行分析，从多方面对体质进行分类。

第一章：体质与养生的关系

 体质是什么

体质，即机体素质，是指人体秉承先天（指父母）遗传、受后天多种因素影响，在其生长发育和衰老过程中，所形成的形态上和心理、生理功能上相对稳定的特征。这种特性往往决定着机体对某些致病因素的易感性和病变过程的倾向性。它反映机体内阴阳运动形式的特殊性，这种特殊性由脏腑盛衰所决定，并以气血为基础。现代生物学研究认为，人具有区别于其他动物的共性，同时在人类群体中也普遍存在着个体差异，这种个体差异的研究完全支持了中医的体质学说。

中医的体质概念与人们常说的气质不同。所谓气质，是指人体在先天后天因素影响下形成的精神面貌、性格、行为等心理功能，即神的特征，而体质是形与神的综合反映。因此，两者有着不可分割的内在联系，但体质可以包括气质，气质不等于体质。

 体质学说与养生的关系

人们对体质的研究由来已久。在国外，到目前为止，已形成有30多种体质类型学说。

　　希波克拉底（前460-前377）是被西方尊为"医学之父"的古希腊著名医生，西方医学奠基人。他积极探索人的机体特征和疾病的成因，提出了著名的"体液学说"。他认为复杂的人体是由血液、黏液、黄胆、黑胆这四种体液组成的，这四种体液的不同配合使人们有不同的体质：性情急躁、动作迅猛的胆汁质；性情活跃、动作灵敏的多血质；性情沉静、动作迟缓的黏液质；性情脆弱、动作迟钝的抑郁质。

　　近代著名科学家巴甫洛夫则认为，气质是高级神经活动类型特点在行为中的表现，把人分为兴奋型、活泼型、安静型、弱型等四种类型，分别相当于胆汁质、多血质、黏液质、抑郁质，在西方医学界颇有影响。但是迄今为止，国外医学对体质的各种分类学说，都无法直接指导临床治疗与养生康复实践，唯有中医体质学说与医疗实践、养生康复是密切相联的。

　　中医学一贯重视对体质的研究，早在两千多年以前成书的《黄帝内经》里，就对体质学说进行了多方面的探讨。可以说，《黄帝内经》是中医体质学说的理论渊源。《黄帝内经》不仅注意到个体的差异性，并从不同的角度对人的体质作了若干分类。如《灵枢》中的《阴阳二十五人》和《通天》，就提出了两种体质分类方法。

　　《灵枢·阴阳二十五人》篇，按火、金、木、土、水等五行分为五大类。如木与肝脏、胆腑相配合，方向为东方，色为苍、音为角，再根据角音的偏正、多少分上角、太角、左角、角、判角等五个亚类，其心理特点也有差异，分别为"佗佗然"（雍容自得），"遗遗然"（柔退）、"随随然"（顺从）、"推推然"（进取）、"括括然"（方正）。其他4类人以此类推，故有五五二十五形人。

　　《灵枢·通天》篇的五态人和"阴阳二十五人"主要内容都是人格特点，体质特征。其分类原则也有相通之处。五态人中的太阳与太阴形人，它是阳与阴

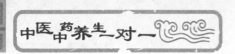

两个极端的人，实际上就是"阴阳二十五人"中的火与水形人。从人格特点来看表现出内向与外向，稳定与不稳定的两极层性。阴阳和平之人与土形之人居于中间。另外，少阳之人与金形之人，少阴之人与木形之人，则分别居于阴、阳形态的中间位置。两篇结合起来即是太阳—木形人，太阴—水形人等五个基本类型。这二大基本内容，阴阳学说又纵其中，故以阴阳人格体质学说命名。后世医家如明代张景岳、马元台，清代的张志聪、叶天士等人，首先对《黄帝内经》的注释从理论上阐发，在临床辨证中运用，对今天仍有现实指导意义

如何判断你的体质类型

由于先天禀赋有强弱，饮食气味有厚薄，方位地势有差异，贫富贵贱苦乐各不相同，从而导致了个体差异。因此，中医学非常重视对不同人体特征进行分析，从多方面对体质进行分类。根据临床上的症候表现、脉象、舌苔，人体主要有以下八种体质：阴虚体质、阳虚体质、气虚体质、血虚体质、阳盛体质、血瘀体质、痰湿体质、气郁体质。

1.阴虚体质特点

形体消瘦、面色潮红、口燥咽干、心中时烦、手足心热、少眠、便干、尿黄、不耐春夏、多喜冷饮、脉细数、舌红少苔。若患病则上述诸症更加明显，或伴有干咳少痰、潮热盗汗（肺阴虚）；或心悸健忘、失眠多梦（心阴虚）；或腰酸背痛、眩晕耳鸣、男子遗精、女子月经量少（肾阴虚）；或胁痛、视物昏花（肝阴虚）。

2.阳虚体质特点

所谓阳虚，是指机体阳气不足，即俗称"火力不足"，功能减退或衰退，反应低下，代谢热量不足的一种体能状态。形体白胖或面色淡白无华、平素怕寒

喜暖、四肢倦怠、小便清长、大便时稀、唇淡口和、常自汗出、脉沉乏力、舌淡胖。其人患病则易从寒化、可见畏寒蜷卧、四肢厥冷、或腹中绵绵作痛、喜温喜按；或身面水肿、小便不利；或腰脊冷痛、下利清谷；或阳痿滑精、宫寒不孕；或胸背彻痛、咳喘心悸；或夜尿频多、小便失禁。

3. 气虚体质特点

形体消瘦或偏胖，体倦乏力，面色苍白，语声低怯，常自汗出，且动则尤甚，心悸食少，舌淡苔白，脉虚弱，是其基本特征。若患病则诸症加重，或伴有气短懒言、咳喘无力；或食少腹胀、大便溏泄；或脱肛、子宫脱垂；或心悸怔忡、精神疲惫；或腰膝酸软、小便频多，男子滑精早泄、女子白带清稀。

4. 血虚体质特点

血虚是指血液不足或血的濡养功能减退出现一些变化。若血虚不能充养机体，则出现面色无华，视物不明，四肢麻木，皮肤干燥等病理变化。血虚不完全等同于现代医学所讲的贫血。血虚体质之人，临床常易表现为面色苍白无华、口唇淡白、头晕眼花、舌质淡白、脉细无力、妇女月经量少、延期，甚至闭经等。

5. 阳盛体质特点

形体壮实，面赤时烦，声高气粗，喜凉怕热，口渴喜冷饮，小便热赤，大便熏臭为其特点。若病则易从阳化热，而见高热，脉洪大，大渴，饮冷等。

6. 血瘀体质特点

面色晦滞，口唇色暗，眼眶暗黑，肌肤甲错，易出血，舌紫暗或有瘀点，

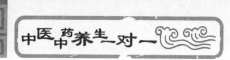

脉细涩或结代。若病则上述特征加重，可有头、胸、胁、少腹或四肢等处刺痛。口唇青紫或有出血倾向、吐血、便黑等，或腹内有症瘕积块，妇女痛经、经闭、崩漏等。

7.痰湿体质特点

形体肥胖、嗜食肥甘、神倦、懒动、嗜睡、身重如裹、口中黏腻或便溏、脉濡而滑、舌体胖、苔滑腻。若病则胸脘痞闷，咳喘痰多；或食少，恶心呕吐，大便溏泄；或四肢浮肿，按之凹陷，小便不利或浑浊；或头身重困，关节疼痛重着、肌肤麻木不仁；或妇女白带过多。

8.气郁体质特点

形体消瘦或偏胖，面色苍暗或萎黄，平素性情急躁易怒，易于激动，或抑郁寡欢，胸闷不舒，时欲太息，舌淡红，苔白，脉弦。若病则胸胁胀痛或窜痛；或乳房小腹胀痛，月经不调，痛经；或咽中梗阻，如有异物；或颈项瘿瘤；或胃脘胀痛，泛吐酸水，呃逆嗳气；或腹痛肠鸣，大便泄利不爽；或气上冲逆，头痛眩晕，昏仆吐衄。

体质差异形成的原因

体质形成的机制是极其复杂的，它是机体内外环境多种复杂因素综合作用的结果。

1.地理环境因素

徐洄溪《医学源流论》说："人禀天地之气以生，故其气体随地不同。西北之人，气深而厚，……东南之人，气浮而薄。"这说明生活在不同地理环境条件下，由于受着不同水土性质、气候类型、生活条件的影响，从而形成了不同地区人的体质。人类和其他生物一样，其形态结构、气化功能在适应客观环境的过程中会逐渐发生变异。《素问·五常政大论》早就指出："必明天道地理"，对于了解"人之寿夭，生化之期"以及"人之形气"有着极其重要的意义。地理环境不同，则气候、物产、饮食、生活习惯等，亦多有不同，所以《素问·异法方宜论》在论证不同区域有不同的体质、不同的多发病和不同的治疗方法的时候，特别强调了不同地区的水土、气候、以及饮食、居住等生活习惯，对体质形成的重大影响，说明地理环境对体质的变异，既是一个十分重要的因素，又是极其复杂的因素。

2. 先天因素

先天因素即"禀赋"，先天禀赋就是指父母先天的遗传及婴儿在母体里的发育营养状况。按现代生物学的解释，遗传是由染色体传给后代的，父母的强弱肥瘦以及性格的类型可以通过染色体而遗传给后代，使后代亦可出现相应的强、弱、大、小、肥、瘦等不同的体型与性格。人类遗传学研究发现人的各种体质如体型、眼型、发型、肤色、眉毛式样、血型、免疫性、对药物的反应、代谢类型乃至智力、寿命等都由遗传决定或与遗传有关。总之，形体始于父母，体质是从先天禀赋而来，所以父母的体质特征往往能对后代产生一定影响。

3. 性别因素

人类由于先天遗传的作用，男女性别不仅形成各自不同的解剖结构和体质类型，而且在生理特性方面，也会显示出各自不同的特点。一般说，男子性多刚悍，女子性多柔弱，男子以气为重，女子以血为先。《灵枢·五音五味》提出："妇人之生，有余于气，不足于血"的论点，正是对妇女的体质特点作了概括说明。

4. 年龄因素

体质可随着年龄的增长而发生变化，因为人体的结构、功能和代谢是随着

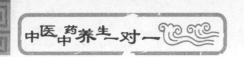

年龄而发生改变的。俗话说"一岁年纪，一岁人"便是这个道理。《灵枢·逆顺肥瘦》指出："婴儿者，其肉脆血少气弱。"清代吴鞠通提出小儿为"稚阴稚阳"之体，言"小儿稚阳未充，稚阴未长者也"。这些都总的概括了小儿脏腑娇嫩、形气未充、筋骨未坚的生理特点，同时也说明了其发育阶段中的体质特点。而青壮年则不同，如《灵枢·营卫生会》说："壮者之气血盛，其肌肉滑、气道通、营卫之行不失其常"。老年人又不一样，《灵枢·营卫生会》："老者之气血衰，其肌肉枯，气道涩"。老年人之所以容易发病，是由于体质因素决定的。

5. 精神因素

人的精神状态，由于能影响脏腑气血的功能活动，所以也可以改变体质。《素问·阴阳应象大论》里说："怒伤肝"、"喜伤心"、"思伤脾"、"忧伤肺"、"恐伤肾"，即指情志异常变化伤及内在脏腑。国外精神病专家维兰特曾指出："人精神遭受痛苦，就意味着身体健康遭到至少长达 5 年的损害"。这说明抑郁的精神状态不但对健康有害，还会促使某些疾病较早发生，衰老提前到来。此外，《淮南子·精神训》也说："人大怒破阴，大喜坠阳，大忧内崩，大怖生狂"，同样说明了精神创伤可引起机体阴阳气血失调，改变体质。现代医学证实了精神心理因素能影响机体的免疫状态，临床上常见一些患者自知患癌症后，因精神委靡而加速了死亡。

6. 饮食营养因素

《素问·平人气象论》说："人以水谷为本"，这说明体质不仅与先天禀赋有关，而且依赖于后天水谷的滋养，水谷是人体不断生长发育的物质基础。营养不当，也会引起人体发病。《素问·至真要大论》里就指出："久而增气，物化之常也，气增而久，夭之由也。"虽然五味本身不能致病，但一旦它们因为数量的积蓄，改变了机体的适应能力而激发反应力的时候，便可诱发疾病或改变机体生理效能，继之发生体质的变应，甚至危及生命。

此外，体质形成的差异，还与社会因素、体育锻炼因素、疾病因素有关。

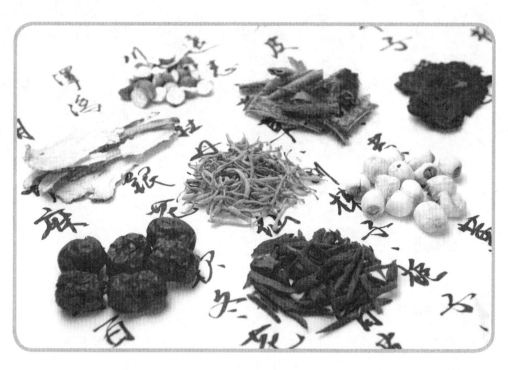

如人们由于所处的社会地位不同，因此情志、劳逸各不相同，物质生活也有优劣之分，从而导致了不同的体质特征。

体质可以改变

人们在实践中认识到，体质不是固定不变的，外界环境、发育条件和生活条件的影响，都有可能使体质发生改变。因此，对于不良体质，可以通过有计划地改变周围环境，改善劳动、生活条件和饮食营养，以及加强体格锻炼等积极的养生措施，提高其对疾病的抵抗力，纠正其体质上的欠缺，从而达到防病延年之目的。

第二章：各型体质的科学养生方法

 阴虚体质养生法

1. 养生原则

补阴清热，滋养肝肾，阴虚体质者关键在补阴；五脏之中，肝藏血，肾藏精，同居下焦，所以，以滋养肝肾二脏为要。

2. 养生方法

精神调养：此体质之人性情较急躁，常常心烦易怒，这是阴虚火旺、火扰神明之故，故应遵循《黄帝内经》中"恬淡虚无"、"精神内守"之养神大法。平素加强自我涵养，常读自我修养的书籍，自觉地养成冷静、沉着的习惯。在工作中，对非原则性问题，少与人争，以减少激怒，要少参加争胜负的文娱活动。

环境调摄：此种人形体多瘦小，而瘦人多火，常手足心热，口咽干燥，畏热喜凉，冬寒易过，夏热难受。因此，每逢炎热的夏季，应注意避暑，有条件的应到海边、高山之地旅游。"秋冬养阴"对阴虚体质之人更为重要，特别是秋季气候干燥，更易伤阴。居室环境应安静，最好住坐北朝南的房子。

运动锻炼：不宜进行剧烈的运动，着重调养肝肾功能，以太极拳、八段锦、钓鱼等运动较为适合。

饮食调养：应保阴潜阳，宜清淡，远肥腻厚味、燥烈之品；可多吃些芝麻、糯米、绿豆、蜂蜜、乳品、甘蔗、桃子、豆腐、鱼类等清淡食物，并着意食用沙参粥、百合粥、枸杞粥、桑椹粥、山药粥。条件许可者，可食用燕窝、银耳、海参、淡菜、龟肉、蟹肉、冬虫夏草、老雄鸭等。对于葱、姜、蒜、韭、椒等辛味之品则应少吃。

节制性欲：因为精属阴，阴虚者当护阴，而性生活太过可伤精，故应节制性生活。

药物养生：常用中药方剂有六味地黄丸、大补阴丸等。由于阴虚体质，又有肾阴虚、肝阴虚、肺阴虚、心阴虚等不同，故应随其阴虚部位和程度而调补，如肺阴虚，宜服百合固金汤；心阴虚，宜服天王补心丸；脾阴虚，宜服慎柔养真汤；肾阴虚，宜服六味地黄丸；肝阴虚，宜服一贯煎。著名老中医秦伯未主张长期服用首乌延寿丹，认为本方有不蛮补、不滋腻、不寒凉、不刺激四大优点，服后有食欲增进、睡眠酣适，精神轻松愉快的效果，很值得采用。其他滋阴生津中药如女贞子、山茱萸、决明子、五味子、墨旱莲、麦冬、天冬、黄精、玉竹、玄参、枸杞子、桑椹、蜂王浆、龟版等亦可选用。

长生保命丹

【配方】 枸杞子、地骨皮、甘菊、牛膝、石菖蒲、远志、生地黄各60克。

【制作】 把以上药研成细末，炼蜜为丸，如梧桐子大小，每服60丸，温酒送下，日服二次。

【功效】 养阴安神，聪耳明目，乌发养颜，延年益寿。用于肝肾阴虚，未老先衰，心虚健忘，肝血不足，头晕耳鸣，须发早白等。

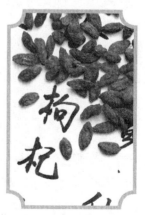

再如，将银耳、莲子、百合、麦冬各6克，适量水和冰糖，用文火煨1小时左右，每日早晚服一次，连续服用2～3周。

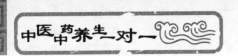

阳虚体质养生法

1.养生原则

补阳祛寒，温补脾肾，因为阳虚者关键在补阳。五脏之中，肾为一身的阳气之根，脾为阳气生化之源，故当着重补之。

2.养生方法

精神调养：《黄帝内经》中说："肝气虚则恐"，意思是肝脏功能差的人，容易恐惧，又指出："心气虚则悲"，这是说心脏功能低下者精神上易出现悲哀的情绪。中医认为，阳虚是气虚的进一步发展，故而阳气不足者常表现出情绪不佳，易于悲哀，故必须加强精神调养，要善于调节自己的情感，去忧悲、防惊恐、和喜怒，消除不良情绪的影响。

环境调摄：此种人适应寒暑变化之能力差，多形寒肢冷，喜暖怕凉，耐春夏不耐秋冬，故阳虚体质者尤应重环境调摄，提高人体抵抗力。因此，在严寒的冬季，要"避寒就温"，在春夏之季，要注意培补阳气。有人指出，若在夏季进行20～30次日光浴，每次15～20分钟，可以大大提高适应冬季严寒气候的能力。对于年老及体弱之人，夏季不要在外露宿，不要让电风扇直吹；亦不要在树阴下、水亭中及过堂风很大的过道久停。如果不注意夏季防寒，只图一时之快，更易造成或手足麻木不遂或面瘫等中医所谓的"风痹"病的发生。

运动锻炼：因为"动则生阳"，春夏秋冬，每天进行1～2次，具体项目因体力而定。如散步、慢跑、游泳、太极拳、五禽戏、八段锦、球类活动和各种舞蹈活动等，亦可常作日光浴、空气浴，强壮卫阳。

饮食调养：阳气虚弱宜适当多吃一些温肾壮阳的食物。常用补阳的食物可选用羊肉、猪肚、鸡肉、带鱼、狗肉、鹿肉、黄鳝、虾（龙虾、对虾、青虾、河虾等）、刀豆、核桃、栗子、韭菜、茴香等，这些食物可补五脏，添髓，强壮体质。在饮食习惯上，即使在盛夏也不要过食寒凉之品。根据"春夏养阳"

的法则，夏日三伏，每伏可食羊肉附子汤一次，配合天地阳旺之时，以壮人体之阳。

虫草炖老鸭

【配方】核桃30克、栗子60克、老雄鸭一只，黄酒、生姜、葱白、食盐等调料适量。

【制作】将老雄鸭去掉内脏，加工冲洗干净，放入沸水锅中略烫后捞出，将核桃、栗子洗净后放入鸭腹内，用线扎好，放入大钵中，再加入黄酒、清水和其他相关作料，隔水炖蒸约2小时即可。

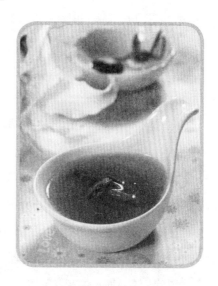

【功效】补肾益精，滋阴壮阳。用于虚劳咳喘、腰膝酸痛、阳痿遗精、自汗盗汗、病后体虚等。

【药物养生】可选用补阳祛寒、温养肝肾之品，常用药物有鹿茸、海狗肾、蛤蚧、冬虫夏草、巴戟天、淫羊藿、仙茅、肉苁蓉、补骨脂、胡桃、杜仲、续断、菟丝子等。成方可选用金匮肾气丸、右归丸、全鹿丸。偏心阳虚者，宜用桂枝加附子汤；偏脾阳虚者，选理中汤；偏肾阳虚者，宜服金匮肾气丸。

气虚体质养生法

1. 养生原则

补气养气，因肺主一身之气，肾藏元气，脾胃为"气血生化之源"，故脾、胃、肺、肾皆当温补。

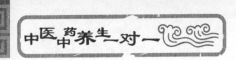

2. 养生方法

气功锻炼： 肾为元气之本，故气虚宜作养肾功；其功法如下：

屈肘上举： 端坐，两腿自然分开，双手屈肘侧举，手指伸直向上，与两耳平。然后，双手上举，以两胁部感觉有所牵动为度，随即复原，可连做 10 次。本动作对气短、吸气困难者，有缓解作用。

抛空： 端坐，左臂自然屈肘，置于腿上，右臂屈肘，手掌向上，做抛物动作 3～5 次，然后，右臂放于腿上，左手做抛空动作，与右手动作相同，每日可做 5 遍。

荡腿： 端坐，两脚自然下垂，先慢慢左右转动身体 3 次，然后，两脚悬空，前后摆动十余次。本动作可以活动腰、膝，具有益肾强腰的功效。

摩腰： 端坐，宽衣，将腰带松开，双手相搓，以略觉发热为度；再将双手置于腰间，上下搓摩腰部，直到腰部感觉发热为止。搓摩腰部，实际上是对腰部命门穴、肾俞、气海俞、大肠俞等穴的自我按摩，而这些穴位大多与肾脏有关。待搓至发热之时，可起到疏通经络、行气活血、温肾壮腰之作用。

"吹"字功： 直立，双脚并拢，两手交叉上举过头，然后，弯腰，双手触地，继而下蹲，双手抱膝，心中默念"吹"字音，可连续做 10 余次，属于"六字诀"中的"吹"字功，常练可固肾气。

饮食调养： 可常食粳米、糯米、小米、黄米、大麦、山药、籼米、莜麦、马铃薯、红薯、大枣、胡萝卜、扁豆、菜花、香菇、豆腐、鸡蛋、鸡肉、鹅肉、兔肉、猪肚、鹌鹑、牛肉、狗肉、青鱼、鲢鱼、鲨鱼、黄鱼、比目鱼等。这些食物都有很好的健脾益气作用。亦可选用补气药膳调养身体。若气虚甚，当选用"人参莲肉汤"补养。

人参大枣粥

【配方】人参 3 克，大枣 5 枚，大米 60 克。

【制作】大枣去核，与人参、大米同煮为粥，可经常食。

【**功效**】补中益气，适用于脾胃虚弱诸证。

【**药物养生**】常用的补气药物可选用人参、黄芪、西洋参、太子参、党参、茯苓、白术、山药、炙甘草、灵芝、五味子、大枣等。高血压者忌服人参、西洋参、五味子。平素气虚之人可适当服用一些有补气功效的中成药如金匮薯蓣丸；脾气虚，宜选四君子汤，或参苓白术散；肺气虚，宜选补肺汤；肾气虚，多服肾气丸。

血虚体质养生法

1. 养生原则

补血养肝和补血养心应为血虚体质者的主要养生原则。另外，补血要注意健脾与益肾。气能生血，故补血应兼以益气，以达到补气生血的目的。

2. 养生方法

精神调养：血虚的人，时常精神不振、失眠、健忘、注意力不集中，故应振奋精神。当烦闷不安、情绪不佳时，可以听一听音乐，欣赏一下戏剧，观赏一场幽默的相声或哑剧，能使精神振奋。

起居调摄：平常生活要有规律，适当参加运动锻炼。中医认为"久视伤血"。养成良好的看书学习和工作的习惯，不可劳心过度。血虚之人，常有精神不振，失眠健忘，注意力不集中的状态。因此，要做到劳逸结合，怡养情志，振奋精神。

饮食调养：可常食桑椹、荔枝、龙眼肉、松子、黑木耳、黑米、芝麻、莲

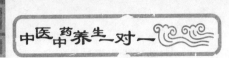
子、菠菜、金针菜、胡萝卜、芦笋、番茄（西红柿）、蜂蜜、牛奶、鹌鹑蛋、乌骨鸡、猪肉、猪蹄、猪血、驴肉、牛肝、羊肉、羊肝、甲鱼、海参等食物，因为这些食物均有补血养血的作用。

当归生姜羊肉汤

【配方】当归20克，生姜20克，羊肉500克，植物油、精盐、黄酒、柑橘皮适量。

【制作】羊肉切成块，洗净，滤干。再用食油、黄酒、生姜加工，焖烧5分钟后，盛入砂锅内，加水，再加入当归和其他佐料，煮开，慢炖，直至羊肉熟烂。食时弃当归，吃肉喝汤。

【功效】温中补血，调经止痛。对于血虚身寒，腹痛连胁，月经后期，食之甚效。火盛者不宜。

【运动锻炼】如果每天早晨起来做做广播操、打打太极拳、散散步、慢跑一会、按摩一下四肢及胸腹，则对调整气血、增强体质有很大帮助。

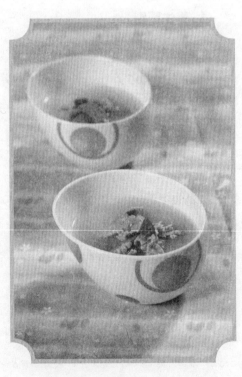

【药物养生】有补血作用的中药很多，常用的补血中药可选用当归、阿胶、何首乌、枸杞子、白芍、熟地黄、紫河车等。可服当归补血汤、四物汤、归脾汤。若气血两虚，则须气血双补，选八珍汤、十全大补汤或人参养荣汤、亦可改汤为丸，长久服用。

阳盛体质养生法

1. 养生原则

实者泻之，虚者补之。泻阳补阴，调整阴阳，以平为期。

2. 养生方法

精神调养：阳盛之人好动、易发怒，故平日要加强道德修养和意志锻炼，培养良好的性格，用意识控制自己，遇到可怒之事，用理性克服情感上的冲动。

运动锻炼：积极参加体育活动，让多余阳气散发出去。游泳锻炼是首选项目，此外，跑步、武术、球类等运动，也可根据爱好来选择。

饮食调养：忌辛辣燥烈食物，如辣椒、姜、葱等，对于牛肉、狗肉、鸡肉、鹿肉等温阳食物宜少食用。可多食水果、蔬菜，如香蕉、西瓜、柿子、苦瓜、番茄、莲藕，可常食之。酒性辛热上行，阳盛之人切戒酗酒。

药物养生：可以常用菊花、苦丁茶沸水泡服。大便干燥者，服用麻子仁丸，或润肠丸；口干舌燥者，饮麦冬汤；心烦易怒者，宜服丹栀逍遥散。

 ## 血瘀体质养生法

1. 养生原则

一般为活血化瘀。具体养生原则须根据引起血瘀的不同原因而结合补气、养血、行气、温经、凉血、破瘀消积进行养生。

2. 养生方法

精神调养：血瘀体质在精神调养上，要培养乐观的情绪。精神愉快则气血和畅、营卫流通，有利血瘀体质的改善。反之，苦闷、抑郁则可加重血瘀倾向。

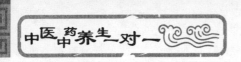
运动锻炼：多做有益于心脏血脉的活动，如各种舞蹈、跳绳、踢毽子、蹦蹦跳跳、扭腰转身、全身按摩均可实施，以全身各部都能活动、可助气血运行为原则。

饮食调理：可常食桃仁、油菜、慈菇、黑大豆等具有活血祛瘀作用的食物，酒可少量常饮，醋可多吃。山楂粥、花生粥也可多食。

药物养生：可选用活血养血之品，如地黄、丹参、川芎、当归、五加皮、地榆、续断等。

 ## 痰湿体质养生法

1. 养生原则

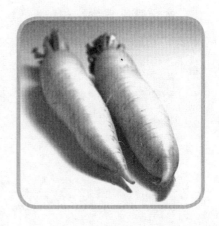

痰湿体质的形成与津液的运行、输布和代谢以及与肺、脾、肾三脏的关系最为密切。故以健脾化湿、宣肺益肾、通利三焦为基本原则。

2. 养生方法

环境调摄：不宜居住在潮湿的环境里。在阴雨季节，要防止湿邪的侵袭。

运动锻炼：痰湿体质者，多形体肥胖，身重易倦，为增强体质，故应长期坚持体育锻炼，可选择哑铃、拉力器、投掷、跳跃、散步、慢跑等运动项目进行锻炼。活动量宜逐渐增强，让疏松的肌肉逐渐转变成结实、致密之肌肉。

饮食调养：少食肥甘厚味，酒类也不宜多饮，且勿过饱。多吃些蔬菜、水果，尤其是一些具有健脾利湿、化痰祛痰的食物，如白萝卜、荸荠、紫菜、海蜇、洋葱、枇杷、白果、大枣、扁豆、薏苡仁、红小豆、蚕豆、包菜等。

药物养生：痰湿之生，与肺脾肾三脏关系最为密切，故重点在于调补肺、脾、肾三脏。若因肺失宣降，津失输布，液聚生痰者，当宣肺化痰，方选二陈汤；若因脾不健运，湿聚成痰者，当健脾化痰，方选六君子汤，或香砂六君子汤；若肾虚不能制水，水泛为痰者，当温阳化痰，方选金匮肾气丸。

 # 气郁体质养生法

1. 养生原则

气郁在先、郁滞为本，故气郁体质者应当疏通气机。

2. 养生方法

精神调养：此种人性格内向，神情常处于抑郁状态，根据《黄帝内经》"喜胜忧"的原则，应主动寻求快乐，多参加社会活动、集体文娱活动，常看喜剧、滑稽剧、听相声，以及观看励志的电影、电视，勿看悲剧、苦剧。多听轻快、开朗、激动的音乐，以提高情志。多读积极的、激励的、富有乐趣的、展现美好生活前景的书籍，以培养开朗、豁达的情志，在名利上不计较得失，知足常乐。

环境调摄：肝气郁结者居室应保持安静，禁止喧哗，光线宜暗，避免强烈光线刺激。心肾阴虚者居室宜清静，室内温度宜适中。注意劳逸结合，早睡早起，保证有充足的睡眠时间。

运动锻炼：参加体育和旅游活动均能运动身体，流通气血，既欣赏了自然美景，调剂了精神，呼吸了新鲜空气，又能沐浴阳光，增强体质。

饮食调养：可少量饮酒，以活动血脉，提高情绪。多食一些能行气的食物，如佛手、橙子、柑皮、荞麦、韭菜、茴香菜、大蒜、火腿、高粱皮、刀豆、香橼等。

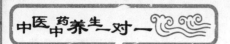

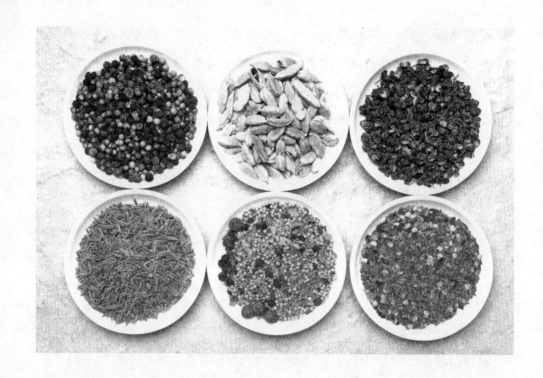

　　药物养生：常用以香附、乌药、川楝子、小茴香、青皮、郁金等疏肝理气解郁的药为主组成的方剂，如越鞠丸等。若气郁引起血瘀，当配伍活血化瘀药。肝气郁结，应疏肝理气解郁，宜用柴胡疏肝饮。气滞痰郁，应化痰理气解郁，宜用半夏厚朴汤。此方剂中紫苏、厚朴均含有挥发油，煎煮时以清水浸泡半小时，而后煎 15 分钟即可，不宜过长。

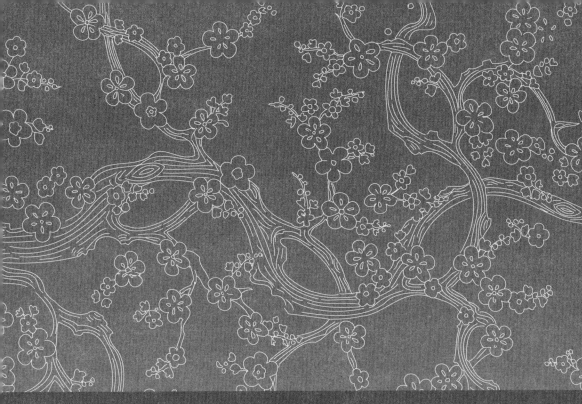

【第三篇】

中医里的四季养生

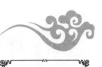

篇首语

《黄帝内经》中说：春天养生，夏天养长，秋天养收，冬天养藏，也就是常说的：春生、夏长、秋收、冬藏，这指出养生与自然变化有着密切的关系。只有顺应自然物候的更替和变化，才能正做到合理养生、益寿延年。

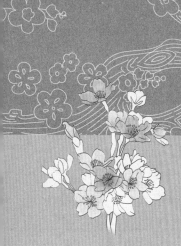

第一章：春季养生

 春季养生法则

春季养生要顺应春天阳气生发、万物始生的特点，注意保护阳气，着眼于一个"生"字。按自然界属性，春属木，与肝相应。同时要充分利用、珍惜春季大自然"发陈"之时，借阳气上升，万物萌生，人体新陈代谢旺盛之机，通过适当的调摄，使春阳之气得以宣达，代谢功能得以正常运行。

"一年之计在于春"，春天养好生，一年四季身体好。春天来了，万物复苏，百花吐蕊，大地一片欣欣向荣的景象，我们就应该借助春天的生气。五脏有了生气，生命才能旺盛，人才有活力。

春季养生调肝气

中医学认为，人作为自然界中的一员，当顺应自然，协调阴阳，"顺应天时养生"，才能健康长寿。春属东方，五行归木，于脏为肝。因此，春季养生宜顺应肝的生理特点，注意"养护肝阳"。万物复苏的春天，正是采纳自然阳气调养肝气的好时节。将身心融入大自然之中，尽情享受春光的沐浴。正如《黄帝内经》所说："春三月，此谓发陈，天地俱生，万物以荣，夜卧早起，广步于庭，被发缓形，以使志生。"大自然的博大清新，不仅使人神清气爽，心旷神怡，也使人肝气舒畅条达，气血经脉调和，无形之中增强了身心健康。

工作强度大的上班族更要关心自己的肝脏。过度操劳的结果之一就是肝气偏弱，因为长时间的工作状态让身体各器官血液需求量大大增加，血气消耗很大，而肝是体内的藏血器官，疲于工作就会使之受损。

肝火旺盛的人在春季尤其要注意。虽说春天天气好，但阳气骤升引动体内热气，热性体质的人经常"肝火"旺盛，就像一个火药桶被引爆了一样，最吃亏的就是肝脏。

春天养肝护肝注意三点

1. 多吃新鲜蔬菜、水果

有些食物属于养肝食物，例如小白菜、油菜、番茄和柑橘、柠檬等新鲜果蔬，富含维生素 C，具有抗病毒的作用；胡萝卜、苋菜等黄绿色蔬菜，富含维生素 A，具有保护和增强上呼吸道黏膜和呼吸器官上皮细胞的功能；富含维生素 E 的芝麻、青色卷心菜、菜花等，可提高人体免疫功能，增强机体抗病能力。其中重点推荐的是胡萝卜、番茄、大枣、火龙果等红颜色的蔬菜、水果。

2. 多喝水

初春，寒冷干燥易缺水，多喝水可补充体液，增强血液循环，促进新陈代谢。多喝水还可促进腺体，尤其是消化腺和胰液、胆汁的分泌，以利消化、吸收和废物的排除，减

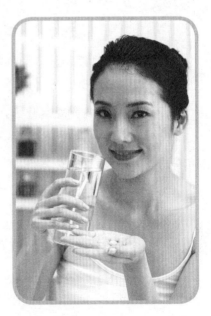

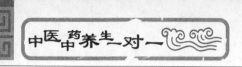

少代谢产物和毒素对肝脏的损害。肝火旺的人可以早晚餐前空腹喝一杯保青茶：将枸杞子、大枣、山楂、茯苓、灵芝、白术、决明子各10克，甘草5克加水煎煮30分钟即可饮用，可以滋阴，清肝火。

3. 不贪睡

春季养肝当然还应该重视精神调养。在早春生活不要过分劳累，精神上要保持愉快。当事情不顺、情绪不舒畅时，不要暴怒，因为伤的是自己的肝。还有，由于春困乏力，人会感觉对什么都提不起兴趣，但此时别太贪睡，因为久睡会造成新陈代谢迟缓，气血循环不畅，筋骨僵硬。

春捂有必要

中国有一句养生谚语叫"春捂秋冻"。说的是早春季节不要急忙把棉衣脱掉，以免感受风寒；初秋来临，也不要一下子穿得太多，以免气候乍冷乍暖，反而易受凉。这是古往今来善于养生者都十分重视的经验。

俗话说，"二月休把棉衣撒，三月还有梨花雪"、"吃了端午粽，再把棉衣送"。由于初春气候多变，乍暖还寒，早晚温差较大，且常有寒潮来袭，加上此时人体代谢功能较弱，不能迅速调节体温，对外界适应力较弱，如果衣着单薄，容易感受风寒。特别是老年人，抵抗能力差，稍受风寒，就会血管痉挛，血液黏稠，血流速度减慢，引起脏器缺血，易发生感冒、肺炎、气管炎、哮喘、卒中、冠心病等疾病，危及健康。唐代医家孙思邈就主张"春天不可薄衣、令人伤寒、食不消、头痛"，穿衣宜"下厚上薄"，以养阳收阴。这一科学的防寒保暖方法，有利于维护人体正气，抵御时邪。

因此初春时节，人们应遵循"春捂秋冻"养生之道，做好防风御寒准备，不要顿减衣物，被褥也不可马上减薄，应时备夹衣，根据气候寒热变化，随时添减，以安度早春。一般来说，"春捂"可以遵循以下原则：随时增减衣物。注意防寒保暖，以助人体阳气生发，抗御外邪侵袭。对婴幼儿、老年人和孕产妇更为重要，"老病号"更应注意防寒保暖，以预防卒中、心肌梗死等疾病的发生。但捂得过多也不好，既不利于机体御寒，又会限制活动。

阻断春困进行时

经过漫漫严冬，人体阳气大大消耗。初春时阳气升发不足，人就感到非常困乏、昏昏欲睡，这就是人们常说的"春困"。形成"春困"的原因不仅是由于睡眠不够，还与体内循环发生季节性差异有关。如果发生"春困"现象，就要注意自我调节。

首先，人们应克制情绪，以免伤肝，肝火上扰会影响脾胃功能，从而有可能引发消化道疾病。同时不要因为"春困"而睡懒觉，应适应春季，调整自己的作息规律。如果实在觉得困乏，不妨补个午觉，消除疲劳。

其次，克服春困可从饮食调理入手，适当地补气、补阳。春季气候转暖后，体表毛细血管舒展，末梢血供增多，器官组织负荷加重，因此大脑血供相应减少，脑组织供氧不足，从而就会出现困倦、疲乏、嗜睡等现象。中医讲究"春夏补阳，秋冬补阴"，而药补不如食补。专家认为，春季用茯苓煮粥或用莲蓉大枣煮粥可补脾气不足，多食龙眼肉也可补脾气，多食枸杞子、乌鸡等可补肾气不足，这些饮食疗法都可缓解"春困"现象。

饮食调补有方

春天新陈代谢旺盛，饮食应当以富含营养为原则。考虑到春气升发，食物养肝也很重要。一般来说可多食豆腐、鸡肉、瘦猪肉、鱼类、蛋类、花生、黑芝麻、山药、大枣、核桃、银耳等富含蛋白质、糖类、维生素和矿物质的食品以改善体质，充沛体力。对于过敏体质，易患花粉过敏、荨麻疹、皮肤病的人，春天一定要忌口，忌服"发物"，如羊肉、狗肉、猪头、鸡头、海鱼、虾、蟹、咸菜之类。最应注意饮食的是老年人，要低盐少油，粽子、黏冷肥腻之物均应严格控制，以免影响脏腑的正常功能。可多吃些菠菜、芹菜、番茄以延缓动脉硬化，多吃各种杂粮以养护脾胃，并补充维生素和微量元素。

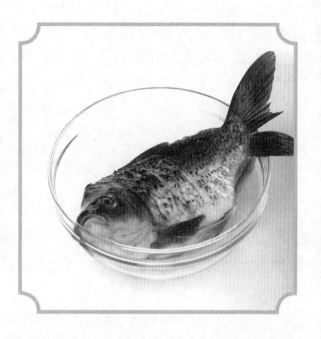

　　春季一般无需进补。然而，对于患者、体虚及阴虚阳亢者，则可通过适当调补米促进康复。提倡以柔补、平补为原则，慎用温热补品，以免春季气温上升，加重内热，损伤正气。其中对于气阴两虚，乏力、易感冒、出汗者可选用西洋参，每次用参5克，碾碎放于瓷碗中，兑水300克，加糖15克炖好，连渣一起服用，每日一次；或用北沙参、麦冬、五味子、山药等单味或几味合用，煎汤代茶服用。血虚者可用熟地黄、当归、枸杞子、龙眼、大枣等煎汤代茶；而津液亏损，口干口苦者可用枫斗、麦冬、花粉、沙参等泡服。

多吃蔬菜、野菜益处多

　　春天是万物萌生的时节，人生活在自然之中，与春之阳气相应，机体代谢旺盛。春日养阳饮食宜淡，在饮食上宜选用利于升发阳气又清淡可口富有营养的味甘、性温之品，少食酸收之味为宜。春季食物除选择一般性调补的食品如鸡、鱼、肉、蛋外，同时还要注意多吃些新鲜蔬菜和野菜，对春季养生大有裨益。

韭菜： 富含糖类、蛋白质、维生素A、维生素B族、维生素C和钙、钾等营养成分，且有调味和杀菌作用。春日食韭菜有辛辣助阳、促进升发功效。中医认为，韭菜有温中散寒的作用，与猪肉、猪腰炒食都是营养膳食不错的选择。

芹菜： 富含维生素A以及钾、钠、钙、磷等成分。与粳米煮粥，有"伏热、利小便"的作用，另外，芹菜配百合清炒清淡开胃。

菠菜： 含有钙、镁、维生素C、维生素A、钾、磷、钠、硒。菠菜味甘性凉，有养血通便之功效。菠菜可以煮汤或烹制菠菜肝片等菜肴，均为春季佳肴。

香椿： 含维生素C、维生素A、钙、钾、磷等。香椿味辛、苦，性温。能祛风散寒、止痛消炎。多吃香椿对春季风寒感冒、风湿性关节炎发作、肠炎等病的治疗有益。香椿可以煮粥，可以与鱼清蒸，也可以做成香椿炖羊肉、香椿炖猪肉等菜肴。

小葱： 富含维生素A、钾、钙等营养成分。葱白味辛性温，能通阳解毒，对春天的风寒感冒作用极佳，且有助于通便、消疮肿。煲汤时加小葱营养功效更佳。

黄豆芽： 含维生素A、磷、钾等成分。黄豆芽味甘性寒，有清热利水的功效。黄豆芽可与肉类共同炒食。

绿豆芽： 富含维生素A、磷、钾等营养成分。味甘性寒，可清热。绿豆芽可炒食，亦可榨汁服用。

竹笋： 含有维生素A、维生素C、磷、钾等。竹笋味甘性寒，有舒解郁滞和消痰的功效。竹笋与大米同煮粥是春季清淡佳肴。

香菜： 富含维生素C、维生素A、钾、磷、镁等。香菜味辛性温，可以发汗，助消化。春季感冒无汗或停食，可以用热饼裹香菜食之作辅助治疗。

胡萝卜： 含有丰富的胡萝卜素，能保持眼睛和皮肤的健康。患有皮肤粗糙和夜盲症、眼干燥症、小儿软骨病的人，食之大有裨益。胡萝卜可以生食或与

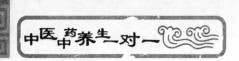
大米煮粥，都是春季的健康食用方法。

荠菜： 富含蛋白质和 10 多种氨基酸，还含葡萄糖、蔗糖、乳糖等，荠菜味甘性平，能调和脾胃，且有明目的功效。用荠菜煮粥营养丰富，味道甘美。

初春吃韭菜可提高免疫力

中医专家建议，初春应食早韭，提高自身免疫力。初春时节的韭菜品质最佳，晚秋的次之，夏季的最差，有"春食则香，夏食则臭"。

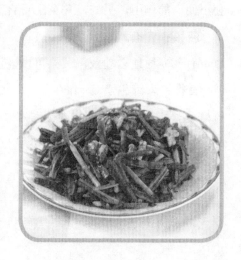

韭菜又叫起阳草，味道非常鲜美，还有其独特的香味。韭菜的独特辛香味是由其所含的硫化物形成，这些硫化物有一定的杀菌消炎作用，有助于提高人体自身免疫力。韭菜中这些硫化物还能帮助人体吸收维生素 B_1 及维生素 A，因此韭菜若与维生素 B_1 含量丰富的猪肉类食品互相搭配，是比较营养的吃法。不过，硫化物遇热易于挥发，因此烹调韭菜时需要急火快炒起锅，稍微加热过火，便会失去韭菜风味。

韭菜的主要营养成分有维生素 C、维生素 B_1、维生素 B_2、烟酸、胡萝卜素、碳水化合物。韭菜还含有丰富的纤维素，每 100 克韭菜含 15 克纤维素，比大葱和芹菜都高，可以促进肠道蠕动，预防大肠癌的发生，同时又能减少对胆固醇的吸收，起到预防和治疗动脉硬化、冠心病等疾病的作用。

韭菜虽然对人体有很多好处，但也不是多多益善。《本草纲目》就曾经记载："韭菜多食则神昏目暗，酒后尤忌"。现代医学认为，有阳亢及热性病症的人不宜食用。韭菜的粗纤维较多，不易消化吸收，所以一次不能吃太多韭菜，否则大量粗纤维刺激肠壁，往往引起腹泻。最好控制在一顿100克，不能超过400克。

春季养生学做药粥

春天是疾病多发的季节，不仅流行病猖獗，一些慢性病也易复发或加重。药粥疗法既不同于单用药物祛邪治病，又不同于纯用米谷以扶正调理，最适宜于中老年人摄生自养、保健强身。下面介绍几款春季常用的药粥制作方法，供大家选用。

芹菜粥：每次用120克芹菜，加水熬煮，取汁与粳米150克，煎煮成粥，稍温饮服。春季肝阳易动，常使人肝火上升，出现头痛眩晕等症。患者或中老年人，常吃些芹菜粥，对降低血压、减少烦躁有一定好处。春季也是小儿麻疹多发季节，若能及早发现，也可煮芹菜粥给小儿食用，以达到解表透疹的目的。

菊花粥：菊花50克，粳米100克，冰糖适量。先将菊花煎汤，再将粳米同煮成粥，待粥将成时，加冰糖融化，早、晚随量服用。中老年人在春季食用些菊花粥，不仅可治风热头痛、眩晕耳鸣，而且久服还能使人肢体轻松、耳聪目明，延缓机体衰老。

山药粥：将鲜山药100～200克，洗净切片，与粳米100克同煮粥食用。山药味甘性平，是一种性味平和的滋补脾、肺、肾的食物。现代药理学研究发现，山药含有淀粉酶、糖蛋白及氨基酸、脂肪、糖类、维生素C等，具有滋补效果。中老年人在春季里经常食用些山药粥，补益颇多。

适当春炼好惬意

春天是万木争荣的季节，人亦应随春生之势而动。人们可根据自己的身体

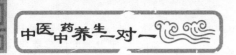
情况进行运动锻炼，让机体吐故纳新，使筋骨得到舒展，为一年的工作学习打下良好的基础。

1. 散步

春季日出之后、日落之时是散步的大好时光，散步地点以选择河边湖旁、公园之中、林荫道或乡村小路为好，散步时衣服要宽松舒适，鞋要轻便，散步时可配合擦双手、揉摩胸腹、捶打腰背、拍打全身等动作，以利于疏通气血，生发阳气。散步不拘形式，宜以个人体力而定速度快慢，时间的长短也要顺其自然，应以劳而不倦，见微汗为度。

散步的要领：散步是指不拘形式、闲散、从容地踱步。散步前应该让全身放松，适当地活动一下肢体，调匀呼吸，平静而和缓，然后再从容展步，否则

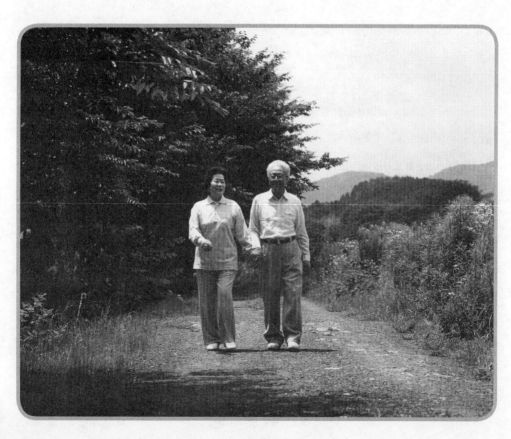

达不到锻炼目的。

步履宜轻松，犹如闲庭信步之态。这样，周身气血方可调达平和，百脉流通，内外协调，是其他剧烈运动所不及的。

散步宜从容和缓，不宜匆忙，更不宜琐事充满头脑，这样可解除大脑疲劳，益智养神。

散步宜循序渐进，量力而行，做到形劳而不倦，勿令气乏喘吁。这对年老体弱有病的人，尤应注意，否则有害身体。

散步的速度：分缓步（指步履缓慢，行走稳健，每分钟60～70步，这种散步适用于年老体弱及饭后运动）、快步（指步履速度稍快的行走，每分钟120步左右，由于这种散步比较轻快，久久行之，可振奋精神，兴奋大脑，使下肢矫健有力）和逍遥步（指散步时且走且停，且快且慢，行走一段距离，停下来稍事休息，继而再走。也可快步一程，再缓步一段。这种走走停停、快慢相间的散步，适用于病后康复和体弱多病的人）。

2. 慢跑

慢跑是一种简便而实用的运动项目，它对于改善心肺功能、降低血脂、提高身体代谢能力和增强机体免疫力、延缓衰老都有良好的作用。慢跑前做3～5分钟的准备活动，如伸展肢体及徒手操等。慢跑速度掌握在每分钟100～120米为宜，每次锻炼时间以10分钟左右为好。慢跑的正确姿势为两手握拳，两臂自然下垂摆动，腿不宜抬得过高，身体重心要稳，步伐均匀有节奏，注意用前脚掌着地而不能用足跟着地。锻炼时间以早晚为宜，应选择空气新鲜、道路平坦的地方进行。

3. 放风筝

春天放风筝是一种集休闲、娱乐和锻炼为一体的活动。放风筝时，通过手、眼的配合和四肢的活动，可达到疏通经络、调和气血、强身健体的目的，对神情抑郁、视力减退、失眠健忘、肌肉疲劳等症均有祛病养生的作用，较适合于

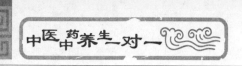

青少年。中老年人在放风筝时要注意保护颈部，头颈不要长时间后仰，而应后仰与平视交替，以平视为主。

我国传统的健身方法还有保健操、太极拳、气功、五禽戏、八段锦等，也是春季很好的锻炼项目。另外日常生活中钓鱼、爬楼、骑车、甩手、仰卧起坐、退步行走等，都是可以选择的项目。

春炼最好不要选择高强度的运动，以免由于过度活动和损耗反而造成对人体养阳和生长的不利影响。适度的锻炼会使人精神愉快，情绪饱满，食欲旺盛，睡眠良好。

春季郊外踏青好养肺

肺在中医被称为娇脏。"温邪上受，首先犯肺"，也就是说肺是最容易受到外来有害物质侵害的脏器。这是因为，正常人24小时吸入空气约1万升，而空气中含有各种微生物、过敏原及其他有害物质，由此可见养肺的重要。

要想促进肺功能，最根本的就是全面增强体质，坚持锻炼身体。步行是最简便、安全的运动，体质较弱者可以从慢速散步开始，每日步行500～1500米，开始时可用自己习惯的速度走，然后用稍快的速度，适应后再逐渐增加锻炼的时间和距离。每天锻炼半小时左右，也可采用隔天锻炼一次，每次锻炼1小时以上。

另外，上下楼梯、慢跑、太极拳等运动也对肺功能有益。对于居住在城市而又无活动场所的人可通过上下楼梯进行锻炼，开始时可只上一层楼梯，然后根据体力和呼吸功能的情况逐渐增加强度，间歇进行，每日1～3次。慢跑能使全身得到运动，可防止肺组织的弹性衰退，速度自己掌握，强度以边跑边与人说话、不觉难受、不喘粗气为宜，要求跑后心率不超过170减去年龄数。体质弱者可减量。太极拳是一种增强体质的健身运动，又是防病治病的有效手段。初练时从简化太极拳开始，早晚各练一次，每次练2～3遍。打拳时要求思想高度集中，形意相合，动作要柔和缓慢，体态要放松自然，呼吸要匀细深长，不能憋气。

呼吸功能锻炼应尽可能在户外进行，要持之以恒，有规律，这样才能增进肺功能。另外，呼吸肌的针对性锻炼可增强呼吸肌的肌力和耐力，改善肺功能，加大呼吸幅度，提高肺泡通气量和血氧饱和度。呼吸肌锻炼包括腹式呼吸、缩唇呼吸及全身性呼吸体操等。

养肺，除了主动锻炼，还应避免不良刺激，如烟草、空气污染、油烟、异味等。另外，在空气污浊的城市里呆久了，去郊外踏青，呼吸新鲜空气，也是一种养肺的办法。因为郊外的空气中可吸入颗粒少，负氧离子丰富，对肺的保健大有好处。不过，有过敏性鼻炎或哮喘的人，踏青时要格外注意避免过敏原，最为简单有效的办法就是戴口罩。

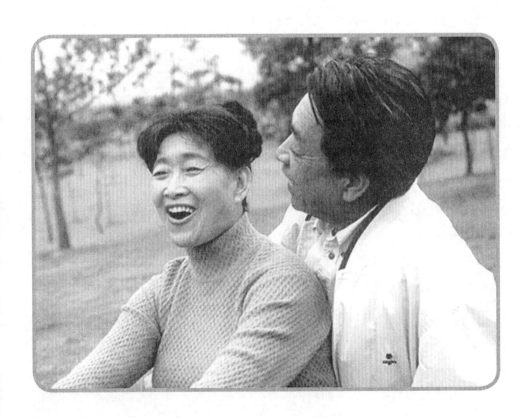

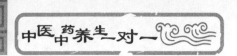

 ## 春天梳头益处多

中医认为，经络遍布人的全身，上下内外，脏腑器官的互相联系，气血的调和，都要靠这些经络传导。人的气血靠经络而通达全身，发挥其生理效应，营养组织器官，抗御外邪，保卫机体。而人头顶的百会穴，就是因很多经络汇集头部而得名。春天梳头非常符合春季养生之要求，能通达阳气，宣行郁滞，疏利气血，当然也就能强身壮体。

《养生论》说："春三月，每朝梳头一二百下。"说的就是春季最适合梳头养生。人们日常清晨起来，早已养成洗漱梳理的习惯，为什么要特别强调春天梳头？这是因为春天是大自然阳气萌生、升发的季节，人体的阳气也顺应自然，有向上向外升发的特点，表现为毛孔逐渐舒展，循环系统功能加强，代谢旺盛，生长迅速。故而人们在春天养生保健时就要求必须顺应天时和人体的生理，春天梳头正是符合春季养生强身的要求，能通达阳气，宣行郁滞，疏利气血。

现代研究表明：头是五官和中枢神经所在，经常梳头能加强对头面部的按摩，疏通血脉，改善头部血液循环，使头发得到滋养，乌黑光润，牢固发根，防止脱发；能聪耳明目，缓解头痛；可促进大脑和脑神经的血液供应，有助于降低血压，预防脑溢血等疾病的发生；能健脑提神，解除疲劳，防止大脑老化，延缓衰老。

通过梳头，可疏通经络气血，起到滋养和坚固头发、健脑聪耳、散风明目、防治头痛等作用。隋朝名医巢元方指出，梳头有通畅血脉，祛风散湿，使头发不白之作用。苏东坡对梳头促进睡眠更有深切体会，曾说："梳头百余下，散发卧，熟寝至天明。"

梳头养生是有讲究的：第一是用牛角梳、玉梳、木梳为最好。除梳头外，配合揉搓按摩脚部的涌泉穴、太冲穴更好；若有头痛症，可配合揉搓按摩合谷穴、风池穴；失眠则配合揉搓按摩腿脚部的涌泉穴、三阴交等。二是要全头梳，不论头中间还是两侧，都应从额头的发际一直梳到颈后的发根处，每个部位起码梳50次以上方有功效，上限以自己感觉舒服为准。三是时间以早晨为佳，因为早上是人的阳气升发之时。

 ## 巧治春季内热炎火旺的妙方

鼻子易出血，嗓子变哑了，嘴里长口疮，便秘难如厕……春季上火者比比皆是。对此，中医专业人士提醒：春季人体内热较旺，如不注意饮食清淡和规律生活，极易"引火上身"。

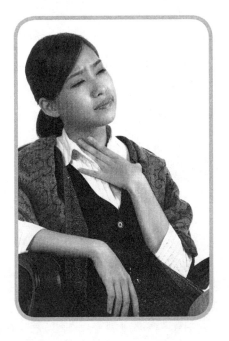

春季为何火气大？其一，中医学认为，春天自然界万物生长，阳气上升，易扰动人体肝、胆、胃肠蓄积的内热，出现春燥；加之我国北方大部分地区此时的气候特点就是干燥多风，往往使人们普遍感到不适。

其二，春天风多雨少，气候干燥，人体的水分容易通过出汗、呼吸而大量丢失，而且天气变化反复无常，较难保持人体新陈代谢的平衡和稳定，易致生理功能失调而致"上火"症状，如咽喉干燥疼痛，眼睛红赤干涩，鼻腔热烘火辣，嘴唇干裂，口舌生疮，食欲不振，大便干结，小便发黄等。

咽痛咽痒发干，疼痛不适，恐怕是春季人们最常出现的"上火"症状之一。在治疗上，可用"春季清咽汤"：菊花、金银花各10克，生甘草、胖大海各6克。上药共置保温瓶中，用沸水冲泡，代茶频饮，每日1剂。具有疏散风热、利咽清音之效。主要用于春季常见的急性咽炎、扁桃体炎所致咽痛音哑、口燥干咳的治疗。

口疮：春季，无论男女老少，很多人都有过长口疮的经历。它常常莫名其

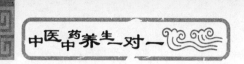

妙地在口腔中出现，症状 3～4 天后达到高峰，除明显的疼痛外，严重时还伴有全身症状，如低热，局部淋巴结肿大等。4～5 天后，红晕逐渐消退，疼痛缓解；8～14 天后溃疡可自行愈合，且不留瘢痕。在治疗上，可遵医嘱酌情选用黄连上清片、三黄片等药物，或外用西瓜霜。

便秘：春季，老年人常出现大便干燥的情况。治疗春燥引起的便秘，宜"润"不宜"泻"，可试用下列润肠食疗验方。芝麻核桃汤：黑芝麻、核桃仁（研碎）各适量，炒熟后共拌蜂蜜，温开水冲调，每日适量服用。蜂蜜决明饮：炒决明子 15 克，加清水适量，入砂锅中武火煮沸后改文火煎 30 分钟，滤取药液并调入蜂蜜少许，每日空腹代茶饮用。

流鼻血：鼻腔内毛细血管丰富而脆嫩，春季干燥的气候会首先危及鼻咽部，令鼻黏膜干燥、毛细血管破裂，导致流鼻血。在治疗上，出血时可用冷敷额头、鼻梁的方法暂止血；缓解后可取白茅根 30 克或藕节 15 克煎水，代茶常饮。具有清热、凉血、止血的作用。

春季注意自我排毒

春天气候干燥，人体的水分容易大量丢失，身体内的毒素也会"超载"，出现找不到原因的头痛、体重大幅增加、便秘、口气难闻、脸上出现色斑、下腹部鼓胀、皮肤失去光泽、失眠、注意力不集中、抑郁、生暗疮等问题。因此，在春季定期有目的地减轻毒素对身体的伤害显得越来越重要。

1. 多喝水

排泄是人体排毒的重要方法之一，可以通过喝水冲洗体内的毒素，减轻肾脏的负担，是排毒最简便的方法。记住，一天喝足八大杯水，你就能从充满光泽的皮肤看出体质的改变。

2. 定期去除角质

肌肤表面的老化角质会阻碍毛孔代谢毒素，定期去除角质，可维持肌肤的正常代谢功能。

3. 桑拿浴

每周进行一次蒸汽浴或桑拿浴也能帮助加快新陈代谢，排毒养颜。但是，蒸桑拿时要注意饮水。浴前喝一杯水可帮助加速排毒，浴后喝一杯水能补充水分，同时排出剩下的毒素。另外，蒸桑拿时不要在皮肤上涂抹润肤油，以免妨碍毛孔开放，影响排毒效果。

4. 改变饮食习惯

以天然食品取代精加工食物，新鲜水果如菠萝、木瓜、奇异果、梨都是不错的能帮助排毒的食物。此外，宿便之所以会留在人体内就是因为肠道的蠕动不够，如果平时多吃富含纤维的食物，比如糙米、蔬菜、水果等，都能增加肠道蠕动，减少便秘的发生。

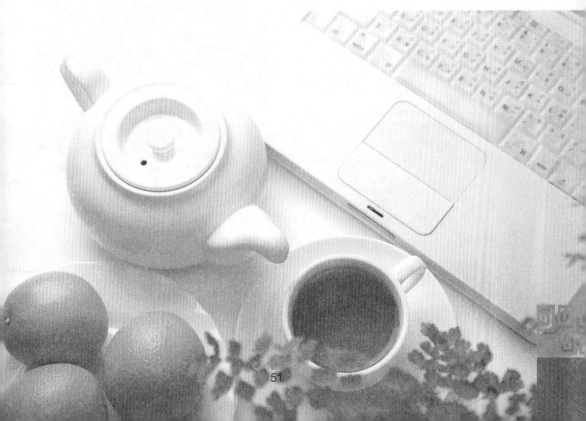

第二章：夏季养生

 夏季养生法则

夏季，是指从立夏之日起，到立秋之日止，包括立夏、小满、芒种、夏至、小暑、大暑六个节气。《黄帝内经》在描述夏天的节气特点时，这样写道："夏三月，此谓蕃秀，天地气交，万物华实"，意思是说，在夏天的三个月，天阳下济，地热上蒸，天地之气上下交合，各种植物大多开花结果了，所以是万物繁荣秀丽的季节。

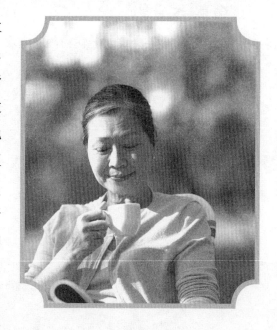

在一年四季中，夏季是一年里阳气最盛的季节，气候炎热而生机旺盛，对于人来说，此时是新陈代谢旺盛的时期，人体阳气外发，伏阴在内，气血运行亦相应地旺盛起来，并且活跃于机体表面。为适应炎热的气候，皮肤毛孔开泄，而使汗液排出，通过出汗，以调节体温，适应暑热的气候。

夏日炎炎多养心

一年四季都应养心，夏天尤其要注意养心，老年人更应如此。因为夏天出汗多，容易伤心阴、耗心阳，所以，夏天是心脏最易疲劳的季节，应重点养心。

1. 做到"心静自然凉"

一年四季中，夏天属火，火气通于心，人的心神易受扰动，从而出现心神不宁，引起心烦。

心烦就会使心跳加快，加重心脏负担。夏天首先要让心静下来。俗话说，"心静自然凉"，静则生阴，阴阳协调，才能保养心脏。所以，老年人在夏天要多清静。

第一，要清心寡欲。少一分贪念，就会少一分心烦。中医认为，"过喜伤心"，所以老年人要善于调节心情，尤其不能大喜大悲。

第二，夏天要多闭目养神。有空就闭目养神，闭目可帮助老年人排除杂念。

第三，夏天要多静坐。静则神安，哪怕5分钟都可见效。每天老年人应在树阴下或屋内静坐，15～30分钟即可。也可听悠扬的音乐、看优美的图画，或去钓鱼、打太极拳。

第四，夏天要心慢。夏天天气炎热，血液循环加速，心脏容易负担过重，所以夏天要慢养心，不能劳累。只有心先慢下来，呼吸才慢得下来。休息时要减慢生活节奏，使心跳减慢、呼吸频率降低。生命活动的节奏慢下来，心脏才能得到休息。

第五，夏天要多乘凉，少出汗。夏天出汗多，汗为心之液，血汗同源，汗多易伤心之阴阳。加之夏天温度高，体表的血量分布多，这样容易导致老年人出现心脑缺血的症状。而且，夏天出汗多，易导致血液黏稠度增高，所以夏天要降低活动强度，避免过度出汗，并适当喝一点淡盐水。但是，该出汗时要出汗，老年人也不能闭汗，在房间里开空调的时间不能过长。

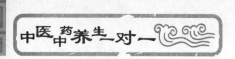

夏天养心安神之品不可少，茯苓、麦冬、大枣、莲子、百合、竹叶、柏子仁等，都能起到养心安神的作用。

2. 既养"心阳"又养"心阴"

老年人在夏天要善于养心阳和心阴。心阳虚是心气虚的发展，心气虚指心脏功能减弱，表现为心慌心跳、胸闷气短、活动后加重，并有出汗。如不注重保养，发展为心阳虚就会出现心慌、气喘加重，而且畏寒肢冷、胸痛憋气，面色发白、舌淡胖、苔白滑，脉弱无力。

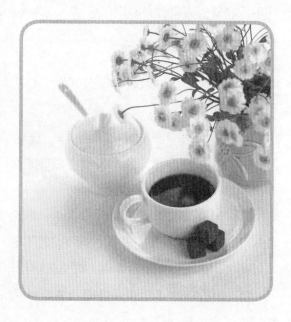

有心气虚或心阳虚症状的人，夏天尤其应该避免多出汗，以免伤了心阳，可用人参（2～3克）、西洋参（3～5克）泡水饮，或服生脉饮（人参或党参、麦冬、五味子）口服液。

心阴虚则是指心阴血不足，不能濡养心脏而出现的病症。因为血属阴，心阴虚可造成心血虚的症状。心阴虚的主要特点是阴虚阳亢，表现为五心（即胸心、两手心、两足心）烦热、咽干失眠、心慌心跳、舌红、脉细数等。

心阴虚者需要注意少劳累、少出汗、多吃养心阴之品，如西洋参3克、麦冬3～5克、桂圆肉5～10个泡水喝，或吃冰糖大枣小米粥，或吃百合藕粉和银耳莲子羹。

3. 夏天还要养心血

心血虚主要是心血不足，使人的脑髓及五脏失于濡养而出现头昏脑胀、乏力疲倦、面白无华、唇甲色淡、脉细而弱。可吃鸡血、鸭血、猪血、大枣、阿胶或当归炖肉。

在夏天，老年人要睡眠充足，并保持一个愉快的心情。夏天老年人易产生生理及心理上的疲困，没精打采，只想在床上躺着；也不想吃饭，不想参加社会活动，只想在家呆着。碰到这样的情况，老年人就应走出户外，多和人交往，多去旅游或到公园去赏景，要变"苦夏"为享受夏天。

 ## 夏季食疗养生遵循原则

《素问·四气调神大论》说："夏三月，夜卧早起，无厌于日，使志无怒，使华英成秀，使气得泄，若所爱在外，此夏气之应，养生之道也。逆之则伤心，秋为痎疟，奉收者少，冬至重病。"夏季从生而长，天地气相交，此时应夜卧早起，心志平和，顺应夏长气。若不养其长，则会伤心，心伤则夏无以长，故至秋有阴寒之疟，而奉秋收者少。秋无以收，冬何以藏，故冬至重病。是故养夏长之气，不但为秋收之基，且为冬藏之本。

夏属火，其气热，通于心，主长养，暑邪当令，这一时期，天气炎热，暑气逼人，人体阻热偏盛，腠理开泄，汗出过多，耗气伤津。暑为阳邪，其性炎热，升散开泄，体弱者易为暑邪伤而致中暑。人体脾胃功能此时也趋于减弱，食欲普遍降低，若饮食不节，贪凉饮冷，易致脾阳损伤，出现腹痛、腹泻等脾胃病证；或饮食不洁，易致泄泻、痢疾等肠道疾病和食物中毒。又长夏属土，其气湿，通于脾，湿邪当令。此时每见梅雨季节，阴雨连绵，湿邪充斥，人体易为湿邪所伤，或暑邪挟湿，易患暑湿病证。夏季出汗多，则盐分损失亦多。若心肌缺盐，搏动就会失常。宜多食酸味以固表，多食咸味以补心。

阴阳学说则认为，夏月伏阴在内，饮食不可过寒，如《颐身集》指出："夏季心旺肾衰，虽大热不宜吃冷饮冰雪，蜜水、凉粉、冷粥。饱腹受寒，必起霍乱。"西瓜、绿豆汤、乌梅小豆汤，为解渴消暑之佳品，但不宜冰镇。夏季气

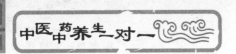

候炎热，人的消化功能较弱。饮食宜清淡不宜肥甘厚味。夏季致病微生物极易繁殖，食物极易腐败、变质，肠道疾病多有发生。因此，讲究饮食卫生，谨防"病从口入"。

 ## 夏季宜喝牛奶

牛奶不仅味道鲜美，而且营养丰富，是大家公认的营养滋补佳品。不过，也一直有不少人认为牛奶容易上火，因此不适合夏季食用。其实，这是错误的。

牛奶味甘、性微寒，所含的优质蛋白质、脂肪、钙、维生素是其他食品无法比拟的，所以被誉为"完全营养食品"。

祖国传统医学也认为，牛奶可以补肺养胃、生津润肠、促进发育、润泽肌肤、增加皮肤弹性、镇静安神、抗疲劳，还具有消炎、消肿、缓解皮肤干燥的作用。不仅可以提高人体的免疫能力，还是糖尿病、便秘、久病体虚、气血不足、脾胃不和之人的主要滋补饮品。

专家特别提醒，夏天由于气温炎热，牛奶极易变质，一定要煮开了再喝，而且最好现煮现喝。喝牛奶以早晚为最佳时间，饭后喝奶营养吸收更好。

 ## 绿豆补水解热清暑效果好

"立夏"过后，我国自南而北进入夏令季节。夏季煮绿豆汤代茶饮，既补充水分，又解热清暑。

绿豆的营养丰富，每100克可食部分含蛋白质22.1克，大大超过所有的主粮；糖类的含量则超过大豆、赤豆、蚕豆等豆类；还含有丰富的纤维素、钙、磷、铁、胡萝卜素、维生素 B_1 及维生素 B_2、尼克酸等。绿豆的蛋白质所含氨基酸比较完全，赖氨酸的含量是小米的3倍，极有利于人体健康。

与其他豆类和谷类不同的是，绿豆具有独特的清热解毒等功效，因此长期以来民间用绿豆汤作为夏令传统饮品。

许多人有个误解，以为煮绿豆汤煮得越稀烂其汤越好。其实，这不科学。正确的方法是煮绿豆汤的时间不要过长，豆刚煮熟就行。这样清汤利水，颜色保持碧绿，不但色香味俱佳，更主要的是清暑效果佳。若用绿豆和鲜荷叶熬成绿豆荷叶汤，加糖饮服，能防治痱子和由此引起的瘙痒、灼热；绿豆冰糖煎服，可治中暑引起的恶心。

需注意的是，绿豆性寒凉，脾胃虚寒溏泄者不宜多食。

夏季老年人要吃"四瓜"

夏季炎热，老年人饮食应以清热、消暑、解毒、止渴、利尿为好，时令瓜果是老年人度夏好伙伴。

1. 西瓜

瓜果之首，不仅具有很好的食用价值，而且医药价值也颇高，是消暑、解渴、利尿之佳品，民间有"天然白虎汤"之称，但西瓜性寒，一次不能吃得过多。

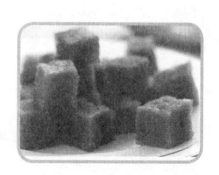

2. 黄瓜

是瓜类中营养最丰富的一种，被誉为"济世良药"。经常食用有利排泄胃肠内腐败食物，对降低胆固醇有益。特别是经常唇舌燥、喉头干涸，以嫩黄瓜作水果生吃有奇效。

3. 冬瓜

富含维生素B族，皮、肉皆可入药，民间有"冬瓜入户，不进药铺"之说。

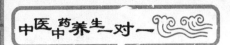

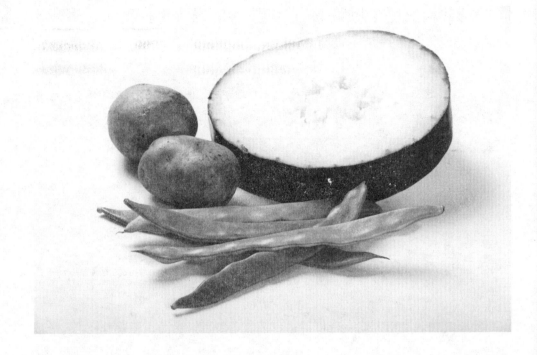

小便不畅，饮冬瓜汤最有疗效。老年人夏天消化不良，用冬瓜与莲子、百合和鸭子煮汤饮，能消暑开胃。

4. 丝瓜

可解热消毒，通经络、化痰湿。用丝瓜、杏仁与鸡爪煮汤饮，消暑又去湿。夏日生痱子，若用丝瓜汁内服能凉血解毒。

夏季睡眠有六大禁忌

第一，忌袒胸裸腹。尽管夏日天气炎热，晚上睡觉时仍应穿着背心或薄衬衫，腹部、胸口盖条被单，以避免受寒、着凉而引起腹痛、腹泻。对于这一点，老年人、幼儿更应该注意。

第二，忌室外露宿。即使在夏季气温很高的夜晚，也不能因贪图凉快，在廊檐、室外露宿，以防蚊叮虫咬或因露水沾身而发生皮肤感染或头昏脑胀、四肢乏力。

第三，忌睡地板。夏季，有些人只因图一时凉爽，在水泥地或潮湿的地面上铺席而卧。这样很容易因湿气、邪寒袭身，而导致风湿性关节炎、腰酸腿痛或眼睑水肿等病症，损害身体健康。

第四，忌穿堂风。夏季，通道口、廊前虽然风凉，但是"坐卧当风"。在这样的地方睡觉，虽然凉爽，但很容易受凉、腹痛、感冒。

第五，忌睡塑料凉席。夏季的夜晚，有的人图凉快，睡在塑料凉席上。这是很不科学的。由于塑料制品的透气性差，不能吸汗，水分潴留，不易蒸发。这样一来，不但影响睡眠，还会危害身体健康。

第六，忌少睡午觉。夏季日长夜短，气温高，人体新陈代谢旺盛，消耗也大，容易感觉疲劳。而夏季午睡可使大脑和身体各系统都得到放松，也是预防中暑的措施之一。

 ## 夏季应"热"着过

老百姓常说夏天不热，冬天不冷，迟早要作病——这是什么意思呢？

冬天由于气血闭藏，储藏营养，为明年的生发做好准备。冬天不很好地储藏阴精，春天就容易得热性疾病。冬天冷的时候毛孔处于闭塞状态，有助于气血内收，夏天热的时候毛孔开放，有助于气血往外走，这时候如果经常开空调，代谢不畅，能不得病吗？

农村很多上百岁的老年人都住平房，因为平房冬暖夏凉，这些老年人得地气，能长寿。在平房里消暑，我们不主张用空调，最好是用扇子。现在大家都住楼房，大都使用空调，空调出来的是透骨头的凉风，年轻人阳气旺盛可能不觉得，男子过了 32 岁，女子过了 28 岁，再老呆在空调房里，就觉得透骨的凉

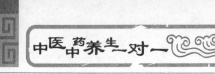

气。"虚邪贼风，避之有时"，冬天的热风，夏天的寒风都是和时令季节不同的风，就是贼风，对身体健康特别不利。

我们每个人，如同落叶树，春天的时候开始发芽，气血开始向外走；到夏季，所有的气血到了外面，所以枝繁叶茂，而根里没有什么营养了；秋天来了，秋风一起，树叶一落，气血从外向里走；到冬天，外面的树叶没有了，所有的营养都到根部去了。人也是一样的，春天的时候气血由内向外走，到夏天气血都已经到外面了，里面就相对不足了。夏天为什么容易闹肚子？不仅仅是细菌和病毒的问题，更重要的是你的状态变了，阳卫之气都在外面，所以吃点黄瓜、凉粉就闹肚子。

夏天，人的气血由内向外走，外面的气血越来越旺盛，而里面的阳气就相对不足了。所以这时候要用点西洋参这样的药物辅助你的阳气，夏天特别热，出汗特别多的时候会觉得心慌气短，因为汗液出去的同时，你的阳气扩散了。中医大夫这时候叫你吃点生脉饮，这是唐代药王孙思邈创造的方剂，是治疗暑热非常有益的方子。人参补中气，五味子收心气，麦冬清肺气，起到了清肺气、收敛心气的作用。夏天多喝点生脉饮就不会感到很疲劳。

炎夏及时给身体补水

炎热的夏天，人体排汗多，相对其余季节而言，需要补充更多水分。这些水分的来源除了人们从食物中摄取少量的水外，大部分还得靠饮水来补充，那么，夏季该如何饮水才有利于身体健康呢？

人们往往习惯口渴了之后再喝水，其实这种做法不科学。人口渴时就说明体内已轻微失水。

饭前饭后不要大量饮水。饭前适量饮些酸梅汤、番茄汤、橘汁等含酸汤水，既有利于保证消化系统分泌足够的消化液，帮助消化，促进食欲，又可以补充维生素C，还可以防止中暑。但如果饭前大量喝水，会冲淡胃液，影响消化。饭后，食物占据了胃的大部分空间，如果还大量饮水的话，不仅会冲淡胃液，使人体杀菌能力大大降低，而且因为饭后饮水过多而增加胃、心脏和肾脏的负担。因此，劳动之后应先喝水再吃饭，而且一次最多喝300毫升，至少间歇30分钟再喝。夏天每日补充水分在3000毫升左右，才能满足人体需要。老年人对口渴不敏感，应主动少量多饮水，每天以1500～2000毫升为宜。而孕妇及哺乳期妇女，身体需要水分增加，每天补充水分量应在3000～3500毫升。

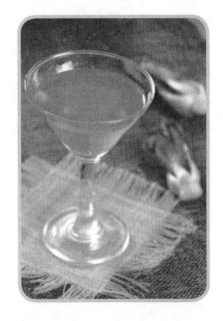

1. 饮水需补盐

夏日出汗后，有些人只顾饮水解渴，而忽视了补盐。由于出汗时失去大量水分的同时也失去较多的盐分，体内渗透压失去平衡，这时喝进去的水无法在细胞内储存，又会随汗排出体外，排汗又带出盐分。形成越喝越渴的恶性循环。严重者可引起肌肉无力、疼痛甚至抽搐。因此，炎热的夏天，特别是大量出汗后，应适当喝点淡盐水。

2. 口渴勿狂饮

有人贪一时痛快，口渴时大量喝水。这些水一下子积聚于胃肠，除胃部感到沉重闷胀外，还影响膈肌活动，影响正常呼吸。大量水分进入血液，可使血容量迅速增加，心脏负担突然加重，导致心肺功能异常。口渴狂饮会使体液中水与盐失去平衡，轻则引起胃肠剧痛，重则危及生命安全。

3. 出汗莫食冷饮

吃冷饮也大有讲究，不要贪多。因为食用冷饮过量，会冲淡胃液和抑制胃酸的分泌，不利于食物的消化，会减弱胃的杀菌能力，从而影响人的身体健康。

大量排汗时，不要立即喝饮料。因冷、热的急剧变化会让人体难以适应，容易导致对人体的伤害。

慎喝过凉的冷饮。冷饮过凉，喝得太多、太急，有可能使胃肠产生痉挛，引起剧痛。

某些疾病患者不宜喝冷饮。冷饮能使人体的毛细血管收缩，因而心血管病、支气管炎、咽喉炎、胃肠炎、胆囊炎患者不宜饮冷饮。

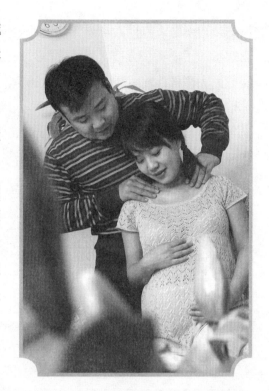

4. 适量食用水果补水

适量进食些新鲜瓜果和以茶代水。夏天瓜果异常丰富，如西瓜、黄瓜、番茄等，既可以当菜，又可补充水分和营养，让这些新鲜的瓜果为辅餐，实在是一种既经济又实用的良好习惯。此外，在家中常备一些具有药理功效的金银花茶、菊花茶等凉药茶，对防止中暑和预防某些皮肤病更是大有裨益。

5. 运动后不要狂饮

夏天也是一个运动的季节，因此运动后补水更为重要。专家在此提醒，运动后不能一次性快速大量饮水。夏天运动后虽然会大量失水，但也不能快速大量地饮水，而要"细水长流"。专家认为，为弥补运动的失水，应该在运动前、运动中、运动后给予补充，并且建议在运动前饮水 300～500 毫升，在运动中每隔 15 分钟饮 150～250 毫升，在运动后再补足所需的水分。

常见的驱蚊虫七大植物

目前，对付蚊子的办法无外乎蚊香、电热蚊香片、杀蚊剂几种，这些产品的灭蚊效果虽然不错，但对人体健康却有一定的危害，尤其对婴幼儿。你知道吗？在美丽的植物世界里，有不少花草既具有观赏价值，又可以驱赶蚊子。下面，就让我们带大家来一起认识一下它们吧！

1. 夜来香

又叫夜香树，原产美洲热带。叶片心形，边缘披有柔毛。每逢夏秋之间，在叶腋就会绽开一簇簇黄绿色的吊钟形小花，当月上树梢时它即飘出阵阵清香，这种香味令蚊子害怕，是驱蚊佳品。

2. 熏衣草

是一种蓝紫色的小花。原产地为地中海，喜干燥，花形如小麦穗，通常在六月开花。熏衣草本身具有杀虫效果，人们通常把用熏衣草做成的香包放在橱柜中，也有的把它放在卧室，用于驱蚊。

3. 猪笼草

是典型的食虫植物，叶子很奇特，顶端挂着一个长圆形的"捕虫瓶"，瓶口有盖，能开能关。猪笼草有几十种之多，不同种类，捕虫瓶的形状、大小和颜色也不一样。猪笼草可药用，对肝炎、胃痛、高血压和感冒等疾病有一定疗效，更是捕蚊高手。

4. 天竺葵

天竺葵花团锦簇，丰满成球，南北各地都能适应。高温时节，摆放室外疏荫环境；寒冷时节，在明亮室内观赏。天竺葵具有一种特有的气味，这种气味使蚊蝇闻味而逃。

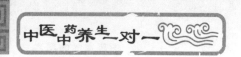

5. 七里香

这是一种四季常绿的小灌木，外形呈伞房状，分枝多，叶小亮泽，花白茂密，开花后还能结红色浆果，为陋室增加美感。摸其叶片，会散发浓浓的香味，驱蚊效果很好。

6. 食虫草

是一种菊科草本植物，可长到1米多高，花小黄色，一株达数百只花头，各花头的外围有黏液，就像五个伸开的小手指，很有趣。只要有小蚊虫落在上面便被黏住，之后，虫子尸体被其慢慢消化作为其生长营养。若有灰尘黏落在上面，数天后也被消化得无影无踪。摆放一盆在家中，既能捉蚊又可吸尘。

7. 驱蚊香草

驱蚊香草散发的柠檬香味主要是有驱蚊功效的香茅醛、香茅醇等多种芳香类天然精油，可达到驱蚊目的。

天气炎热需防夏季情感障碍

保健专家提醒广大市民，夏季除要避免躯体中暑外，还要提防因情绪和行为异常而引起的"情绪中暑"。

1. 为鸡毛蒜皮小事吵个不停

夏季很多家庭或男女朋友间都会碰到这样的情况：为一点小事或小摩擦，双方就大骂出口，且一发不可收拾。吵完架后冷静下来，回想起来，发现吵得一点价值也没有。

另外，酷热天气下，很多人一上班和应酬，头就隐隐作痛，有的人早上赖床不起，且越睡越累，一天到晚都无精打采，工作时无法集中精神，常常发呆，却又不知道自己在想什么……

所有这些都是"病"。人的情绪与气候有密切关系，尤其在35℃以上的高温天气下，人很容易冲动，会莫名其妙地出现情绪和行为异常，这就是所谓的"情绪中暑"，医学上称为"夏季情感障碍"。

"情绪中暑"主要是高温天气影响了人体下丘脑的情绪调节中枢。天气炎热，一般人的饮食量都有所减少，出汗增多，人体内的电解质代谢出现障碍，就影响到了大脑神经的活动，使人烦躁不安，大动肝火。

2. 合理饮食预防"情绪中暑"

要预防"情绪中暑"，主要方法是从三个方面进行自我调节：一是合理饮食，多吃清淡的食物，多吃新鲜水果、蔬菜，以及绿茶、金银花露等清火的食物和饮料，不滥服补药；二是保持居室通风，中午室外气温高，宜将门窗紧闭，拉上窗帘，开空调时将温度控制在25℃～27℃；三是活动要有规律，早睡早起，保证午休时间，维持充足睡眠，不在烈日下或封闭空间内呆太久。

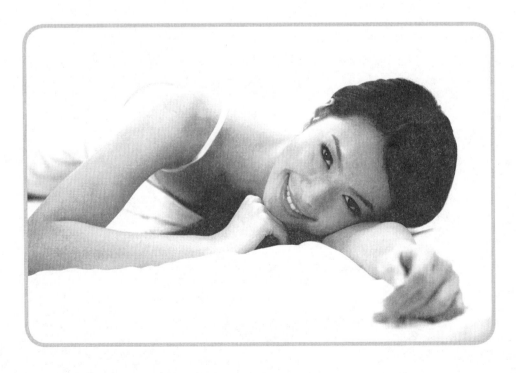

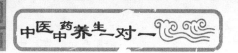

 ## 夏天教你远离口腔溃疡

中医认为，要改善复发性口腔溃疡，应注意排便通畅、睡眠充足，尤其是大便通畅，是复发性口腔溃疡治疗过程中不可缺少的治疗法。

口腔溃疡是现代人经常出现的毛病，一般人都认为夏天会火气大，才容易溃疡，但到底口腔溃疡的真正原因是什么呢？医生表示，口腔溃疡的原因不外"心火旺盛"、"脾胃积热"等因素，除了药物治疗外，以药膳食疗的效果也不错。

口腔溃疡好发于青壮年人，一年四季都会发生，尤其是夏天昼长夜短，气温升高，人们比较晚睡、熬夜，加上现代人习惯于吃烧烤、油腻的食品，使口腔溃疡更容易发生。

口腔溃疡从中医学角度来说，大致有"心火旺盛"、"脾胃积热"、"阴虚火旺"、"脾胃虚寒"及"肝寒犯胃"等几种类型，除了用药物治疗外，还可以用药膳食疗。心火旺盛或脾胃积热可用竹叶粥食疗，以鲜竹叶40克、石膏50克、粳米100克、砂糖适量制成；阴虚火旺型可以二冬粥食疗，选用麦冬、天冬、玄参各15克、粳米100克及冰糖适量制成。

不过，除了药物治疗及食疗外，要避免口腔溃疡还是需注意平常的生活习惯，饮食忌辛辣、烧烤油炸、油腻厚味，要多喝开水，多吃蔬菜，保持大便畅通，避免便秘；口疮严重者，可以改用细软或半流质的饮食。

夏日治痱要分红与白

众所周知，一进入夏季，痱子就像是隐藏在人们身边的一枚"定时炸弹"，只要是在温度高、湿度大的环境中，人们出汗一多，汗液浸渍表皮角质层，堵塞汗腺导管口，就会"发难"。但痱子也不是一成不变的，有的就是白痱子，一般是由于高热、大汗引起的。夏天最常见的还是红痱子，它多位于人的额头、脖子、胸背部等部位，比较密集，一旦发作，患者就会有刺痒和灼烧的感觉。

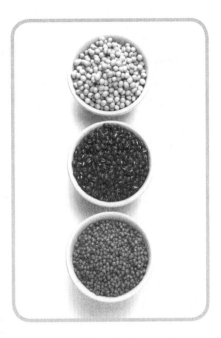

由于痱子类型不同，治疗上也要区别对待，否则会事倍功半。如长了红痱子，可外用一些消炎和止痒药物，内服清热、利湿、解暑制剂。反复发作时，可服些抗生素，同时注意清洁皮肤，不要抓挠患处。至于白痱子，一般不用特殊处理，只要保持皮肤清洁，减少在湿热环境中活动，就会自行消失。

当然，痱子不是大病，只要日常生活中注意预防，完全可以避免。保持室内通风凉爽，勤洗澡，皮肤力求清洁、干燥；不要在阳光下暴晒，出了汗要及时洗澡和换衣服；发热、卧床患者，要勤翻身，经常擦洗皮肤；衣物最好是纯棉制品，要宽大、舒适、透气；选择合适的痱子粉，在易出痱子的部位薄薄地擦一层。多补充水分，吃些清淡消暑的食物，比如可用绿豆、赤豆、黑豆，放在一起煮，熬成汤，如果从入夏开始服用，效果很好。

做好防暑平安一夏

为防中暑，不少人都会准备各种防暑药，以备不时之需。但是不同的防暑药有着不同的用途，关键是对症用药，切不可混用。

专家给出5条建议：

1. 多种防暑药只能缓解轻度中暑症状，严重者要早送医院治疗。

2. 中暑后应尽快远离高温环境，先物理降温再吃药。

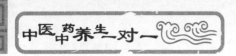

3. 别把中暑症状误当感冒。

4. 没有不适症状时，服用防暑药意义不大。

5. 家庭防暑常备绿豆汤、盐开水、苦瓜、黄瓜、金银花、菊花之类的消暑降温食物，它们解暑效果好，且没有不良反应。

1. 藿香正气类制剂——适宜桑拿天"中暑"用

适用症状：头痛、心烦、厌食、腹痛、腹泻等。

忌用人群：有高血压、心脏病、肝病、糖尿病、肾病等慢性病严重者慎用；孕妇、小儿、老年体虚者应在医生指导下服用。中暑后，别忙着吃藿香正气类药物，因为藿香正气类制剂只适合"桑拿天"造成的中暑，不适合高温中暑，也就是中医讲的"阴暑"。

"桑拿天"空气中水气含量较高，调节体温的汗液蒸发速度变慢，体内热量得不到及时散发，积存在体内就可能出现恶心、头痛、食欲不振、呕吐、腹泻等中暑症状，而藿香正气类药物具有解表化湿、理气和中的作用，可有效化解体内湿气，进而缓解不适症状。

如果长时间呆在户外，因烈日暴晒引起的中暑不适合用"藿香正气"。因为藿香正气药性偏温，可能会加重不适症状。此外，在烈日暴晒下由于汗液排出，人体水分丢失，而藿香正气具有"除湿"作用，此时使用反会加重体内缺水。

藿香正气类药物分为水、丸、散、软胶囊四种剂型，其适应证并不一样。藿香正气水：多用于暑气造成的腹泻、腹痛、呕吐，并且可有效预防中暑发生。藿香正气丸：用于治疗胃肠型感冒、急性胃炎、急性肠炎等外感风寒，内伤湿滞的患者。藿香正气散：用于治疗非特异性急性肠炎和流行性感冒，并以全身不适、发热恶寒、呕吐腹泻为主要表现。藿香正气软胶囊：主治暑湿感冒、头痛、胸闷、腹痛、呕吐、恶寒发热者。过敏体质少用藿香正气水。有的患者用药后，短时间内会出现全身发热、心跳加快、皮肤潮红、瘙痒等不适，这很可能是对药物中某些成分过敏，应尽快停止用药。如果服用者本身就是过敏体质，用药前应先咨询医生。

儿童因不能耐受藿香正气水中的酒精，可改用散剂、丸剂、胶囊及汤药等，这些剂型都不含酒精。虽然从药效上看，水剂效果更快，但药理作用是一样的，对儿童或酒精过敏者来说，非水剂更安全。

2. 十滴水——能治中暑，不能防中暑

适用症状：头晕、昏迷、高热等暑热症状。

忌用人群：过敏体质、孕妇、有高血压、心脏病、肝病、糖尿病、肾病等慢性病严重者慎用。

十滴水有健胃功效，适用于缓解中暑后出现的头疼、昏迷、高热等症状。需要指出的是，有的人会事先喝点十滴水，用于预防中暑，这是没多大作用的。十滴水只在发病时服用，而且多用于病程仅数十分钟或数小时的急症，不能当成预防用药。十滴水闻起来气味芳香，其实比较辛辣，服药后需用温水漱口，或者口含冰糖。正确的服用方法是每天 3 次，每次 5 毫升，小儿减半服用，为 2 毫升。

3. 仁丹——对高温"中暑"最有效

适用症状：头昏、头痛、恶心、胸闷等。

忌用人群：小儿和老年人慎用，孕妇不宜服用。与藿香正气类药物不同，仁丹具有清暑开窍、消暑解热的作用，更适合因暴晒导致的中暑患者服用。仁丹含有的薄荷冰片有散热、醒脑作用，还可缓解中暑者出现的食欲不振、恶心、呕吐。

一般建议服用量是成人每次口含 10～20 粒，即可缓解症状，但仁丹内含朱砂，久服易致汞中毒，婴幼儿慎用。老年人肝肾功能差，大剂量服用会加速肝肾功能衰退。

需要提醒的是，药店里出售的人丹和仁丹都是非处方药，两者的药物组成及功效稍有不同。

人丹因为含有橘梗、樟脑、小茴香等，保健脾胃的功能更强一些。人丹主

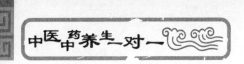

要用于中暑伴有消化不良、恶心呕吐等，可以口服或含服，每次9～18粒。

仁丹因为含有藿香、豆蔻、冰片、朱砂等，清暑开窍的功能更好。仁丹除能治疗天热引起的中暑，也可用来治疗晕车晕船、水土不服等疾病，可以含化或用温开水送服，每次10～20粒。

虽然人丹和仁丹有所区别，但实际上两者目前已基本通用。

4. 风油精——出汗时要慎用

适用症状：中暑引起的头痛、头晕，以及晕车、蚊虫叮咬等。

忌用人群：孕妇、新生儿禁用；皮肤有烫伤、损伤及溃疡者禁用；涂抹后皮肤出现皮疹、瘙痒者停用。把风油精涂抹到人中、太阳、印堂等穴位，可起到预防中暑的作用。如果因中暑引起腹痛，可在肚脐上滴几滴风油精，再贴上伤湿止痛膏，即可缓解疼痛。

但在出汗时不宜使用，因为风油精含有薄荷脑、樟脑等芳香剂，这些成分会通过汗腺被人体吸收，而且出汗时汗腺分泌活跃，因此不宜使用，尤其是过敏体质的人群更应在出汗时慎用此药。

夏季爱犯困应多喝茶

"春困秋乏夏打盹"，虽然都属于疲劳，但原因却各有不同。春困、秋乏，一般多吃一些富含维生素 B_1、B_2 和维生素 C 的蔬菜、水果，以及富含天冬氨酸的黄鳝、甲鱼、核桃、桂圆等，就可以减轻或消除。而夏季的倦怠则往往是由于温度过高，人体大量排汗所致。随着汗液的排出，人体除了丢失一定数量的钠元素外，还丢失了相当数量的钾，而钾得不到补充，往往是导致人们夏季倦怠的主要原因。

钾是人体内不可缺少的常量元素，正常成年人体内约含钾150克，分布在细胞外和细胞内，以维持神经、肌肉的正常功能。人体一旦缺钾，正常的运动就会受到影响。

夏季缺钾不仅使人感到倦怠无力、精力和体力下降，而且耐热能力也会不同程度地降低。缺钾严重时，还常导致酸碱失调，人体代谢紊乱，心律失常，全身肌肉无力、懒动等。若缺钾时饮用过多的盐开水，还易增加心脏负担，使体内的钾、钠比例失调。适当补充钾对改善体内的钾、钠平衡十分有益，既可以防止血压上升，又可防止血压过低。

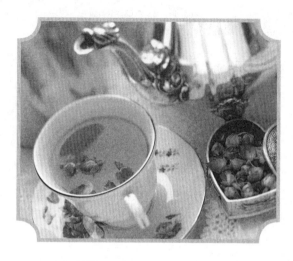

含钾丰富的食品并不很多，故应注意食品种类的选择。海藻类食品一般含钾较多，例如，100 克紫菜含钾 1640 毫克，是其含钠量的 2.2 倍；羊栖菜含钾量是钠的 3.1 倍。因此，紫菜汤、紫菜蒸鱼、紫菜肉丸、拌海带丝、海带炖肉等，应当是夏季菜肴的上品。此外，菠菜、苋菜、香菜、油菜、甘蓝、芹菜、大葱、青蒜、莴苣、马铃薯、山药、鲜豌豆、毛豆以及大豆及其制品的含钾量也较高；粮食以荞麦面、红薯含钾量较高；水果以香蕉含钾最丰富。

夏天多喝茶也大有好处，茶叶中含钾丰富，占茶比重的 1.1% ～ 2.3%，多喝茶既可消暑，又可补钾，一举两得。

夏季养生喝绿茶

绿茶性寒，"寒可清热"，最能祛火、生津止渴、消食化痰，对口腔溃疡和轻度胃溃疡有加速愈合的作用。冲泡后水色清冽，香气清幽，滋味鲜爽。夏日常饮绿茶除了清热解暑外，还有其他许多保健作用。

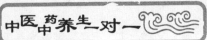

1. 喝绿茶防晒

美国有一项研究指出，绿茶中的儿茶素有很强的抗氧化功能，将含有绿茶成分的护肤品涂抹在皮肤上后，即使被烈日照射，可让导致皮肤晒伤、松弛和粗糙的过氧化物减少约1/3。这就证明绿茶中的成分具有防晒功用。

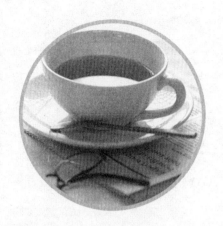

2. 喝绿茶防辐射

对于生活紧张而忙碌的人群来说，抵御电脑辐射最简单的办法就是每天上午喝 2～3 杯绿茶，吃一个橘子。因为茶叶中含有丰富的维生素A原，被人体吸收后能迅速转化为维生素A。维生素A能合成视紫红质，使眼睛在暗光下能看清楚。因此，绿茶不仅能消除电脑辐射，还能保护和提高视力。

3. 喝绿茶防胃病

一项研究表明，多喝绿茶能预防慢性胃炎和胃癌。研究发现，喝绿茶时间越久的人患慢性胃炎和胃癌的比例就越低，爱喝绿茶的人患胃癌的比例比不喜欢喝茶的人低 48%。

4. 喝绿茶减肥

饮茶能降低血液中的血脂及胆固醇，令身体变得轻盈。这是因为茶里的酚类衍生物、芳香类物质、氨基酸类物质、维生素类物质综合协调的结果，特别是茶多酚与茶素、维生素C的综合作用，能促进脂肪氧化，帮助消化、降脂减肥。

喝绿茶能防龋病、清口臭。绿茶含氟，其中儿茶素可以减少牙菌斑及牙周炎的发生，预防龋病。茶中所含的鞣酸具有杀菌作用，能阻止食物残渣繁殖细菌，故能有效防止口臭。

夏季养心练"呵"字功

孙思邈在《孙真人卫生歌》中，提到夏至的养生方法之一："夏至呵心火自闲"。意思是夏季经常练习"呵"字吐纳功，可以使人心平气静，对于老年人和久病者因气虚、气郁等引起的夏季烦躁不安、咽喉红肿热痛、汗多、手足发热等症状，有缓解和预防作用。

首先将两脚自然分开，与肩同宽，两膝微屈，头正颈直，含胸收腹，直腰拔背。两手臂自然下垂，两腋虚空，肘微屈，两手掌轻靠于大腿外侧。全身放松，两眼微开，平视前方。

如果老年人体力较弱或行动不便，练习时也可采取正直坐姿。

待身体放松、呼吸调顺后，两手缓缓上提至胸肋部时，两手虚握拳，在胸前用力向内相向击打，但并不相碰。至胸正中线位置时，再收拳回到身体两侧。

随后，手指自然伸展。右手向上托起，如擎重物状；左手心向下，做用力下按状。同时，上半身稍微向右侧转动，仰头缓缓深吸一口气，尽量使气吸到腹部。

待双手就位并开始发力之后，低头缓缓吐气，用力念"呵"字，以尽量吐尽腹中浊气。念时口自然张开，舌顶下腭，感觉到腹肌用力，发声时注意将气一气吐出，不可间断，否则难以起到调理心气的作用。

做完一次"呵"字功之后，将这套动作重复5次，即总共6次。这一过程中，左右手上举和下按的动作交替进行，身体左转和右转也交替进行，注意用力均匀，一般6次往复之后，会感觉到腰腹部微微发热，气血通畅，情绪放松。

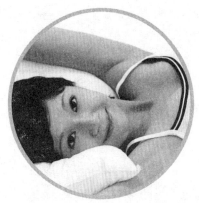

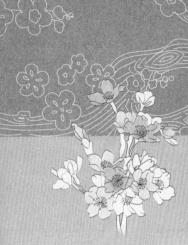

第三章：秋季养生

秋季养生法则

《管子》中记载："秋者阴气始下，故万物收。"在秋季养生中，《素问·四气调神大论》指出："秋三月，此谓容平。天气以急，地气以明，早卧早起，与鸡俱兴，使志安宁，以缓秋刑，收敛神气，使秋气平，无外其志，使肺气清，此秋气之应，养收之道也；逆之则伤肺，冬为飧泄，奉藏者少。"

秋季养生宜悦情。秋季气候日渐干燥，阳气渐收，阴气渐长，易使人情绪产生波动，或烦躁，或伤感，从而引起忧郁、悲伤。故秋季养生要调摄精神，要保持神志安宁，心平气和，以减缓秋季肃杀之气对人体的影响，从而使人心情愉快。

立秋养生禁忌

我国封建社会时期，还有在立秋日迎秋的风俗。每到此日，封建帝王们都亲率文武百官到城郊设坛迎秋。此时也是军士们开始勤操战技、准备作战的季节。由此可见，立秋日为何种天气是如此重要。立秋是进入秋季的初始，《管子》中记载："秋者阴气始下，故万物收。"在秋季养生中，《素问·四气调神大论》指出："夫四时阴阳者，万物之根本也，所以圣人春夏养阳，秋冬养阴，以从其根，故与万物沉浮于生长之门，逆其根则伐其本，坏其真矣。"此乃古人对四时调摄之宗旨，告诫人们，顺应四时养生要知道春生夏长秋收冬藏的自然规律。要想达到延年益寿的目的就要顺应之，遵循之。

1. 拒绝秋膘防肥胖

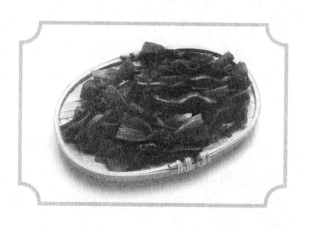

夏天天气炎热，能量消耗较大，人们普遍食欲不振，造成体内热量供给不足。到了秋天，天气转凉，人们的味觉增强，食欲大振，饮食会不知不觉地过量，使热量的摄入大大增加。再加上气候宜人，使人睡眠充足，汗液减少。另外，为迎接寒冷冬季的到来，人体内还会积极地储存御寒的脂肪，因此，身体摄取的热量多于散发的热量。在秋季，人们稍不小心，体重就会增加，这对于本身就肥胖的人来说更是一种威胁，所以，肥胖者秋季更应注意减肥。首先，应注意饮食的调节，多吃一些低热量的减肥食品，如赤小豆、萝卜、竹笋、薏苡仁、海带、蘑菇等。其次，在秋季还应注意提高热量的消耗，有计划地增加活动。秋高气爽，正是外出旅游的大好时节，既可游山玩水，使心情舒畅，又能增加活动量，达到减肥的目的。

2. 秋季养阴防滥补

根据中医"春夏养阳，秋冬养阴"的原则，现在已进入秋季进补的季节。但进补不可乱补，应注意不要无病进补和虚实不分滥补。中医的治疗原则是虚者补之，不是虚症患者不宜用补药。虚有阴虚、阳虚、气虚、气血虚之分，对症服药才能补益身体，否则适得其反；还要注意进补适量，忌以药代食，药补不如食补。食补以滋阴润燥为主，具体包括如乌骨鸡、猪肺、燕窝、银耳、蜂

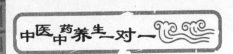

蜜、芝麻、豆浆、藕、核桃、薏苡仁、花生、鸭蛋、菠菜、梨等，与其他有益食物或中药配伍，则功效更佳。

3. 慎食秋瓜防坏肚

民谚"秋瓜坏肚"是指立秋以后继续生食大量瓜类水果容易引发胃肠道疾患。夏令大量吃瓜虽不至于造成脾胃疾患，却已使肠胃抗病力有所下降，立秋后再大量生吃瓜果，势必更助湿邪，损伤脾阳，脾阳不振不能运化水湿，腹泻、下痢、便溏等急、慢性胃肠道疾病就随之发生。因此，立秋之后应慎食瓜类水果，脾胃虚寒者尤应禁忌。

4. 立秋过后慎吃水果，多饮鸡、鱼汤

立秋过后，进入水果丰收的季节，但吃水果并非多多益善，吃多了也会影响健康。比如：苹果富含糖类和钾盐，患有肾炎、糖尿病、冠心病者应少食；吃梨过多会伤脾胃、助阴湿，使胃肠功能失调，胃寒腹泻者应忌食；葡萄含较多柠檬酸、苹果酸等，糖尿病患者应少食或不食。

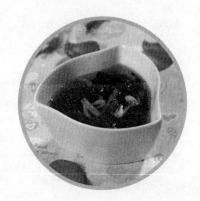

立秋会带来"秋燥"的有关疾病，应多吃润肺的食物，饭前多饮鸡汤、鱼汤等。常吃些清热、生津、养阴的萝卜、番茄、豆腐、藕、蜂蜜等。不吃或少吃辛辣、燥热、油腻的食物，少饮酒。

5. 立秋伊始早防"燥"

尽管秋燥对人体的影响涉及方方面面，但防治之法也颇多。正所谓："木之为舟，无水不行；治燥之法，以润为贵。"秋日在饮食上要注意滋养津液，可适量饮开水、淡茶、豆浆等饮料，并适当选食能润肺清燥、养阴生津的食物，如秋梨、甘蔗、荸荠、柿子、百合、银耳等。要少吃辛辣、油炸、烈性酒及干燥的膨化食品，因为此类食品易生燥化热，多食无益。

秋季养生少辛增酸

秋季天高气爽、气候干燥，人们在食欲大增的同时，上火、便秘、咽喉疼痛等疾病也不断地找上门来。如何让秋天过得更滋润一些？于是有专家提出秋天"少辛增酸"。

中医说，吃酸的是为了抑制肺气。对于秋季的饮食养生，中医早有"少辛增酸"的说法。人们一般理解，就是要少吃辣多吃酸。所谓少辛，就是要少吃一些辛味的食物，这是因为肺属金，通气于秋，肺气盛于秋，少吃辛味，才能防止肺气太盛。中医认为，肝属木，金克木，即肺气太盛可能损伤肝的功能，所以在秋天要"增酸"，以增加肝脏的功能来抑制肺气。

从中医学角度讲，秋季是从立秋至立冬3个月的时间，它的特点是天气由热转寒、阳消阴长。所以秋季养生保健必须遵循"养收"的原则，其中饮食当以润燥益气为中心，以健脾、补肝、清肺为主，应多吃清润甘酸的食物。

"少辛增酸"来源于中医饮食营养五味（甜、酸、辛、苦、咸）调和之说。但其中的辛味与酸味不能完全等同于我们平时所说的辣味和酸味。五味调和的辛味又称辣味，可以分为热辣味、麻辣味和辛辣味3种，经常在辣椒、花椒、胡椒、葱、蒜、生姜以及咖喱等调味品上体现出来。而五味调和的酸味，传统中还包含涩味在内，有收敛、固涩作用，用于多汗症及腹泻不止、尿频、遗精等的治疗。此外，酸味与甜味结合有滋阴润燥的作用。

中医提倡秋天要遵循"少辛增酸"的饮食原则，在西医里面也能得到佐证。口舌生疮、鼻腔和皮肤干燥、咽喉肿痛、咳嗽、便秘等"秋燥"现象，从中医角度看是金（肺）亢阴（肝）虚所致；从西医的角度研究，则与体液分泌失调，特别是胃肠道消化液的不足有关。辛辣的食物会消耗人体的大量体液；相反，一些酸味的水果和蔬菜中所含的鞣酸、有机酸、纤维素等物质，能起到刺激消化液分泌、加速胃肠道蠕动的作用。

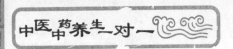

 ## 秋季进补应注意八大问题

俗话说："一夏无病三分虚"，立秋一到，天气虽然早晚凉爽，但白天仍有秋老虎肆虐，所以极易出现倦怠、乏力等情况。根据中医"春夏养阳，秋冬养阴"的原则，秋季进补是十分必要的。但进补不可以乱补，应注意避免以下问题。

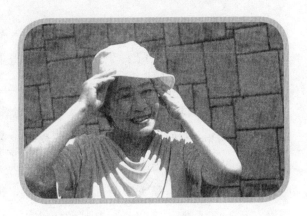

1. 忌无病乱补

无病乱补，既增加开支，又害自身。如服用鱼肝油过量可引起中毒，长期服用葡萄糖会引起发胖，血中胆固醇增多，易诱发心血管疾病。

2. 忌虚实不分

中医的治疗原则是虚者补之，不是虚症患者不宜用补药。虚症又有阴虚、阳虚、气虚、血虚之分。对症服药才能补益身体，否则适得其反，会伤害身体。

保健养生虽然不像治病那样严格区别，但应按用膳对象分为偏寒、偏热两大类。偏寒者畏寒喜热，手足不温，口淡涎多，大便溏，小便清长，舌质淡。偏热者，则手足心热，口干，口苦，口臭，大便干结，小便短赤，舌质红。若不辨寒热妄投药膳，容易导致"火上加火"。

3. 忌多多益善

任何补药服用过量都有害。认为"多吃补药，有病治病，无病强身"是不科学的。如过量服用参茸类补品可引起腹胀，不思饮食；而过量服用维生素C可致恶心、呕吐和腹泻。

4.忌凡补必肉

动物性食物无疑是补品中的良剂，它不仅有较高的营养，而且味美可口。但肉类不易消化吸收，若久吃多吃，对胃肠功能已减退的老年人来说，常常不堪重负，而肉类消化过程中的某些"副产品"，如过多的脂类、糖类等物质又往往是心脑血管病、癌症等老年常见病、多发病的病因。饮食清淡也不是不补，尤其是蔬菜类更不容忽视。现代营养学观点认为，新鲜的水果和蔬菜含有多种维生素和微量元素，是人体必不可少的营养物质。

5.忌以药代食

药补不如食补，重药物轻食物是不科学的，因为许多食物也是有治疗作用的药物。如多吃荠菜可治疗高血压；多吃萝卜可健胃消食，顺气宽胸，化痰止咳；多吃山药能补脾胃。日常食用的胡桃、花生、大枣、扁豆、藕等也都是进补的佳品。

6.忌重"进"轻"出"

随着生活水平的提高，不少家庭天天有荤腥，餐餐油腻，这些食物代谢后产生的酸性有毒物质需及时排出。而生活节奏的加快，又使不少人排便无规律甚至便秘。养生专家近年来提出一种关注"负营养"的保健新观念，即重视人体废物的排出，减少"肠毒"的滞留与吸收，提倡在进补的同时，亦应重视排便的及时和通畅。

7.忌恒"补"不变

有些人喜欢按自己口味，专服某一种补品，继而又从多年不变发展成"偏食"、"嗜食"，这对健康是不利的。因为药物和食物既有保健治疗作用，也有一定的不良反应，久服多服会影响体内的营养平衡。尤其是老年人，不但各脏器功能均有不同程度的减退，需要全面地系统地加以调理，而且不同的季节，对保健药物和食物也有不同的需求。因此，根据不同情况予以调整是十分必要的，

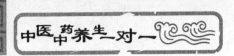
不能恒补不变，一补到底。

8. 忌越贵越补

"物以稀为贵"，那些昂贵的传统食品如燕窝、鱼翅之类可能并无奇特的食疗作用，而十分平常的红薯和洋葱之类的食品，却有值得重视的食疗价值。另外，凡食疗均有一定的对象和适应证，应根据需要来确定药膳，"缺什么，补什么"，不要凭贵贱来分高低，尤其是老年群体，更应以实用和价格低廉为滋补原则。

秋天老年人进补宜"平补"

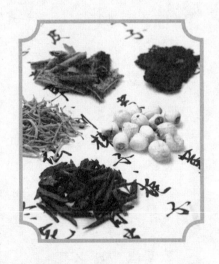

进入秋季，许多青年人到超市购买人参、燕窝等高档营养品，送给老年人。但营养学专家介绍说，老年人入秋后开始进补，最好以"平补"为主。盲目进补会加重老年人脾胃、肝脏的负担，导致老年人器官功能的紊乱。

比如，一些老年人进补时常常吃一些热性食物，结果造成便秘、腹泻、干咳等。也有一些老年人，春夏季节不吃肉，一入秋冬便无所顾忌，导致过多的脂类、糖类在体内堆积，为心脑血管疾病的发生埋下了隐患。

专家介绍说，秋天应以"平补"为主，一般来讲，山药、玉米、银耳、莲子等食物都是秋季平补的首选。同时，夏天老年人身体消耗很大，进入秋季后，他们很容易出现秋燥，如口干、咽痛、皮肤干燥等，可以进食一些富含维生素和微量元素的蔬菜和水果，每天餐前喝一碗蔬菜汤也是不错的选择。

早晚喝蜂蜜可护肝

秋冬季气候干燥，人体往往会感觉嘴巴干、嘴唇紧绷、眼睛干涩。除了气候的影响外，肝对眼睛的影响也很大。中医讲"肝开窍于目"，肝是明目的源泉。秋天本来眼睛就容易干，少了肝提供的滋润，眼睛就更容易干涩了。

多吃蜂蜜可护肝，蜂蜜含有葡萄糖和果糖，能增强肝脏的解毒功能和肝细胞的再生、修复能力，从而间接起到增强肝脏功能及抗感染能力。喝蜂蜜最佳时间为早晨空腹时和晚上睡前。

秋天多吃莲藕养脾胃

秋令时节，正是鲜藕应市之时。鲜藕除了含有大量的糖类外，蛋白质、矿物质和各种维生素的含量也很丰富，民间早有"新采嫩藕胜太医"之说。对于老年人来说，秋藕更是补养脾胃的好食材，但是在秋季鲜藕最好别生吃。

如果想让藕有养胃滋阴、健脾益气的作用，就必须把它炒熟。中医认为，生藕可消瘀凉血、清烦热，止呕渴，妇女产后忌食生冷，惟独不忌藕，就是因为藕有很好的消瘀作用。但生藕性寒，味甘、凉，入胃，对肠胃脆弱的老年人来说，可能还会有一定的刺激作用。而把藕炒熟后，其性由凉变温，虽然失去了消瘀、清热的性能，却变得对脾胃有益，有养胃滋阴、益血、止泻的功效。

尤其是把藕加工制成藕粉，更是老年人不可多得的食补佳品，既富营养，又易于消化，有养血止血、调中开胃之功效。平时，脾胃不好的老年朋友，不妨趁着新鲜秋藕上市的时候多吃一些，也可以自己在家做藕粉。

制作方法非常简单：首先，把藕连皮切成薄片，为了加快干燥速度，可以先蒸上5分钟；然后，把藕片平铺在干净的纱布上晒干，等晒干、晒透后，放入研钵中捣成粉末即可，也可用家用料理机打磨成粉。

早餐时，用开水冲上一小碗晶莹剔透的藕粉，淡淡的藕香特别有助于老年

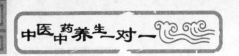

人开胃。从营养的角度来看，藕粉不仅能保证摄取到充足的糖类，同时还有一些维生素 C 和膳食纤维。如果每天早晨都喝粥的话，不妨偶尔换换口味，来点藕粉，喜欢吃甜口的，还可以适当加点蜂蜜、红糖或是桂花。用藕粉做下午的加餐也是不错的选择。

挑选藕的时候也有讲究。购买时要挑表面发黄、藕体粗壮的，断口的地方闻着有一股清香。使用工业用酸处理过的莲藕看起来很白，闻着有酸味。注意要无伤、无烂、无锈斑、不断节、不干缩、未变色。藕的各部分有不同的加工食用方式，如藕尖部分较薄，可以拌着吃。中间的部分适合炒着吃，较老的一般加工制成藕粉、甜食或炸着吃。

秋季食菊也养生

菊花是秋天的"花中仙子"。我国食用菊花的历史十分悠久，早在战国时期爱国诗人屈原就有"朝饮木兰坠露兮，夕餐秋菊之落英"的吟咏。菊花气味芬芳，可烹制出多种美味佳肴。

1. 菊花粥

取糯米 150 克，决明子 15 克，鲜菊花 30 克。将铁锅烧红后加入决明子稍炒后加水 500 毫升，煮沸 30 分钟后去渣，再加水和米一起煮粥，待熟时加入菊花再煮开，加油盐或冰糖调味食用。

2. 菊花猪肝汤

枸杞 150 克，菊花 60 克，鲜猪肝 300 克，盐、味精少许。先将鲜猪肝洗净切片，放入热油锅内略煸，加菊花水（菊花用纱布单包，加水 1000 毫升，武火煮沸 15 分钟，取出纱布袋。枸杞子武火煮沸，15 分钟后改用文火，熟时放盐、味精调味）。

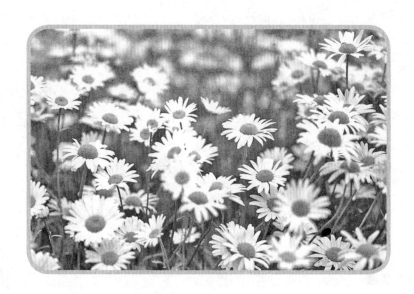

3.菊花火锅

是苏杭一带的名馔，它将鲜菊花瓣浸于温水中漂洗，捞起放入竹篮里滤净。暖锅里盛着原汁鸡汤或肉汤，桌上备有生鱼片或生鸡片。将鱼片或肉片投入锅时，须抓一些菊花瓣投入汤中，鱼片鸡汤加上菊花"三合一"所产生的清香和鲜美，特别奇特，令人胃口大开。

此外，在菊花食品中，还有菊花鱼球、菊花羹、油炸菊花叶、菊花鱼片粥、菊花露、菊花糕、菊花豆腐、菊花肉卷、菊花饼、菊花里脊、熬菊花糖等，也都是色、香、味俱全，而且营养丰富。

 ## 秋季的自我按摩养生方法

1. 压揉承浆

承浆穴在下唇凹陷处，以食指用力压揉，口腔内会涌出津液。糖尿病患者用力压揉此处10余次，口渴感即可消失，在不缺水的情况下，可不必反复饮水。这种津液不仅可以预防秋燥，而且含有延缓衰老的腮腺素，可使老年人面色红润。

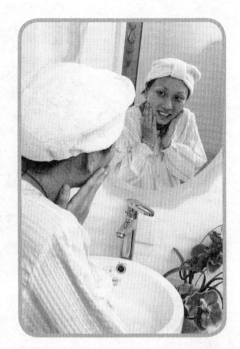

2. 按摩鼻部，以开肺窍

中医认为，肺开窍于鼻。不少人鼻黏膜对冷空气异常敏感，秋天冷风一吹，就伤风感冒，经久难愈。初秋即应坚持用冷水洗脸，并按摩鼻部，有助于养肺。方法为：

（1）**摩鼻**：将两手拇指外侧相互摩擦，有热感后，用手指在鼻梁、鼻翼两侧上下按摩50次，可增强鼻的抗寒力，亦可治伤风，鼻塞等。

（2）**浴鼻**：每日早、晚将鼻浸于冷水中，闭气不息，换气后再浸入：亦可用毛巾浸冷水后敷于鼻上，坚持至寒冬。

3. 揉腹排便

秋季气候干燥，大便也会干结难排，有许多人甚至数日一解或用药物来维持大便通畅，结果造成习惯性便秘。按摩是一种简单易行的通便方法，这种方法可在晚上睡觉前或清晨起床前进行。具体操作方法是：身体仰卧，先将两手掌心摩擦至热，然后两手叠放在右下腹部，按顺时针方向按摩，共按摩30圈。

4. 咀嚼鼓漱

晨起和睡前，做上下颌运动。然后闭嘴，舌抵上腭，鼓漱100次，使津液满口，徐徐咽下。咀嚼时，胃肠血流量增加，可抵御秋季凉气对胃肠的损伤。

秋季中医如何"灭火"

"上火"是中医学专用名词。表现症状为咽喉干痛、两眼红赤、鼻腔热烘、口干舌痛以及烂嘴角、流鼻血、牙痛等症状。引发"上火"的具体因素很多。情绪波动过大、中暑、受凉、伤风、嗜烟酒以及过食葱、姜、蒜、辣椒等辛辣之品，贪食羊肉、狗肉等肥腻之品和中毒、缺少睡眠等都会"上火"。而中医认为，由于阴阳失调，失去了正常潜藏功能，便会引起"上火"症状。

其实，上火也分部位，比如"上焦有火"（上焦指心肺部位），常见口干、舌烂、唇裂、目赤、耳鸣，甚则微咳。"中焦有火"（中焦指脾胃部位），一般表现为时而胃火亢盛，食不知饱，时而嗳腐吞酸，呃气上逆，脘腹胀满，饮食少进。"下焦有火"（下焦指肝、肾、膀胱、大小肠部位），表现为大便干，小便少且黄赤，浑浊有味，阴部时痒，妇女白带多，甚至带黄。部分"上火"症状严重的，可考虑中药治疗，比如中焦有火，可以服焦三仙（山楂、神曲、麦芽各炒焦）、焦四仙（焦三仙再加焦槟榔），也可以服鸡内金、五香槟榔糖（槟榔为主要成分加上砂仁、豆蔻等消食行气的药制成），下焦有火，可以服中成药龙胆泻肝丸等。

而对于一般"上火"，则可通过饮食调节，且食疗有独特的效果。

1. 心火旺盛用莲子汤

表现症状：分虚实两种，虚火表现为低热、盗汗、心烦、口干等；实火表现为反复口腔溃疡、口干、小便短赤、心烦易怒等。

食疗法：莲子30克（不去莲心），栀子15克（用纱布包扎），加冰糖适量，水煎，吃莲子喝汤。

2. 肺火过盛吃猪肝

表现症状：干咳无痰或痰少而黏、潮热盗汗、手足心热、失眠、舌红。

食疗法：猪肝1付，菊花30克（用纱布包好），放在一起煮至肝熟，吃肝

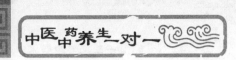

喝汤。

3.胃火亢盛喝绿豆粥

表现症状： 分虚实两种，虚火表现为轻微咳嗽、饮食量少、便秘、腹胀、舌红、少苔；实火表现为上腹不适、口干口苦、大便干硬。

食疗法： 石膏粉30克，粳米、绿豆各适量，先用水煎煮石膏，然后过滤去渣，取其清液，再加入粳米、绿豆煮粥食之。

4.肝火旺盛喝梨水

表现症状： 头痛、头晕、耳鸣、眼干、口苦口臭、两胁胀痛。

食疗法： 川贝母10克捣碎成末，梨2个，削皮切块，加冰糖适量，清水适量炖服。

5.肾火旺盛吃猪腰

表现症状： 头晕目眩、耳鸣耳聋、腰脊酸软、潮热盗汗、五心烦躁。

食疗法： 猪腰2只，枸杞子、山茱肉各15克，一起放入砂锅内煮至猪腰熟，吃猪腰喝汤。

哪些人群不宜秋冻

众所周知，"春捂秋冻"是我国传统的养生保健方法。秋冻是人们耐寒锻炼的一种体现。但是，在深秋季节，冷空气活动频繁，气温、气压、风速等气象要素变化很大，不利于一些疾病的控制。所以，对于有些患者来说，"秋冻"要适度，对于有些患有慢性病的老年人来说，不仅不能"秋冻"，反而还要注意保暖。那么，哪些人不宜"秋冻"呢？

1. 心血管病患者

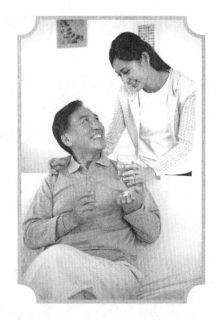

深秋时节的低温和多风是心脏病的诱发因素。这是因为，人体要抵抗低温，必须把血液从皮下血管送到身体内部保存能量，这就导致血管紧张，血压增高，脉搏加快，势必加重心脏的负担，使原本就有病变的心脏缺血、缺氧加重。如果这时候再受冻着凉，就会使心脏的冠状动脉更加缺血、缺氧，造成冠状动脉收缩，附壁血栓或者动脉硬化栓子脱落或破裂，从而阻塞冠脉血流，导致心肌梗死的发生。所以，患有心血管疾病的人要注意保暖。

2. 溃疡病患者

患有溃疡病的人不宜秋冻的原因是，人体受寒冷的刺激后，血液中的组胺增多，胃酸分泌旺盛，胃肠发生痉挛性收缩，使原有的胃溃疡再次发作，甚至引起胃出血、胃穿孔等严重并发症。

3. 脑血管病患者

患有脑血管病的人更不宜受冻。因为，人体受寒冷刺激后，常常导致交感神经兴奋，全身毛细血管收缩，血液循环外周阻力加大，血压升高，脑部负荷加重，容易引发脑出血或脑血栓形成。

4. 支气管炎、支气管哮喘病患者

现代医学研究认为，这类疾病患者忌讳秋冻的原因在于，深秋季节的寒冷空气会对患者的气道产生不良刺激，从而诱发气管、支气管或者小气道的痉挛，使得这类疾病复发或者加重。

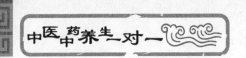
5. 老寒腿患者老寒腿病的患者

在受寒时会使症状加重。老寒腿属于痹症范畴，相当于现代医学中的风湿关节炎、类风湿关节炎、骨关节炎等骨关节病。受累的关节以膝关节为主，常出现关节疼痛，有时伴有肿胀，上下楼或蹲立时疼痛加剧。得了老寒腿病的老年人，从秋季开始就应该注意腿部保暖。

呬字功深秋保护呼吸道

秋天是呼吸道疾病容易频发的季节。练呬字功，可以锻炼呼吸道，提高抗病能力，避免疾病的发生。

呬字功非常简单，口型为两唇微后收，上下齿相合而不接触，舌尖插上下之缝，微出。

呼气念"呬"字，两手从小腹前抬起，逐渐转掌心向上，至两乳平，两臂外旋，翻转手心向外成立掌，拇指尖对喉，然后左右展臂宽胸推掌如鸟张翼。

呼气尽，随吸气之势两臂自然下落垂于体侧，重复六次，调息。此套呬字功治咳嗽、咽炎、鼻炎等肺经疾患，效果非常显著。呬字功不受地点和时间的限制，一天内可以多次练习。

秋季预防感冒 5 个妙招

感冒不是大病，但一旦染上，就会影响工作和生活，还可能导致其他疾病的发生。引起感冒的病毒主要隐藏在人的鼻腔和咽喉部，当感染者说话、咳嗽或打喷嚏的时候，病毒会随着唾液飞沫漂浮在空气中或黏附在物品上。

健康人吸入这种被污染的空气，或接触了黏附有病毒的物品，就有可能染病。在人体受凉、抵抗力下降的情况下，更容易"中招"。

由于引起感冒的病毒种类很多，病毒相互之间没有交叉免疫力，容易使人反复患病。以下十招，可有效预防感冒。

1. 与患者保持 1 米以上距离

患者咳嗽、打喷嚏时，带病毒的唾液可飞溅到约 1 米远，当你发现有人要打喷嚏或咳嗽时，应马上退到 1 米之外。如果是在电梯或公共汽车上遇到这种情况，可马上转过身去，因为人的眼睛和鼻子是最容易被传染的。

2. 勤洗手

有些病毒可以在患者手摸过的地方存活 3 小时，因此，经常洗手的人能远离感冒。另外，不要养成揉鼻子、抠鼻孔的坏习惯，这样很容易把手上的病毒带到最易被传染的部位。

3. 不要在封闭的空间久留

空气不流通的地方容易滋生感冒病毒。办公室是易传染感冒的地方，如果避不开这些地方，可以沾淡盐水使鼻子经常保持湿润。

4. 多喝水

大量的水可以将病毒从身体中带走。

5. 有氧运动

每天进行 30 ～ 45 分钟的有氧锻炼，如散步、骑车、跳舞等，可极大增强人体抵御感冒的能力，避免患上呼吸道传染病。

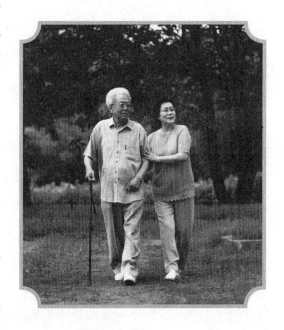

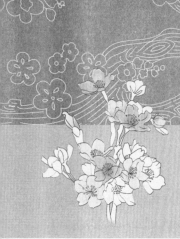

第四章：冬季养生

 冬季养生法则

"冬三月，此谓闭藏，水冰地坼，无扰乎阳，早卧晚起，必待日光，使志若伏若匿，若有私意，若已有得，去寒就温，无泄皮肤，使气亟夺，此冬气之应，养藏之道也。逆之则伤肾，春为痿厥，奉生者少。"这段经文精辟地论述了精神调养、起居调养和饮食调养的方法，并根据自然界的变化引入人体冬季养生的原则。它告诉我们，冬天是天寒地冻、万木凋零、生机潜伏闭藏的季节，人体的阳气也随着自然界的转化而潜藏于内。因此，冬季养生应顺应自然界闭藏之规律，以敛阴护阳为根本。

冬季养生在于"藏"

冬三月草木凋零、冰冻虫伏，是自然界万物闭藏的季节，人的阳气也要潜藏于内。因此，冬季养生的基本原则也当讲"藏"。由于人体阳气闭藏后，人体新陈代谢就相应较低，因而要依靠生命的原动力——"肾"来发挥作用，以保证生命活动适应自然界变化。冬季时节，肾脏功能正常，则可调节机体适应严冬的变化，否则，即会使新陈代谢失调而产生疾病。因此，冬季养生很重要的一点是"养肾防寒"，以下几点是贯彻这一原则的要点。

1. 精神调养

除了重视保持精神上的安静以外，在神藏于内时还要学会及时调摄不良情绪，当处于紧张、激动、焦虑、抑郁等状态时，应尽快恢复心理平静。同时，在冬季还要防止季节性情感失调症的发生。所谓季节性情感失调症，是指一些人在冬季易发生情绪抑郁、懒散嗜睡、昏昏沉沉等现象，并且年复一年地出现。这种现象多见于青年，尤其是女性。预防的方法是多晒太阳以延长光照时间，这是调养情绪的天然疗法。

2. 饮食调养

冬季饮食养生的基本原则应该是以"藏热量"为主，因此，冬季宜多食的食物有羊肉、狗肉、鹅肉、鸭肉、萝卜、核桃、栗子、白薯等。同时，还要遵循"少食咸，多食苦"的原则：冬季为肾经旺盛之时，而肾主咸，心主苦，当咸味吃多了，就会使本来就偏亢的肾水更亢，从而使心阳的力量减弱。所以，应多食些苦味的食物，以助心阳。冬季饮食切忌黏硬、生冷食物，因为此类食物属阴，易使脾胃之阳气受损。

3. 起居保健

《黄帝内经》里指出："早卧晚起，以待日光。"意思是，冬天要早睡、晚起，起床的时间最好在太阳出来后为益（尤其对于老年人而言）。冬季起居养生应注意以下几点：首先，穿衣要讲"衣服气候"，指衣服里层与皮肤间的温度应始终保持在 32℃～33℃，这种理想的"衣服气候"，可缓冲外界寒

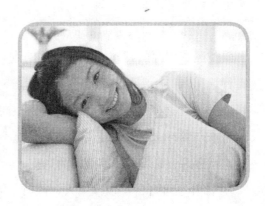

冷气候对人体的侵袭。其次，要注重双脚的保暖。由于脚离心脏最远，血液供应少且慢，因此脚的皮温最低。中医认为，足部受寒，势必影响内脏，可引致

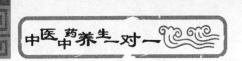

腹泻、月经不调、阳痿、腰腿痛等病症。其三，冬季定时开窗换气有利于身体健康。其四，蒙头睡觉不可取。冬天蒙头睡觉极宜造成缺氧而致胸闷气短。其五，夜间忌憋尿。由于冬夜较长，长时间憋尿，会使有毒物质积存而引起膀胱炎、尿道炎等。

4. 锻炼强身

俗话说："冬天动一动，少生一场病；冬天懒一懒，多喝药一碗。"事实证明，冬季多参与室外活动，使身体受到适当的寒冷刺激，可使心脏跳动加快，呼吸加深，体内新陈代谢加强，身体产生的热量增加，有益健康。

冬日进补应因时因人因地而宜

进入冬季，在全国各地的大小超市、菜市场、酒楼等地，各类滋补食材、药材、火锅、药膳都热卖，不少人也开始着手为家人制定滋补计划，积极购买各类补品。冬季滋补宜因人而异，盲目进补或大补急补，都有可能补不到位，甚至效果适得其反。

针对目前百姓冬季进补的热潮，滋补材料主要分为药材和食材，其中食材主要是药食同源的材料，即有一定的调理药效的食物。对食材，可以根据需要自行选用，但一定要注意科学、适量；对药材，如药膳煲汤、民间偏方等，最好遵医嘱慎用。因为各类药材的药性不同，单用或混用、量多量少、配比不同，都可以产生不同药效，使用不当非但起不到滋补的作用，反而有可能适得其反，加重原有的病症或引发其他新的病症。

"滋补不可盲目，应该因人、因时、因地而异。"专家从中医学的角度指出，冬季温性滋补，总体来说是对身体有益的，但是滋补一定要根据各类人群的差异，如年龄、性别、体质等的不同而有针对性地选取补材及滋补方法。老年人、儿童、孕妇、患者、身体虚弱的人都是适合滋补的人群。但是这些人群的滋补方法却又各不相同，不可一概论之。如体热者，人参、鹿茸等滋补品就一定要慎用，特别是已经有原发病的人更不可随意乱补。

南方的冬天不像北方那样寒冷，所以有些人稍稍滋补便会产生上火等不良反应，因此完全不必逢冬季便大肆滋补。重点是防寒保暖、运动健身、科学饮食。额外滋补适量即可，关键在于注意营养平衡。

 ## 冬令进补避免四大误区

冬至刚过，很多人开始设计自己的冬令进补方案。冬季是一年中最容易通过调补来纠偏除弊、强身健体的季节，然而不少人在冬令进补上存在四大常见误区。

误区一：体质不虚也大补。不少老年人吃了补品，反而觉得心烦意躁，安定不下来，甚至出现鼻出血等现象，这往往是滥用补品所造成的。专家指出，"补"要对"虚"，如人参补气、当归补血、燕窝养阴、鹿茸温阳，各有所长，但针对的是虚症体质，不"虚"者补了往往适得其反。

误区二：不辨类型随意补。一些人一有头晕、乏力、气短等症状就想大补特补；一有病就要让医生开补药调理；一到冬季就盲目地吃膏方进补，根本不管是否可以进补或有无必要进补。专家表示，虚的人可以补一补，但男女老幼可能需补的因素不同，因为他们的体质一般不同。更为重要的是，体"虚"本身有不同类型，不能一概而论，须辨阴阳，阴虚补阴、阳虚补阳。

误区三：名贵药品能大补。专家表示，中药的价格只是反映了供求关系。通俗地讲"物以稀为贵"，不是越贵就越补，更没有吃一补百的事。以冬虫夏草为例：中医认为，冬虫夏草归肾、肺经，也就是说只补肾和肺，只对肾虚患者（常感疲劳者）、免疫力低下者（经常感冒发热的人）、肺气虚者（常感冒、一受凉就咳、说话细声细气的）效果明显，但是这种上万元一斤的冬虫夏草的实际效果，与十几元钱一斤的枸杞子、麦冬并没有太大的差别。

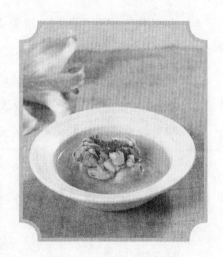

误区四：药补不如用食补。食补历来就受到人们的重视，因为食补安全，一般没有不良反应，也不需要懂得太多的医学知识，容易掌握；另外，服食方法多样：炖、煮、蒸和煲汤，任凭自己的口味，在进行滋补调养的同时，还可享受美味佳肴。因而食补深受人们的喜爱。但专家指出，食补也具有局限性，对于有明显虚弱症状或有疾病的人，还要在专业医生的指导下进行药补，因为食补营养价值较高，而药补调整机体阴阳平衡作用较强。

冬天吃点红薯好处多

红薯营养十分丰富，含有大量的糖、蛋白质、脂肪和各种维生素与矿物质，还有胡萝卜素和维生素C。日本科研者最近还发现，红薯中含有抑制癌细胞生长的抗癌物质。他们在实验中发现，浓缩4倍的白薯汁，对癌细胞增殖的抑制作用比普通白薯汁要强20%。他们还发现红薯制作淀粉后的残渣中含有抑制癌细胞增殖的物质。我们日常食用的红薯中也含有这种抑制癌的物质。

另外，红薯还具有多种药用价值。红薯含有一种特殊性能的维生素C和维生素E，即只有红薯中所含的维生素C和维生素E，才会有在高温条件下也不被破坏的特殊性能。其中维生素C能明显增强人体对感冒等数种病毒的抵抗力，而维生素E则能促进性欲，延缓衰老。

红薯中含有丰富的钾，能有效防止高血压的发生和预防中风等心血管疾病，红薯含有的乳白色浆液能起到通便、活血与抑制肌肉痉挛的作用，将鲜红薯捣烂，挤汁涂搽，便可治疗湿疹、蜈蚣咬伤、带状疱疹等疾患。

冬吃萝卜夏吃姜

在民间蕴藏着许多行之有效的预防疾病的方法，并且代代相传，这就是中国传统医学的优秀所在。在冀南一带流行一句谚语："冬吃萝卜夏吃姜，不用医生开药方。"萝卜味辛、甘，味温，属土，无毒，晚秋初冬开始拔收，可做菜，做汤，生食均可。冬季人们习惯进补而日常少动，体内易生热生痰，特别是中老年人表现明显。针对这种情况，在进餐时选择萝卜，可以消谷食，去痰癖，止咳嗽，解消渴，通利脏腑之气。因为萝卜属土，按五行之说居中，利脾胃，益中气。所以冬季服食萝卜可以预防疾病，利于健康。姜味辛、性微温、气味轻、无毒，四季不缺，生拌盐炒做汤均可，也是餐中不可缺少的佐料。古医书介绍：姜益脾开胃，止呕，温经散寒，解头疼、发热，能调理痼冷沉寒、霍乱腹痛、吐泻之疾等。夏天吃姜的好处在于：由于夏天炎热，人们习惯贪凉，喜服寒凉之品，夜间又感受夜寒，易产生暑湿，影响脾胃，所以夏季人们胃口不好，少食厌腻。针对这种情况喝一点姜汤或做菜时多加点姜，既可散寒祛热，又可以治疗因吃不洁食物而引起的腹痛、腹泻、呕吐等。古人曰：散气用生姜，下气用莱菔（萝卜子），可见古人的说法是有一定道理的。

冬季一定要调好居室湿度

冬季，长时间生活在使用取暖器的环境中，往往会出现干燥上火和易患呼吸系统疾病的现象。

科学研究证明，人生活在相对湿度40%～60%，湿度指数为50～60的环境中最感舒适。冬天，气候本来就十分干燥，使用取暖器，在产热的同时犹如用火烤空气，使环境中相对湿度大大下降，空气更为干燥，会使鼻咽、气管、支气管黏膜脱水，使其弹性降低，黏液分泌减少，纤毛运动减弱，当吸入空气

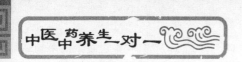

中的尘埃细菌时，不能像往常那样很快清除出去，容易诱发和加重呼吸系统疾病。此外，干燥的空气使表皮细胞脱水、皮脂腺分泌减少，导致皮肤粗糙起皱甚至开裂。

因此，使用取暖器的家庭应注意居室的湿度。最好有一支湿度计，如相对湿度低了，可向地上洒些水，或用湿拖把拖地板，或者在取暖器周围放盆水，以增加湿度。此外，如在居室内养上两盆水仙花，不但能调节室内相对湿度，还会使居室显得生机勃勃和春意融融。

助你抵抗冬日寒冷的起居之道

冬天的生活起居要有规律，宜多参加力所能及的体育活动，这不但能增强与人体免疫有关的肾气功能，提高抗病力，还因肾主纳气，可帮助肺呼吸，预防多种慢性呼吸系统疾病。肾主骨，冬天经常叩齿有益肾、坚肾之功。肾在液为唾，冬日以舌抵上腭，待唾液满口后，慢慢咽下，能滋养肾精。肾之经脉起于足部，足心涌泉为其主穴，冬夜睡前最好用热水泡脚，并按揉脚心。冬天人与大自然相应，处于阴盛阳衰状态，因而宜多进行日光浴，以助肾中阳气升发。肾与膀胱一脏一腑，互为表里，膀胱经脉行于背部，寒邪入侵，首当其冲，故冬天应注意背部保暖，穿件棉毛背心，以保肾阳。古人认为，肾者主蛰，封藏之本，因此，冬天切忌房事过度，工作、运动不可出汗过多，防止肾之阴精亏损、阳气耗散。

冬季洗澡要舍弃四大误区

外出回家洗个澡放松身心，已经成为很多人的"必修课"。随着冬季来临，温度降低，气候变得干燥，医学专家提醒说，冬天洗澡应注意"四舍"。

一舍：每天洗澡。太勤洗澡，会洗掉皮肤表面分泌的油脂，容易伤害到皮肤的角质层，引起皮肤瘙痒，皮肤的抵抗力也会减弱，反而容易得病。

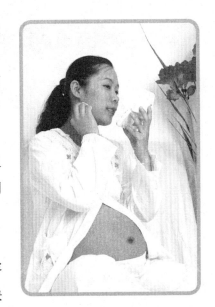

建议：

①老年人皮肤处于变薄和萎缩状态，建议7天洗一次，70岁以上的老年人，可以延长到10天洗一次。

②肤质干燥者，建议2～3天洗一次。

二舍：长时间洗澡。洗澡时间过长皮肤容易脱水，人容易疲劳，还易引起心脏缺血、缺氧，致使冠状动脉痉挛、血栓形成，甚至诱发严重的心律失常而猝死。另外，洗澡时间过长，头部血液供应相应减少，易导致脑缺血而发生意外。

建议：盆浴20分钟，淋浴3～5分钟即可。

三舍：水温过高。水温过高容易破坏皮肤表面的油脂，导致毛细血管扩张，加剧皮肤干燥的程度。同时，还会增加心脏负担，因为全身皮肤血管明显扩张，使大量血液流到全身皮肤，会使心脏缺血、缺氧。特别是患有冠心病、高血压等心脑血管病的老年人，水温过高可使血压升高、心率加快，加重心脑血管的负担，并增加血液黏稠度。

建议：水温37℃～42℃为宜。

四舍：饭后立刻洗澡。每顿饭后，人体会有一部分血液到胃肠帮助消化。饭后立即洗澡，由于消化道血流量较少，会妨碍食物的消化和吸收，引起肠胃道疾病，另外因为脑、心脏等部位供血不足，容易诱发心脑血管意外。会加剧心脏缺血，甚至发生心绞痛或猝死。

建议：洗澡时间应在饭后2小时，或饭前1小时左右为宜。

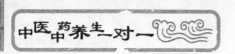

 ## 冬季晨练要选好时机

　　古人认为，养生防病须顺应自然，这其中也包括昼夜晨昏的养生调摄。《素问·生气通天论》指出，一日之中，早晨阳气始生，日中而盛，日暮而收，夜半而藏。早晨是阳气生发的大好时机，所以比较适宜于户外吐纳、活动肢体，不失为一种事半功倍的养生之道。但晨练并不等于"晨养"。晨练如果不考虑气象和环境因素，有时反而对健康有害。冬季晨练对气象环境的要求，可概括为八个字：避开烟雾，亲近阳光。

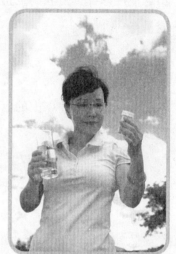

　　冬季的早晨最容易出现烟雾，因为空气污染物被"压"至近地层，并且处于稳定状态，不易扩散，从而使早晨成为污染的高峰期，晨练的人当然不要凑这个热闹。

　　大雾对人体健康的危害也很大。雾滴在飘移的过程中，不断与污染物相碰，并吸附它们。据测定，雾滴中含有有害物质的比例，竟比通常的大气水滴高出几十倍。随着活动量的增加，呼吸势必加深、加速，自然就更多地吸收了烟雾中的有害物质，容易诱发或加重气管炎、咽喉炎、眼结膜炎等诸多病症。

　　冬季日出之前，天气是非常寒冷的。此时外出锻炼，易受"风邪"侵害，引发关节疼痛、胃痛等病症。植物的叶绿素只有在阳光的参与下才能进行光合作用，如果晨练在日出之前，阳光还没照射到叶片上，一夜没有进行光合作用的绿色植物附近，非但没有新鲜的氧气，相反倒积存了大量的二氧化碳，这显然不利于人体的健康。

　　冬季晨练务必"赶迟不赶早"，最好将晨练与晒太阳结合起来。晨练前可先喝一杯白开水或牛奶、豆浆，最好再吃点面包、饼干之类的东西，然后在室内走动走动，活动一下关节，待太阳升起后觉着有明显暖意时，再外出晨练。

冬季保健——冷面、温齿、热足

冬季是一年中最寒冷的季节，在日常生活中采用冷面、温齿、热足的方法可以起到较好的养生保健作用。俗语有"冷水洗脸，美容保健；温水漱口，牙齿长久；热水洗脚，强似吃药"之说。

1. 冷面

冷面，是指用冷水洗脸。冷水是指水温 20℃左右的水，在一般情况下从水龙头流出来的自来水基本上就是 20℃左右的冷水，可以直接用来洗脸。传统医学认为，人体的 6 条阳经均在头面部进行交接，所以称"头为诸阳之会"、"精明之府"。现代医学认为脑部是人体的神经内分泌系统的中枢，对全身的各个系统和器官起着调节和管理作用。所以，用冷水洗面从中西医两方面讲都是有益的。

冷水洗面，可以提神醒脑，使人头脑更为清醒，特别是早晨用冷水洗脸对大脑有较强的兴奋作用，可以迅速驱除倦意、振奋精神。冷水洗面，还可以促进面部的血液循环，增强机体的抗病能力。因为冷水的刺激可以使面部和鼻腔的血管收缩，冷水刺激后血管又反射性地进行扩张，一张一弛，既促进了面部的血液循环、改善了面部组织的营养供应，又增强了面部血管和皮肤的弹性，所以除能预防疾病外，还有一定的美容作用。

2. 温齿

温齿，是指用温水刷牙和漱口。温水是指水温 35℃左右的水。人体口腔内的温度是恒定的，牙齿和牙龈在 35℃左右温度下，才能进行正常的新陈代谢。如果刷牙或漱口时不注意水温，经常给牙齿和牙龈以骤冷骤热的刺激，则可能导致牙齿和牙龈出现各种疾病，使其寿命缩短。反之，长期用凉水刷牙，就会出现牙龈萎缩、牙齿松动、脱落等现象。人们都知道牙齿的寿命要比人体的寿命短，但不知道其根源是否出在"凉水刷牙"这一习惯上。

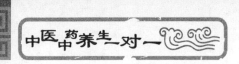

3. 热足

热足，是指每晚在临睡前用热水泡脚和洗脚。热水是指水温在 45℃～50℃ 的水。从传统医学上讲，双足是人体阳经和阴经的交接点，有诸多穴位，对全身的气血运行起重要作用。从现代医学讲，足部为肢体的末端，又处于人体的最低位置，离心脏最远，血液循环较差。热水泡脚洗脚，从中医讲可以促进人体的气血运行，并有舒筋活络、颐养五脏六腑的作用；从西医讲可以促进全身血液循环，从而达到增强机体各个器官的生理功能和恢复疲劳的目的。

冬日洗脚水中加点中药

吃过晚饭，放上一盆热水，边泡脚边看电视，待感觉浑身热起来了再入睡。入冬后，很多老年人都喜欢睡前泡泡脚。然而，专家提醒，脚是人体的"第二心脏"，保护它要讲究科学。在泡脚程序中有 3 个要点需要引起老年人的注意。

首先，"老年人要长寿，头凉脚热八分泡"。专家指出，泡脚首先要注意时间不能太长，最多半个钟头，否则双脚的局部血液循环长时间过快，会造成身体其他部位相对缺血，老年人有可能因脑供血不足而昏厥。

其次，要注意饭后半小时内不宜泡脚，它会影响胃部血液的供给，长期如此会使老年人营养不良。

第三，泡脚后不能马上睡觉。趁着双脚发热的时候揉揉脚底，及时穿好袜子保暖，待全身热度缓缓降低后再入睡效果最好。

老年人泡脚最好用较深、底部面积较大的木质桶，能让双脚舒服地平放进去，而且要让水一直浸泡到小腿。水温在 40℃ 左右比较适宜，要随时添加热水。当然，现在许多人用电热泡脚盆泡脚，可以调节温度，效果更好。

在热水泡脚的同时，如果能在热水中加上中药，对某些老年慢性病患者来说，还能起到事半功倍的强身保健作用。专家推荐了几种简单的配制方法：

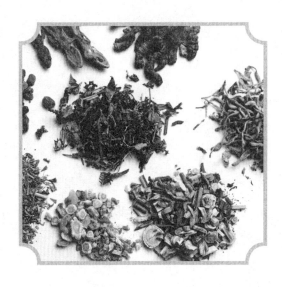

气虚的老年人可选用党参、黄芪、白术等补气药。高血压患者宜将菊花、枸杞子、桑叶枝、丹参等与冰片少许煎药泡脚。一些老年人冬季需要活血补肾，可选择当归、赤芍、红花等。有些老年人到冬天皮肤干燥、容易皲裂，可选择桂枝、金银花、红花等中药。上述中药每样取用 15 ～ 20 克，用砂锅煎煮，然后将煎好的药液去渣倒进桶里，再加入热水，每天浸泡 30 分钟。

中药泡脚一定不能用金属和塑料盆，否则药液有效成分会损失一部分。皮肤有破损、伤口时要暂停泡药（皮肤干皲破裂的情况除外）。中药泡脚只能起辅助治疗的作用，老年人千万不要把它当作治病的方法，以免耽误治疗。

冬季按摩三穴可健肾固精

中医学认为，肾为"先天之本"、"生命之根"。冬天气温较低，肾又喜温，肾虚之人容易呈现内分泌功能紊乱，免疫功能低下，怕冷容易感冒，并可影响其他脏腑器官的生理功能。要想肾精充盛、肾气健旺，保健按摩是一种有效的方法。

1. 揉丹田

丹田位于肚脐下 1 ～ 2 寸处，相当于石门穴位置。方法是将手搓热后，用右手中间三指在该处旋转按摩 50 ～ 60 次。能健肾固精，并改善胃肠功能。

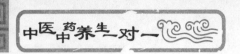

2. 按肾俞

肾俞穴位于第二、三腰椎间水平两旁 1 寸半处，两手搓热后用手掌上下来回按摩 50 ～ 60 次，两侧同时或交替进行。对肾虚腰痛等有防治作用。

3. 摩涌泉

涌泉穴位于足心凹陷处，为足少阴肾经之首穴。方法是用右手中间三指按摩左足心，用左手三指按摩右足心，左右交替进行，各按摩 60 ～ 80 次至足心发热为止，能强筋健步，引虚火下行，对心悸失眠、双足疲软无力等有防治作用。

以上三法，依次而行，早晚各一次，常年不断，必然见效。

冬天冻一冻既健身又防病

寒冷对人类的健康影响很大，甚直可说对某些人是一种威胁。但只要善于利用，它反而能给健康带来好处。比如练冬泳的人就是一个很好的例子，他们共同的感受是：吃得香、睡得好、疾病少、精力充沛、精神焕发。此外，习惯用凉水洗脸、洗手甚至洗澡的人不容易感冒。我们还能看到这样一种现象：生活在低温地带的人比高温地带的人寿命要长。

寒冷并不可怕，对环境的适应是人类的本能。大自然不仅为人类提供了丰富的营养物质，还蕴藏着使人健康长寿的奥秘。

对寒冷的适应，医学上称为"低温习服"，也叫"冷习服"，指经过一定时间的锻炼，使人对低温产生适应性，从而对机体产生良好的效应。首先，物质代谢得到加强，机体对胰岛素的敏感性增高，糖原储备增多，肠道对葡萄糖的吸收加快，这对糖尿病的治疗和预防有独特的作用。其次，在"冷习服"的过程中，脂肪的分解、吸收、利用等均可得到加强。第三，蛋白质代谢在冷环境中得到加强，随之，神经系统和内分泌系统的调节功能也得到改善，从而增强了机体的自控能力。第四，在"冷习服"的过程中，血管弹性增强，血液流量增多，从而改善了冠状动脉的血液供应，加强了心肌功能，同时使外周血管反复收缩的程度逐渐减弱、舒张反应加快，因而冻疮发病率可明显降低。最后，在"冷习服"的过程中，耗氧量增加、基础代谢率提高，高水平的产热功能可持续几个月之久。

"冷习服"的方法很多，例如，用凉水洗脸或擦身，从秋到冬进行冷水浴或冷空气浴，到自然水域中去游泳，少穿衣服甚至穿短衣、短裤到室外的冷空气中去锻炼。有人做过试验，在 11.8℃～13.5℃ 的环境中每天暴露 8 小时（穿单衣劳动），每周 6 天，锻炼 1 个月后，耐寒能力可有明显提高，表现为颤抖减少或不颤抖，深部体温保持恒定。总之，方式可多样，但必须在运动的条件下进行。此外，还要因人而异、循序渐进、持之以恒，以达到健身祛病的目的。

冬天不可轻易泻火

冬天天气干燥，很多人感到咽喉肿痛、口鼻干燥、失眠烦躁、长青春痘、大便干结等。这些看上去都是上了火的症状，于是很多人就服用了以往患咽炎时比较管用的一清胶囊、双黄连等中成药或喝上几杯凉茶"下火"，但是结果往往适得其反。

在冬季，看似上火的一些症状可不能轻易用老办法解决。这是因为，入冬后凉燥当道，寒冷而干燥的空气影响人体呼吸道黏膜和皮肤的湿度，使肺部功能受损，稍有疏忽便容易发生各种呼吸道炎症或过敏症状。

另外，由于现代社会巨大的生活和工作压力，不少人长期处于亚健康状态，久坐少动，经常熬夜，以往常见的正邪相搏的实火症状已十分少见，多属于气阴两虚或气不化阴的症状。

在临床中，看似上火的患者还表现为有气无力，口干不欲饮，舌淡边有齿印等，这些都是虚寒症状。如果再无节制地大喝凉茶，则无异于釜底抽薪，耗

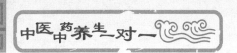

气伤阴，加重症状。

因此，有咽痛、便秘的患者在干燥的冬季要多吃些养阴生津的食物，如雪梨、香蕉、芝麻、柿子等都是不错的选择，如果还是觉得干燥难忍，也可以尝试服用药膳予以缓解。

沙参玉竹苹果瘦肉汤

【材料】沙参30克、玉竹30克、猪瘦肉600克、苹果2个、蜜枣4个、生姜3片。

【做法】配料洗净，将蜜枣去核；瘦肉洗净后与生姜放进砂锅内，加入清水10碗，武火煲沸改文火煲2小时，调入适量食盐便可。

【功效】养阴润燥，补虚健脾。

无花果赤小豆生鱼汤

【材料】无花果6个、赤小豆100克、江珧柱40克、生鱼1～2条、生姜3片。

【做法】生鱼宰洗净，慢火煎至微黄，并加入少许水，然后与生姜一起放进砂锅中，加水及各材料，武火煲沸后改文火煲2小时，调入适量食盐和油便可。

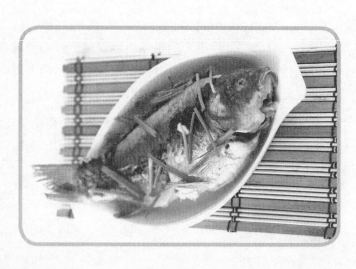

冬季到，手脚冰凉族看一看

一到冬天，有些人会有手脚冰凉的现象，长时间手脚冰凉，不仅难受，而且还容易生冻疮及引发其他疾病。冬天血液新陈代谢减缓，低气温使血管收缩，血液回流能力减弱，使得手脚，尤其是指尖、脚尖等末端的血液循环不畅。

要解除手脚冰冷，必须从日常生活各方面着手，快快开始运动、食疗、药膳、温泉、按摩……好好保养，你就可以在寒冬里也四肢温暖啦。

原因： 阳气不足导致手脚冰凉

每到秋冬季节，手脚冰凉的患者就会增加。这是因为秋冬气候多变，降温天气较多出现，天气寒冷时，人体血管收缩、血液回流能力就会减弱，使得手脚特别是指尖部分血液循环不畅，也就是人们常说的"末梢循环不良"，从而导致手脚总感觉冰凉。

从中医角度分析，手脚冰凉是一种"闭症"，所谓"闭"即是不通，受到天气转冷或身体受凉等因素的影响，致使肝脉受寒，肝脏的造血功能受到影响，导致肾脏阳气不足，肢体冷凉，手脚发红或发白，甚至出现疼痛的感觉。

多发人群： 手脚冰凉多发于女性

长期手脚冰凉会导致手脚冻伤，还会引发风湿病。而这种症状一般多发于女性，特别是中年以上的女性较为常见，脑力劳动者要比体力劳动者更易出现手脚冰凉，在身体健康的年轻男性身上则很少出现。

女性在经期、孕期和产期等特殊生理时期，由于体虚，更容易引起手脚冰凉。如果不及时加以预防，会导致精神不佳、身体畏寒。此外，手脚冰凉还会导致女性月经少、月经不调，甚至不孕。而男性手脚冰凉则有可能会导致不育、脉管炎等。

七大护理方案驱走手脚冰凉：

1. 每天泡脚

泡脚是最有效的方法。在较深的盆中加入40℃左右的热水，让水漫过脚踝。

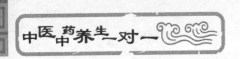
浸泡 20 分钟左右，就会感到全身发热，这说明血液循环畅通后身体开始发热。如果在泡脚的同时再揉搓双脚，效果会更好。

2. 有氧运动

慢跑、快步走、跳绳、跳迪斯科、打太极拳等，都会让全身各个部位活动起来，促进血液循环。但不可运动过度，高强度的运动，大量的出汗，会"发泄阳气"，起到相反的作用。

3. 穿棉袜

纯棉袜子不仅柔软舒适，还可吸收脚汗，让双脚整天都能保持干爽舒适。

4. 进补热量食物

天气冷，为增加热量，改善手脚冰凉要有意进补。北方冬季寒冷，可补温热食品，如牛肉、羊肉或狗肉；而南方气候较温和，应清补甘温之味，如鸡、鸭、鱼类才更合适；而且要尽量少吃寒性水果如梨、荸荠等。

5. 保证睡眠充足

每天至少要保证 6 小时的睡眠时间，充足的睡眠有利于储藏阳气，蓄积阴精。

6. 按摩手脚心

经常揉搓手脚心，以改善末端血管的微循环状况，并具有手脚温暖的效果。

7. 橘皮治疗手脚冰凉

日本科学家发现，橘子皮中提取的橙皮苷，添加到饮用水中，可明显改善女性手脚冰凉现象。在实验中，研究人员让 10 名患手脚冰凉症的女性饮用橙皮苷水，10 名患者饮用纯净水。2 小时后让她们把双手浸泡在冷水里 1 分钟，然后检测其血流和温度的恢复情况。

结果表明，喝纯水的一组，40分钟后手的温度仍未恢复，而喝橙皮苷水的一组，只需30～35分钟手就恢复到冷水浸泡之前的温度，指尖的毛细血管血流明显改善。

解决冬季干燥的五个方法

1. 嘴唇干裂

推荐：黄瓜猕猴桃汁

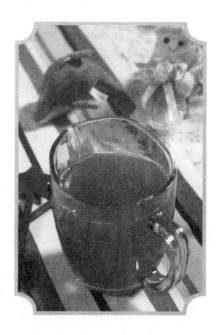

做法：黄瓜200克、猕猴桃30克、凉开水200毫升、蜂蜜两小匙。黄瓜洗净去籽，留皮切成小块，猕猴桃去皮切块，一起放入榨汁机，加入凉开水搅拌，倒出后加入蜂蜜于餐前1小时饮用。

点评：黄瓜味甘性凉，归脾、胃经，能清热解毒，利水。可治疗身热、烦渴、咽喉肿痛。而猕猴桃味甘、酸性寒，归肾、胃经，功能解热止渴。两者合用能润口唇。其他富含维生素的水果蔬菜也可以使用，如番茄、柚子等。

提醒：嘴唇干千万别用舌头舔，那样只会更干。

2. 皮肤干痒

推荐：红薯炒乳瓜

做法：红薯300克、乳瓜100克、香菜叶、葱段、蒜末。红薯、乳瓜切成块；油四成热时放入蒜末、葱段，倒入红薯块煸炒至五成熟时再放入乳瓜炒匀，

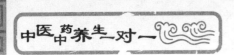

加入适量清水、盐、鸡精，汤汁收干即可。

点评：红薯含有多种维生素和钙、磷及铁等，其味甘性平、无毒，能补虚健脾强肾，而嫩黄瓜也含有大量维生素，所以对皮肤有好处。

提醒：皮肤痒时不要使劲挠，挠破了容易感染。

3. 头发干枯

推荐：蜜枣核桃羹

做法：蜜枣250克、核桃仁100克、白糖适量。将蜜枣去核，洗净，沥干水分；与核桃仁、白糖一起下锅小火炖煮；待汤羹黏稠、核桃绵软即可关火食用。此甜汤滋补肝肾、润肺生津、养血润发。

点评：核桃味甘性温，归肾、肝、肺经，能润肠通便，又能补血黑须发，久服可以让皮肤细腻光滑。而蜜枣能补肺润燥，所以对头发好处较多。此外，其他坚果、鱼类和粗粮对头发也有好处。

提醒：尽量不用吹风机吹头发，以免更干。

4. 咽喉干肿

推荐：蜜梨膏

做法：取生梨，用榨汁机榨成梨汁，加入适量蜂蜜，以文火熬制成膏。每日一匙，能清热去火、生津润喉。

点评：蜂蜜味甘性平，归肺、脾、大肠经，能润肠通便，补肺润喉，又能解毒。梨味甘、微酸，性凉，归肺、脾经，能治口渴咳嗽便秘。所以两者放在一起熬膏可以起到润喉的作用。新鲜绿叶蔬菜、黄瓜、橙子、绿茶、梨、胡萝卜也有很好的清火作用。

提醒："上火"期间，不宜吃辛辣食物，喝酒，抽烟，应注意保持口腔卫生，经常漱口，多喝水。

5. 鼻子出血

推荐： 水果西米露

做法： 西米洗净后，倒入沸水中；煮到西米半透明，把西米捞出沥干；再煮一锅沸水，将煮到半透明的西米倒入沸水中煮，直到全透明，将沸水都沥去；煮一小锅牛奶并加少许糖；将西米倒进牛奶中煮至开锅；将煮好的西米牛奶晾凉，加入水果丁，即可。

点评： 采用一些清凉的水果如梨、橘子、苹果、猕猴桃、香蕉清解燥热，加上西米和牛奶的补养脾胃，是冬季调理的好方法。吃性冷的食物，如萝卜、莲子、松花蛋等可有效缓解鼻出血。

提醒： 不要一次大量喝冷饮，以防伤肠胃。

冬天气候干燥，不少人的嘴唇发干，一些人为了使嘴唇变得湿润，不时用舌头舔嘴唇，但嘴唇反而变得更加干燥。专家提醒，嘴唇发干时切不可用舌头舔。

人嘴唇周围有一圈发红的区域叫唇红缘，它的湿润靠局部丰富的毛细血管和少量皮脂腺来维持。冬天气候寒冷，空气干燥，皮肤黏膜血液循环相对较差，皮脂分泌减少，如新鲜蔬菜吃得少，维生素 B_2 和维生素 A 摄入不足，嘴唇就会发干甚至干裂。

用舌头舔嘴唇，只能通过唾液使嘴唇得到短暂的湿润。当被舔到的唇部水分蒸发时，会带走嘴唇内部更多的水分。另外，唾液中含有淀粉酶、黏液素等物质，比较黏稠，会引起结缔组织的收缩，导致唇黏膜发皱，造成"越舔越干，越干越舔，越舔越裂"的恶性循环。

专家建议，保护嘴唇首先要改掉不良的舔唇习惯，并每天用温水洗嘴唇。嘴唇发干时可涂少量麻油、甘油或润唇膏以滋润唇黏膜。平时多饮水，注意膳食平衡，多吃豆制品、牛奶等富含维生素 B_2 的食物及梨、荸荠等生津滋阴的食物。嘴唇出现裂口后，在服用维生素 B_2 的同时，可在裂口处涂些抗生素软膏如金霉素，也可涂用硼砂末加蜂蜜调匀制成的药糊，促进裂口愈合。

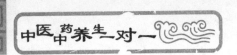

冬季出汗少有可能影响健康

冬季天气寒冷，人们外出活动减少，夏季常有的出汗现象也变得"难得一见"。有关专家表示，出汗是人体正常的生理现象，即使在冬季也要通过运动让身体适当出汗，长期"忘记"出汗可能会影响健康。

我国古代医生向来把出汗正常与否作为观察人体健康状况的一面镜子。如今，一些医生仍然把患者的出汗情况作为线索来诊断疾病，比如，甲状腺功能亢进患者通常不易出汗，出汗时常自感心跳；老年人半身出汗可能是脑卒中的前兆。

出汗一方面可以将体内和体表的一些污物排出体外，给身体做一次"大扫除"；另一方面由于汗液的适当分泌，使得体温可以控制在安全范围内。如果该出汗的时候没有出汗，则可能是身体健康状况不佳发出的信号。比如，人感冒着凉，实际上是汗腺因受寒而紧闭，不能以出汗方式散发体内热量，导致人体温度升高。

日常生活中，很多人可能把出汗当作夏天才有的生理现象。对此，专家特别提醒，这种看法是错误的，因为冬天天气虽冷，但人们穿得厚、住得暖、活动减少，常会造成体内积热不能适当散发，加上很多人的冬令饮食所含热量较高，很容易导致上火。这时候适当出汗，是一种排毒方式，对身体是有利的。

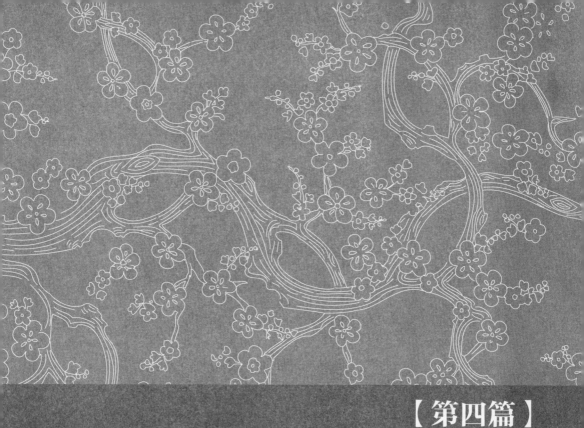

【第四篇】

中医里的饮食养生妙法

『养生之道，莫先于食。』饮食养生首先指的是应用食物的营养来防治疾病，促进健康长寿的。俗话说：『药补不如食补』，所谓食补，就是通过调整饮食来补养脏腑功能，促进身体健康和疾病的康复。

篇首语

第一章：时尚健康饮食新观念

科学饮食的重要性

"养生之道，莫先于食。"饮食养生指的是，用食物的营养来防治疾病，促进健康长寿。俗话说："药补不如食补。"所谓食补，就是通过调整饮食来补养脏腑功能，促进身体健康和疾病的康复。同时，食补能起到药物所无法起到的作用。在我国，利用调整饮食作为一种养生健身手段有着悠久的历史，我们的祖先早在2000多年前处于奴隶社会时期的周代，就已经认识到了饮食养生的重要性。在周代的宫廷里，已配有专门从事皇家饮食的"食医"，即专门进行饮食调养的医生。魏晋南北朝时期，《食经》问世，这是一部系统论述食物养生功能的经典。唐代名医孙思邈对饮食养生作了重大贡献，他尤其擅长治疗老年病，著有《备急千金要方》和《千金翼方》，其中有很大篇幅是论述饮食养生的。他认为，老年人疾病的治疗，首先要注重饮食，因为食能排邪而安脏腑，悦神爽志以资气血，而药性烈，犹若御兵，药势有所偏助，令人脏气不平，易受外患，所以若能用食平疴，适性遣疾，最易收养生之效益。由于孙思邈大力提倡饮食养生，唐朝时期的饮食养生得到了很大的发展，至宋代王怀隐《太平圣惠方》的问世，饮食养生已初步形成一门专一的学科。饮食是人类维持生命的基本条件，而要使人活得健康愉快，充满活力和智慧，则不仅仅满足于吃饱肚子，还必须考虑饮食的合理调配，保证人体所需的各种营养素的摄入平衡且充足，并且能被人体充分吸收利用。营养平衡，首先必须养成良好的饮食习惯，不可忍饥挨饿，也不宜暴饮暴食，不可偏嗜某种食物，也不可偏废某种食物。还要注意饮食的卫生，不吃不洁、有毒食物。并应根据自身的身体状况禁忌某些食物，这样才有利于防止疾病的发生，达到养生长寿的目的。根据不同的经济条件、不同的生理病理需要饮食调理养生，不但能充饥，更能补充营养，有益健康，祛病延年，是一种被人们乐于接受的重要养生手段。清代著名医家王孟英说："颐气无玄妙，节其饮食而已"，就是说养生长寿的奥妙在于调整饮食，充分强调了饮食养生的重要性。

 ## 了解食物的四性

选择食物，讲究四气五味，这里面有很独特的生活科学道理。四气是指寒、热、温、凉，五味指甘、酸、苦、辛、咸。合称"四气五味"，或简称"性味"。食物性味不同而功能各异，人们选择食物时，尤其是进行"食补"时，就要根据各种食品的性味合理选择，因人施补。

1. 寒性、凉性

作用：清热，泻火，解毒

适宜：偏热体质或热症

代表食物：小米、绿豆、荞麦、豆芽、豆腐、大麦、梨、甘蔗、苹果、香蕉、冬瓜、茄子、红薯、西瓜、黄瓜、甜瓜、苦瓜、荸荠、藕、海带、紫菜、菜籽油、兔肉、鸭蛋、田螺、猪排骨汤、猪肾等。

2. 热性、温性

作用：温中除寒

适宜：偏寒体质或寒凉病症

代表食物：面粉、豆油、糯米、酒、醋、辣椒、生姜、莴苣、韭菜、龙眼、核桃、荔枝、大枣、桃子、公鸡肉、狗肉、羊肉、虾、鲤鱼等。

3.平性

作用： 性质平和

适宜： 一般体质

代表食物： 粳米、大豆、玉米、红薯、高粱、蚕豆、豌豆、芋头、胡萝卜、莲子、百合、花生、芝麻、葡萄、李子、脐橙、猪肉、鸭肉、青鱼、黄鱼、银鱼、鲫鱼、海蜇、泥鳅等。

食物的五味全面看

食物的味道，其实不只是舌尖味蕾对世界的感知，更是你了解及调理自己身体的密码。中医学认为，食物分为辛、甘、酸、苦、咸五味，分别与肺、脾、肝、心、肾等五脏有关，在食疗中更具备不同的营养功效。

1.甘味食物

甘味来源： 由糖类产生。

正面——补养身体，解除肌肉疲劳，调和脾胃，止痛，解毒。

反面——过量食用，会使骨骼疼痛、头发脱落。同时伤肾，致使心气烦闷、喘息、肤色晦暗。甜食吃得过多还会引起血糖升高，胆固醇增加，使人发胖，引起身体缺钙及维生素 B_1 的不足及龋病，甚至会诱发心血管疾病。

禁忌： 脾、胃病忌甘味。

代表食物：

红糖——活血化瘀

冰糖——化痰、止咳、清肺

蜂蜜——解毒、解热、养胃

大枣——安神润肺、补血润色

2.酸味食物

酸味来源： 由有机酸产生。如醋酸、乳酸、柠檬酸等。

正面——增进食欲，健脾开胃，增强肝脏功能，对防治某些肝脏疾病有益，酸食还可提高钙、磷元素的吸收。

反面——酸味过多，可能会使皮肤失去光泽、变粗变硬，甚至口唇翻起。酸食过多还会引起胃肠道痉挛及消化功能紊乱。

禁忌： 脾、胃病忌酸味。

代表食物：

米醋——除湿气、降血压

乌梅——生津止渴、润肺止咳

山楂——健胃、消食

木瓜——调养肝胃

3. 咸味食物

咸味来源： 由氯化钠等成分产生。

正面——能软化体内酸性的肿块，调节新陈代谢。在呕吐、腹泻及大汗后，适量喝点淡盐水，可防止体内某些微量元素的缺乏。

反面——由于咸味食物入肾，如果口味长期太咸，会使流经血脉中的血瘀滞，甚至改变颜色。尤其心脏病、高血压患者饮食不宜过咸。

禁忌： 心、肾病忌咸味。

代表食物：

食盐——清热、解毒、凉血

海参——补肾益精、养血润燥

海带——化痰、清热

紫菜——解毒利尿、降血压

4. 辛味食物

辛味来源： 主要由辣椒素等辣味成分产生。

正面——祛风散寒，舒筋活血。还能刺激胃肠蠕动，增加消化液的分泌，促进血液循环和机体代谢。

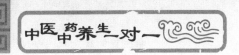

反面——过量食用会刺激胃黏膜，使肺气过盛，筋脉不舒、指甲干枯。患有痔疮、肛裂、胃溃疡、便秘等症者还会加重病情。

禁忌： 肝病忌辛味。

代表食物：

生姜——增进食欲，治疗风寒

胡椒——温胃、驱寒

韭菜——调理肠胃、促进消化

大葱——杀菌除腥

5.苦味食物

苦味来源： 由有机碱、无机碱离子产生。

正面——解除燥湿，清热解毒，泻火通便，利尿及健胃。夏季尤其应当多食用。

反面——吃太多苦味食品，会使皮肤枯槁、毛发脱落。过苦还易导致腹泻，消化不良等症。

禁忌： 肺病忌苦味。

代表食物：

苦瓜——热解毒、明目

杏仁——止咳平喘、润肠通便

金银花——清热解暑

茶叶——强心、利尿、清神志

 五色食物五行养生

1.春——木

代表食物： 菠菜、西兰花、韭菜

重点养护： 肝脏

在五行中，春季属木，人体的新陈代谢也开始变得旺盛。要注意，人体的肝脏在性质上也属木，春天是养肝护肝的好季节，促进肝脏的良好运转，能保持良好的代谢机制；而且在五行相生的循环中，肝居于首位，如果肝气虚弱，就会依次影响心、脾、肺、肾的功能，从而发生健康危机。

青色食物属木，可以补肝明目。春天可以适当地多食用青笋、青豆、卷心菜、芹菜、绿紫苏、蓝莓等绿色的蔬果和海藻类食品。这些食物富含叶绿素、叶酸、多种维生素和细菌抑制因子，能清理肠胃、防止便秘，有效帮助身体排毒，增进肝脏的解毒能力。

五行中属于木的是酸味，"酸可生肝"，酸性食物同样具有养肝的效果，所以猕猴桃、番石榴、话梅也都是木性季节可以选择的食物。酸性物质能柔软绷紧的肌肉，帮助分解体内囤积的脂肪。所以春天忙于工作的间歇，不妨准备一点酸性的茶点，既能提神又能养肝明目。以青、酸养肝虽然好，但千万不要过量。补养过头，会使肝气过旺，导致脾胃虚弱（木克土，肝胆克脾胃），妨碍食物的正常消化吸收。

2. 夏——火

代表食物：番茄、胡萝卜、紫甘蓝、大枣

重点养护：心脏

夏天是一年中最热的季节，在五行中属火。五脏中属火的是心脏，夏季人最容易上火或心绪不宁，增加心脏的负担，所以夏季最需要养心；同时夏季也是养心的最佳季节，体质虚寒、手脚发凉的人应该趁着夏季补养心脏，促进血液循环。

赤色属火，红色的食物可以补养心脏和血液循环系统。夏天可以适当多吃红肉、红薯、红豆、柿子椒、茄子、樱桃、葡萄之类的红色食物。赤色入心，这些食物给人以振奋的感觉，能有效地减轻疲劳、畅通血脉、舒缓心脏，是养心的最好食品。

五味中属火的是苦味，苦味的食物也能疏通血脉循环，养护心脏，所以夏

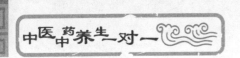

天吃苦瓜是非常好的选择。红椒补心，苦瓜养心，但一定要搭配其他颜色、其他味道的食物食用，避免过度补心反而伤心（火克金、心克肺）。

3. 长夏——土

代表食物：木瓜、黄豆、香蕉

重点养护：脾、胃

属土的时令是长夏——夏天中干热过去，开始下雨的一段时间，也就是常说的"秋老虎"。这段时间天气暑热多雨，是大地繁茂生长各种蔬果的季节，却也是人最没有胃口的季节。这是因为五行中脾胃属土，长夏过多的湿气有可能伤害脾胃，如果脾胃虚弱，自然就会影响人的食欲，妨碍营养的摄入，有可能造成气血不足，抵抗力低下。因此，长夏时节应该精心呵护脾胃。

属土的食物是黄色食物，属土的味道是甜味，黄色食物多数是五谷根茎淀粉类的食物，比如玉米、黄米等。它们多含淀粉和糖，是人体热量的主要来源，不用摄取太多就可以获得足够的营养，补充脾气。补脾益气既可以适当多吃黄色的甜味食物，也可以适当吃些红色苦味的食物，因为火生土、心生脾，趁着"秋老虎"巩固一些养心的成效吧。

4. 秋——金

代表食物：雪梨、银耳、百合

重点养护：肺

秋天西风萧瑟，气候干燥，在五行中属金。这样的季节里，最容易出现咳嗽的症状，所以最应该养肺润肺，多吃些清净平和的食物。

五色中属金的是白色，白色的食物都是补养肺的好手。像白萝卜、山药、茭白等蔬菜和白肉都富含纤维素和抗氧化物质，能滋润肺部，提高免疫力，在秋天可以根据肺部的健康情况适当地多吃一些。而五味中属金的是辛味，所以洋葱、大蒜、生姜等辛香的调料也是润肺益气的好选择，可以在秋天做菜时多加一些。

5. 冬——水

代表食物：黑米、黑豆、黑芝麻

重点养护：肾、膀胱

冬天寒气袭人，万物蛰藏，在五行中性属水。人在这样的季节里，步调也慢了下来。常常会感觉寒冷，因此常常忍不住想要多吃一点甜食，多吃一些"有油水"的菜，这会给肾带来多余的负担。同时，人体排毒的功能在冬天并不出色，所以这时一定要小心养护肾。

黑色是重点。黑色属水，在冬天经常吃黑色的食物能促进新陈代谢，使多余的水分不至于在体内积存，能很好地保护肾和膀胱。黑木耳、香菇、黑枣、紫菜、乌鸡等都是冬天的进补法宝，营养丰富，含有多种氨基酸和铁、锌、硒等微量元素，不仅能通便利尿，还具有调理月经、预防动脉硬化等意想不到的功效。

五味中咸味属水，所以冬天可以适当地吃一点偏咸的食品，但是别以为这给你的重口味找了个好借口：过咸的饮食会让你大量喝水，反而更加重肾脏的负担。

什么是平衡膳食

随着现代医学的发展和生活水平的逐步提高，很多危害人体健康的传染性疾病逐渐消失，而一些与日常饮食密切相关的疾病，如心血管病、糖尿病、肥胖病及肿瘤等却普遍发生，因此，饮食的合理性及饮食质量的评价问题越来越为广大群众所关注。

人们每天必须从食物中摄取各种营养素，以促进生长、发育和生殖。人体所需的各种营养素不下数十种，缺一不可，但多了也不好。再者，大自然提供的食物数量万千，但就每种食物所含的营养素而言，差异极大。如何从各种食物中得到每天所需的营养素，这就是平衡膳食的主要内容。

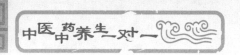

具体而言，所谓平衡膳食，是指膳食中所含的营养素种类齐全、数量充足、比例恰当，膳食中所供给的营养素与机体的需要，两者保持平衡。平衡膳食不仅能满足机体的各种生理需要，也能预防多种疾病的发生，是人类最合理的膳食。平衡膳食需具备以下两个特点：

1. 膳食中应该有多样化的食物

人们知道，人体需要多种营养素，如果只吃一两种或少数几种比较单调的食物，就不能满足人体对多种营养素的需要，长期吃较单调的膳食，对生长发育和身体健康是不利的。因各种食物中所含的营养素不尽相同，只有吃各类食物，才能满足人体对各种营养素的要求。

2. 膳食中各种食物的比例要合适

各种营养素在人体内发挥作用是互相依赖、互相影响、互相制约的。如人体需要较多的钙，而钙的消化吸收必须有维生素 D 参与完成。维生素 D 是脂溶性维生素，如果肠道里缺少脂肪，它也不能很好地被肠道吸收，只有在吃维生素 D 时，摄入一定数量的脂肪，维生素 D 才能被吸收。而脂肪的消化吸收，必须有胆汁才能发挥作用，胆汁是肝脏分泌的。要使肝脏分泌胆汁，又必须保证蛋白质的供给。

那么，蛋白质、脂肪、糖这三大营养素又是怎样相互作用的呢？如果人吃的糖和脂肪不足，体内的热量供应不够，就会分解体内的蛋白质来释放热量，补充糖和脂肪的不足。但蛋白质是构成人体的"建筑材料"，体内缺少了它，会严重影响健康。如果在吃蛋白质的同时，又吃进足够的糖和脂肪，就可以减少蛋白质的分解，用它来修补和建造新的细胞和组织。由此可见，各种营养素之间存在一种非常密切的关系，为了使各种营养素在人体内充分发挥作用，不但要注意各种营养素齐全，还必须注意各种营养素比例适当。那么，各种营养素应该保持怎样的比例才合适呢？中国营养学会建议：每天蛋白质占12%～15%，还要有新鲜蔬菜500克和适量的水果，这样的膳食结构，基本上可以达到平衡。

平衡膳食所包括的食物

平衡膳食应满足以下各项基本要求：

1. 糖类、脂肪、蛋白质三者的比例恰当。

2. 足够的热量。

3. 能供给各种无机盐、足够的维生素、适量的植物纤维素。

这就要求膳食中有足够量的谷类、豆类、蔬菜类、水果类、肉类、乳类、蛋类、鱼虾类及植物油。

一般来说，从事中等强度劳动的成年人可按粮食占膳食总重量的41%，肉蛋奶鱼和豆类制品占16%，蔬菜水果占41%，油脂占2%来安排膳食。粮食类食品每日需500～600克，除了米、面之外，做饭时加点绿豆、红小豆等干豆，能弥补粮食中的赖氨酸不足，也提倡吃点粗粮。肉蛋鱼奶和豆制品等蛋白质食品，可根据经济状况加以调节，条件好的可多吃些动物性食品，条件差的可多吃点豆类食品，一般每日摄入50～100克瘦肉、1个鸡蛋和50克豆类就能比较好地满足机体对蛋白质的需求。蔬菜水果类食品每天至少要吃到500克，其中一半应是绿色蔬菜，品种也应尽量多些，条件好的应多吃些水果。油脂类每天25克比较适宜，以植物油比较理想。

怎样才能做到膳食平衡

什么叫"吃好"？从营养学观点来看，就是膳食调配合理，使各种营养素能满足人体生长发育和各种生理功能的需要，也就是提供一个平衡膳食。如果人体营养需要与膳食供给量之间的平衡关系失调，就会给身体健康造成危害，这是大家共知的常识。但由于缺乏营养知识，生活富裕了也会出现营养问题。例如，粮食堆满仓，就只吃精白米，结果，解放后曾消失的维生素 B_1 缺乏病，又在一些地区出现。所以粮食加工还应适当做到有粗有精，使人们能搭配食用。

平衡膳食，就是要使各种营养素之间保持一定比例的平衡关系，以利于它们在体内吸收利用。一般认为，糖类、脂肪、蛋白质三大营养素所供给的热量以分别占总热量的 60%～70%、20%～25% 和 10%～15% 为宜，其他如热量与维生素 B_1、维生素 B_2 和烟酸之间，以及钙与磷之间都应保持一定的比例关系，才能保证营养素的合理利用。

合理的膳食很重要，暴食暴饮不但达不到营养身体的目的，而且有害健康。还有的青年人过度限制食量以避免发胖，结果形成瘦弱的体态。应当用体育锻炼消耗热量，才能促成健美的体型。

根据我国近年营养调查资料，人们每日摄入的热量主要靠谷类食物提供，而动物性食品所提供的热量和蛋白质都不到 10%。这种类型的高谷类膳食在营养上还有若干缺陷。比较可行的解决办法是，大力发展畜牧饲养业，采取措施增加大豆及其制品的生产和供应，使豆类蛋白质和动物性蛋白质相加占膳食蛋白质总量的一半左右，必要时还可以采用营养素强化的方法进行增补，以达到平衡膳食的目的。

食物的科学搭配

对于食物的搭配，中医在两千多年前就有所论述，并非所有食物都可以同时食用。"搭配得宜能益体，搭配失宜则成疾"。换句话说，食物也有"相克"的时候。我们只有通过食物的合理搭配才能提高膳食营养价值和饮食质量，进而增强人体健康。从现代营养科学观点看，两种或两种以上的食物，如果搭配合理会起到营养互补、相辅相成的作用，发挥其对人体保健的最大效果，然而，长期以来这一点都被大家忽视了。下面我们就来了解一下食物搭配的一些原理：

1. 食物之间的互补效应

每种食物所含营养素的种类和数量不同，以蛋白质为例，各种食物蛋白质的氨基酸种类和含量不同。因此，搭配多种食物蛋白质，可彼此取长补短，互相弥补不足，提高蛋白质的利用率。如五谷杂粮各有所长，谷类食物蛋氨酸含量高，但赖氨酸含量低；大豆含赖氨酸多，但亮氨酸低；小米却富含亮氨酸，如果三种食物混合食用，则正好余缺互补，收到相辅相成的效应，使摄入的氨基酸更接近人体的需要。

2. 食物之间的强化效应

谷物类和豆类、粗粮和细粮、豆类和肉类等混合食用，比单一吃某种食物的营养价值高得多，而且易为人体吸收。以面粉、小米、大豆和牛肉为例，如果单独食用，它们蛋白质的生物价分别为67、57、64和76，而把4种食物混合食用，它们的生物价可提高到89，这就是强化效应。

3. 相异相配效应

生物属性差异越大的食品，互相搭配，营养价值越高。动物性食物和植物性食物搭配，就优于单纯的动物性或植物性食物的营养价值。因为同性蛋白质的互补作用弱或无互补作用，异性蛋白质之间的互补作用强。所以不要把同属畜肉的蛋白质搭配，这样相互配合，不但不能提高蛋白质的生理价值，甚至还会降低蛋白质的利用率。肉类最好和豆类、蔬菜食物相搭配，其蛋白质的生理价值可提高。另外，肉类食物中含蛋白质、脂肪多，含维生素少；而各类蔬菜中含大量维生素，但缺乏蛋白质和脂肪，若把两者适当搭配，营养互补，就能大大提高食品的营养价值。我国民间食物搭配中，具有民族特色和优良传统的"带馅食物"，不仅营养全面，而且食品别有风味，如包子、饺子、馅饼、烧卖、煎包、馄饨、元宵等，为我国人民普遍喜爱，也为我国的饮食文化增添了风采。带馅食品是主副食搭配、荤素搭配的最好方法，既有肉、鱼、蛋、虾，又有各种时令蔬菜，品种多，营养全面，而且味道鲜美，易于消化。

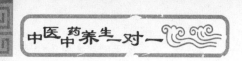

4. 注意多、远、杂

我们每天除了水以外，最好还要吃30～35种食物。这个数字看起来多，实际上并不难做到，因为食物中的调料如花椒等都算其中的一种。除了"多"以外，还要注重"远"和"杂"。"远"就是一天内所吃食物的种属越远越好，比如鸡、鱼、猪搭配就比鸡、鸭、鹅或猪、牛、羊搭配要好；"杂"就是蔬菜、肉、粮食等不同种类的食物都要吃，让营养素共同发挥作用。

5. 粗与细搭配

粗粮是相对我们平时吃的精米白面等细粮而言的，主要包括谷类中的玉米、小米、紫米、高粱、荞麦、麦麸以及各种干豆类。粗粮含有丰富的不可溶性纤维素，有利于保障消化系统正常运转。它与可溶性纤维协同工作，可降低血液中低密度胆固醇和甘油三酯的浓度；增加食物在胃里的停留时间，延迟饭后葡萄糖吸收的速度，降低高血压、糖尿病、肥胖症和心脑血管疾病的风险，还能预防胃癌、食道癌等。最好的粗细搭配方式如把荞麦、燕麦、杂豆等粗粮和大米放在一起煮饭或煮粥；或者白面粉中加入玉米粉、荞麦粉、高粱面等，做成各色面条、馒头、发糕、饺子皮等，在改善口感的同时，发挥蛋白质的互补作用，提高营养价值。

6. 干与稀搭配

主食干稀搭配，不仅有利于消化，而且富有营养。我国传统饮食就有喝粥、喝汤的习惯。粥和汤的主要作用是滋润胃脾、帮助消化、促进食欲。

7. 酸性食物与碱性食物平衡搭配

酸性食物包括含硫、磷、氯等非金属元素较多的食物，如肉、蛋、禽、鱼虾、米面等；碱性食物主要是含钙、钾、钠、镁等金属元素较多的食物，包括蔬菜、水果、豆类、牛奶、茶叶、菌类等。酸性食物吃多了会让人感到身体疲乏、记忆力衰退、注意力不集中、腰酸腿痛，增加患病的概率，需要一定的碱性食物来中和。

第二章：科学饮食，有利于健康

 春季宜多吃养肝补脾食物

　　春季饮食以平补为原则，重在养肝补脾。这一时令以肝当令，肝的生理特性就像春天树木那样生发，主人体一身阳气升腾。若肝功能受损则导致周身气血运行紊乱，其他脏腑器官受干扰而致病。又因酸味入肝，为肝的本味，若春季已亢奋的肝再摄入过量的酸味，则造成肝气过旺，而肝克伐脾就势必伤及脾脏。

　　脾又与胃密切相关，故脾弱则妨碍脾胃对食物的消化吸收。甘味入脾，最宜补益脾气，脾健又辅助于肝气。故春季进补应如唐代百岁医家孙思邈所说："省酸增甘，以养脾气。"意为少吃酸味多吃甘味的食物，以滋养肝脾两脏，对防病保健大有裨益。

　　味甘性温的食物首选谷类，如糯米、黑米、高粱、黍米、燕麦；蔬果类，如刀豆、南瓜、扁豆、大枣、桂圆、核桃、栗子；肉鱼类，如牛肉、猪肚、鲫鱼、花鲤、鲈鱼、草鱼、黄鳝等。人体从这些食物中吸取丰富营养素，可使养肝与健脾相得益彰。

　　其次，要顺应春升之气，多吃些温补阳气的食物，尤其早春仍有冬日余寒，可选吃韭菜、大蒜、洋葱、魔芋、大头菜、芥菜、香菜、生姜、葱。这类蔬菜均味辛性温，既可疏散风寒，又能抑杀潮湿环境下孳生的病菌。

　　再次，春日时暖风或晚春暴热袭人，易引动体内郁热而生肝火，或致体内

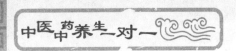
津液外泄，可适当配吃些清解里热、滋养肝脏的食物，如荞麦、薏苡仁、荠菜、菠菜、雍菜、芹菜、菊花苗、莴苣、茄子、荸荠、黄瓜、蘑菇。这类食物均味甘性凉，可清解里热，润肝明目。

至于新鲜水果，虽有清热生津解渴作用，但大多味酸而不宜在春天多食。若需解里热，以吃甘凉的香蕉、生梨、甘蔗或干果柿饼之类为好。

夏季养心护心"食"亦有道

民以食为天，但"食"亦有道。所谓春温、夏热、秋凉、冬寒，在昭示四季更迭这一自然规律之时，亦彰显饮食之道。饮食与养生方面：中医认为人与自然是和谐统一的，人应当适应自然规律，饮食方面更是如此。基本原则就是要"因人、因地、因时"膳食。

比如西瓜具有祛暑、清热、利尿作用，很适合在夏天食用，但对于脾胃虚寒的人而言，就不宜多吃。而在地域方面，由于夏季南方多为梅雨季节，因此应多吃健脾燥湿食物，如薏苡仁；北方气候干燥，就应注意养肺润燥，食用百合。当然除了注意因时、因地膳食之外，更重要的还是要因时膳食。春养肝，夏养心，秋养肺，冬养肾，四季养脾胃。护心食物应成为夏季膳食的重点，以下四种夏日常见护心瓜果可以多多食用。

西瓜：除烦止渴、清热解暑。适用于热盛伤津、暑热烦渴、小便不利、喉痹、口疮等。

黄瓜：皮绿汁多脆嫩鲜美，含水量约为97%，是生津解渴的佳品。鲜黄瓜有清热解毒的功效，对除湿、滑肠、镇痛也有明显效果，夏季便秘者宜多吃。

桃：生津、润肠、活血、消积。适用于烦渴、血瘀、大便不畅、小便不利、胀满等。每日午饮、晚饭后食用一两个。

苦瓜：苦瓜味甘、苦，性寒，老瓜逐渐变黄红色，味甘性平。能除热邪、解劳乏、清心明目，工作劳累的人可以常吃些。

秋季宜多食滋阴养肺食物

按五行学说，秋属金，肺也属金，需要养肺护肺。白露过后，气候逐渐变凉，秋气主燥，燥易伤肺。中医认为秋燥多与肺有关，进入秋天后，一日三餐宜以养阴生津之食物为主。因此秋季饮食保健当以润燥益气为中心，以健脾补肝清肺为主要内容。秋季人们的胃口渐渐好转，因此，秋季成了一个最佳进补季节。但在进补过程中，得讲究"平补"，遵循"养收"原则。

首先，需要多饮水，以维持水代谢平衡，防止皮肤干裂；其次，需多吃蔬菜和水果，以补充体内维生素和矿物质，中和体内的酸性代谢物，起到清热解毒之效；第三，可以多吃豆类等高蛋白质植物性食物，少吃油腻厚味食物，以防发生秋燥。饮食上还应尽可能少吃葱、姜、蒜、韭、椒等辛辣味食品。专家解释，中医认为，秋天气候凉爽，这时五脏属肺，肺主辛味，肝主酸味，辛味能胜酸味，所以秋季要减辛以平肺气，增酸以助肝气，以防肺气大过肝气，使肝气郁结。

在补肺润燥的时候，还可选食一些如芝麻、糯米、蜂蜜、葡萄、萝卜、梨、柿、莲子、百合、甘蔗、菠萝、香蕉、银耳、乳品、甲鱼、板栗、鸭肉等柔润食物，也可食用人参、沙参、麦冬、川贝、杏仁、胖大海、冬虫夏草等益气滋阴、宣肺化痰的中药制成的药膳。

冬季养肾——五黑食物不可少

冬天养身，重在养肾。中医学认为，黑色入肾。虽说大家向往皮肤越白越好，但中医专家却推荐，吃的食物越黑越健康。对于黑色食物的好处，很多人可能并不清楚。中医学把不同颜色的食物或药物归属于人体的五脏：红色入心、青色入肝、黄色入脾、白色入肺、黑色入肾。所以，生活中我们根据颜色选择饮食，是种简单易行的方法。而黑色食物对肾的滋养和呵护，更是受到了专家

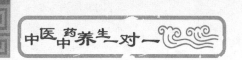

的肯定。

黑色食物一般含有丰富的微量元素和维生素，如我们平时说的"黑五类"，包括黑米、黑豆、黑芝麻、黑枣、核桃，就是最典型的代表。

如果仔细研究"黑五类"的营养，就会发现，其中个个都是养肾的"好手"。

米中的珍品——黑米，也被称为"黑珍珠"，含有丰富的蛋白质、氨基酸以及铁、钙、锰、锌等微量元素，有开胃益中、滑涩补精、健脾暖肝、舒筋活血等功效。

豆被古人誉为肾之谷，黑豆味甘性平，不仅形状像肾，还有补肾强身、活血利水、解毒、润肤的功效，特别适合肾虚患者。

有"营养仓库"之称的黑枣味甘性温，有补中益气、补肾养胃补血的功能。

核桃则有补肾固精、利尿消石、润肠通便、温肺定喘的作用，常用于肾虚腰痛、尿路结石等。

黑芝麻味甘性平，有补肝肾、润五脏的作用，对因肝肾精血不足引起的眩晕、白发、脱发、腰膝酸软、肠燥便秘等有较好的食疗保健作用。

以上5种食物一起熬粥，更是难得的养肾佳品。下面补充介绍两种黑色食物——黑荞麦和黑木耳。

黑荞麦：可药用，具有消食、化积滞、止汗之效。除富含油酸、亚油酸外，还含叶绿素、芦丁以及烟酸，有降低体内胆固醇、降低血脂和血压、保护血管功能的作用。它在人体内形成血糖的峰值比较延后，适宜糖尿病患者、代谢综合征患者食用。

黑木耳：中医认为其具有清肺益气、活血益胃、润燥滋补强身之效。研究表明，黑木耳胶体具有较强吸附力，能清洁肠胃，还含有核酸、卵磷脂成分，具有健美、美容，延缓衰老之效。黑木耳是一种可溶性膳食纤维，能补血，高血脂心肌梗死、脑梗死患者多食可溶栓，降低血小板数量。

此外，还有李子、乌鸡、乌梅、紫菜、板栗、海参、香菇、海带、黑葡萄等，也都是营养十分丰富的食物。肾不好的人，可以每周吃一次葱烧海参，将黑木耳和香菇配合在一起炒，或炖肉时放点板栗，都是补肾的好方法。

 ## 体质不同进补也不同

中医将人的体质分为怕寒体质、怕热体质和寒热错杂体质。针对不同的体质，有不同的进补方式。

怕寒体质包括气虚、阳虚、血虚、情绪郁闷、气血瘀阻及寒湿型6种证型；怕热体质包括阴虚燥热、火热及湿热型3种证型。怕寒、怕热体质，均各有其适用的饮食原则，简单介绍如下。

1. 怕寒体质

（1）以味甘性平及温性之食品为主要食物，酌量搭配凉性食物。

（2）尽量避免时常单独吃生冷寒性食品。因为，大部分蔬菜性多寒凉，在烹调此类蔬菜时可加入味辛性温之葱、生姜及胡椒等调味品，或与鸡肉、羊肉、牛肉等温热性肉类同煮，则可减轻其寒性，避免损伤阳气。

（3）吃完冰品或寒凉食物后，可喝一碗龙眼茶、红糖水、葱姜蛋花汤、姜汤、金橘桂圆茶等温热食品，以中和之。

2. 怕热体质

（1）以味甘性平及凉性之食品为主要食物，酌量搭配温性食物。

（2）尽量避免时常单独吃燥热性食品，若不慎过食，可喝绿豆汤、薏苡仁汤、薄荷绿茶、芦荟汁、小麦草汁、甘蔗汁、冬瓜茶等寒凉性食物，以中和之。

3. 寒热错杂体质

若身上同时出现寒热夹杂的症状，属于寒热错杂的综合体质，则生冷寒性及燥热食品均不宜多食。因为，过食寒性食品易伤阳气，而过食热性食品易伤阴液及助长热性。宜常吃味甘性平易吸收的食物，轮流或同时食用凉性及温性

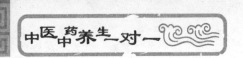
食物，这样不仅可同时吸收凉温食物的精华，更可相互平衡，避免单独食用而产生不良反应。

 老年人饮食七项注意

老年人想要健康长寿当然要吃得健康，应注意摄取以下营养素：

蛋白质包括优质蛋白质和非优质蛋白质，前者的来源主要是奶制品、鸡蛋、瘦肉、鱼、虾、豆制品等；后者主要来源米、蔬菜等。

脂肪包括动物性脂肪和植物性脂肪。很多老年人害怕摄入脂肪，会导致高血脂、冠心病等。其实，老年人也应该摄取脂肪，因脂肪有保暖等作用。老年人可选择植物性脂肪，因其含有不饱和脂肪。

糖类提供人体必须的热量，主要食物来源有：蔗糖、谷物（如大米、小麦、玉米、大麦、燕麦、高粱等）、水果、坚果、蔬菜等。

这三者均为人体提供热量，另外，维生素、矿物质和水也是人体所必需的营养物质，同样不可或缺。

因此，老年人饮食应该注意以下几个方面：

1. 食物多样化，谷类为主。小米、大米、黑米交叉食用，可使营养结构趋向均衡。

2. 多吃蔬菜、水果和薯类。每天起码要有 500 克蔬菜、两个水果。至于糖尿病患者可吃低糖的蔬果，如杨桃、番茄等。

3. 每天吃奶类、豆类及其制品，豆类首推黄豆。

4. 经常吃适量的鱼、禽、蛋、瘦肉，少吃肥肉。老年人可多吃鱼，海鱼较好。

5. 食量与体力活动要平衡，保持适当体重，一天最好要锻炼 1 小时。

6. 吃清淡少盐的膳食。高血压、癌症的发病与高盐的摄入密切相关。

7. 饮酒应限量。高血压的人忌喝酒，正常人则可适量喝红酒。

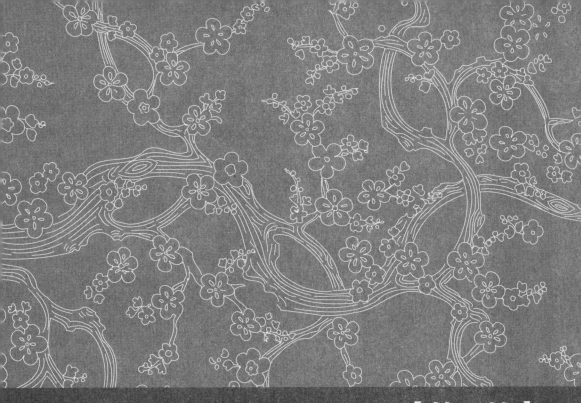

【第五篇】
运动养生是健康的基石

篇首语

运动养生是用活动身体的方式实现延缓衰老的养生方法。运动养生，维护健康、增强体质、延长寿命、运动是形式，养生是目的。形式灵活多样，且可以自创，只要能够达到健身的目的即可。

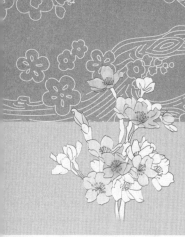

第一章：运动对于健康的重要性

 运动对于生理的益处

1. 体育锻炼有利于人体骨骼、肌肉的生长，增强心肺功能，改善血液循环系统、呼吸系统、消化系统的机能状况，有利于人体的生长发育，提高抗病能力，增强有机体的适应能力。

2. 降低儿童在成年后患上心脏病、高血压、糖尿病等疾病的机会。

3. 体育锻炼是增强体质的最积极、有效的手段之一。

4. 可以减少你过早进入衰老期的危险。

5. 体育锻炼能改善神经系统的调节功能，提高神经系统对人体活动时错综复杂变化的判断能力，并及时做出协调、准确、迅速的反应；使人体适应内外环境的变化、保持肌体生命活动的正常进行。

运动对于心理的益处

1. 体育锻炼具有调节人体紧张情绪的作用，能改善生理、心理状态，恢复体力和精力。

2. 体育锻炼能增进身体健康，使疲劳的身体得到积极的休息，使人精力充沛地投入学习、工作。

3. 舒展身心，有助于睡眠及消除生活带来的压力。

4. 体育锻炼可以陶冶情操，保持健康的心态，充分发挥个体的积极性、创造性和主动性，从而提高自信心和价值观，使个性在融洽的氛围中获得健康、和谐的发展。

5. 体育锻炼中的集体项目与竞赛活动可以培养人的团结、协作及集体主义精神。

 ## 科学运动的原则

科学的运动是做运动的人要根据自己的年龄、身体状况（体重、体质）、运动能力制定适合的运动量、运动强度和类型，并用之于实践的运动过程，以达到保健、强身的作用效果。科学的运动应根据以下几个方面作为运动原则。

1. 根据自身情况和锻炼目的选择运动方式

要结合自己的健康状况和希望达到的锻炼效果来选择动运方式。因为不同的运动方式对人体产生的作用不同，效果也不一样。同时，注意身体的全面锻炼，不但注意身体各部位的协调发展，也要同时提高力量、速度、耐力、柔韧、灵敏、平衡等各项身体素质。

2. 根据自身情况选择运动负荷

运动负荷也就是运动量，运动强度大小对人身体的影响比较明显。如果运动强度太大超过自身体能所能耐受的界限，即使时间较短，也会使身体产生过度反应而引起不必要的损伤。

3. 科学安排运动频率

研究表明： 一周只运动 1～2 次，不但容易发生肌肉酸痛和疲劳的现象，而且也达不到锻炼效果。国际医学界推荐，对健康产生积极影响的运动量为：

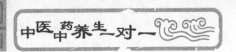

每周活动 3 次以上，强度为中等。判断标准是：稍微感觉疲劳。

4. 慎重选择运动器械和场地

锻炼时不使用损坏的器械，在场地稍差的地方锻炼时要格外谨慎小心。应多选择在公园、绿化地锻炼的项目，不要到交通繁忙的马路上跑步，也不要到不熟悉的水域游泳。

 ## 合理地安排运动时间

一般来说，早晨空气清新，此时锻炼不仅可以提高人体的肺活量，而且对调节呼吸系统的功能也大有益处。所以患有呼吸道疾病的人选择在清晨锻炼比较有好处。而下午则是强化体力的好时机，特别是黄昏时分，人体肌肉承受力比其他时间高，视、听等感觉也较为敏感，而心跳频率及血压值比较低且平稳，此时锻炼能够很好地适应因运动所引起的心跳加快和血压上升现象。所以对于心血管和神经调节机能相对减弱的中老年人来说，黄昏时锻炼相对比较安全且有效。并且在晚上锻炼后，微微的身体疲劳感还有助于睡眠。但锻炼须在睡前 3～4 小时进行，运动强度不宜大，否则神经系统过度兴奋反而导致失眠。

科学地掌握运动量

不能盲目地做运动，需恰当地掌握运动量，才能起到运动保健作用。

1. 衡量运动强度的指标，最方便常用的方法是测定心率。一个身体正常的人，运动中每分钟允许达到的心率是 180 减年龄数（±10）。例如，一个 52 岁的人，没有确诊出心脏方面的疾病，他在合适的运动强度时的心率是 180～52=128 次 / 分。如果年纪比较大（60 岁以上）或是身体比较弱，有这样或那样的慢性病，则每分钟的心率可用 170 减年龄数就比较合适了。

如果在运动后感觉不适、疲倦或运动后 15 分钟心率仍未恢复到平稳状态，即为运动量偏大，应及时加以调整。

2. 一般每周可进行 3 次以上的运动，每次 30 分钟左右，也可以分 2 次进行（每次 15 分钟）。运动的种类可以是多样性的，其中专家提倡的散步是老年人最好的运动，其他如慢跑、快走、健身气功、社区健身点的大多数练习项目都可以选用。

3. 衡量运动量是否适度的标准，可以用运动的同时是否仍能随意交谈来判断。当人们在健身房或者户外进行运动时，如果能够轻松谈话，那么人体许多重要的生理指标，如血压、心跳等就会维持在"安全锻炼"的范围内。这样，既达到了锻炼健身的目的，又不致给身体重要器官带来超负荷的运动。尤其是那些在医嘱要求运动适量的人，要想掌握分寸，又不想随时带上心脏功能监测器，不妨试一试"聊天法"。

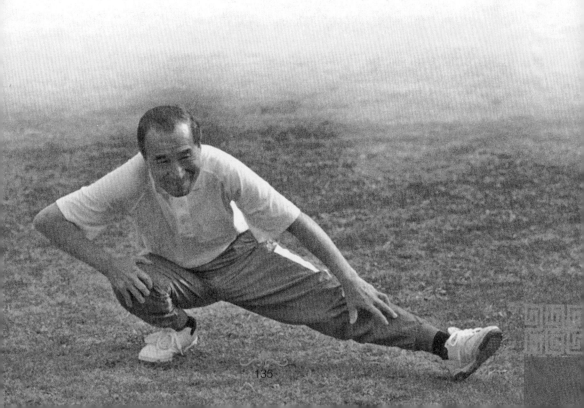

第二章：怎样选择科学的运动方式

 选择适合自己的运动方式

运动因人而异。不同的人，有不同的运动方式、运动项目。尤其不同年龄段的人，因为年龄、体力、身体状况的差异，适宜的运动项目也应各不相同。你可以从下面不同的运动中选择适合你自己的运动方式。

1. 20 岁

这个年龄段的人可选择具有高冲击力的有氧运动，如跑步、拳击等。这些运动能消耗大量的能量，强化全身肌肉，并能提高耐力与全身的协调性。

2. 30 岁

这个年龄的人可选择攀岩、滑冰、武术或踏板运动来健身。除了减重，这些运动还能加强肌肉弹性，特别是臀部与腿部；同时可加强活力、耐力，改善身体的平衡感、协调感与灵敏度。

3. 40 岁

此阶段的人应选择具有低冲击力的有氧运动，如爬楼梯、网球等。其好处是能增加体力，及加强双腿的肌肉锻炼。网球是一种非常好的全身运动，能增加身体各部位的灵敏度与协调性，使人精力充沛。

4. 50 岁

适合此年龄阶段的人的运动，包括游泳、力量训练、划船以及打高尔夫。

游泳能有效加强全身各部位肌肉的弹性。力量训练能坚实肌肉、强化骨骼密度。另外，游泳兼具振奋与镇静的作用；力量训练有助提高自我形象满意度，让压力烦躁都随汗水宣泄而出。

5. 60 岁

建议在这个年龄段的人多散步、跳交际舞或进行水中有氧运动。散步能锻炼双腿，预防骨质疏松和缓解关节紧张。跳交际舞时肌肉通过氧化脂肪获取能量，脂肪消耗得快。因此，轻松缓和、长时间的低强度运动或心率维持在 100 ～ 124 次 / 分的运动最有利于增强身体免疫力。

运动健身应注意方式

运动虽然有益于健康，能使人年轻，但倘若锻炼不得法，效果会适得其反，甚至发生意外。因此，运动健身应注意以下事项：

1. 循序渐进

根据自己的身体状况，科学地、有目的性地、有计划地、有步骤地开展健身活动要掌握适合自己的锻炼规律，达到健身和防病治病的目的。要循序渐进，本着先易后难，由浅到深，由简到繁，由慢到快，运动量由小到大，按动静结合，逐渐适应，逐步过渡的原则进行。

运动容易使人觉得枯燥、无味，往往很难坚持下。最好的方法是，找个伙伴，或志趣相投的朋友，一起运动，相互勉励继而才能持之以恒。

2. 持之以恒

运动健身贵在坚持，要避免心血来潮，忽冷忽热。一些研究证实，心肌的收缩功能对运动锻炼发生适应性变化是可逆的，如果停止运动 3 个月后，其状态又可退回到锻炼前的水平。

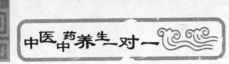
3. 因地制宜

在户外锻炼一般选择花草树木茂密的公园，以场地平坦、环境清幽、空气新鲜的地方为佳。

快步行走是最有效的有氧运动

快步行走是最好的有氧运动形式，开始的时候是以糖分为主要的消耗能源，大约在 20 分钟以后，才会正式开始燃烧脂肪。所以快步行走 20 分钟以上才有效。

快步行走也称"耐力步行""速度行走""竞争性行走"，是最简便、最健康的有氧运动形式，可使运动者获得理想的耐力，而不刺激机体产生过多的有害的自由基，也不会损伤骨骼和肌肉，比跑步更安全。

有不少学者经科学研究证实，1600 米 /12 分的速度，共走 36 分钟的运动者比其他的运动者耐力提高得都多，平均耐力提高 16%，并且没有出现骨骼、关节和韧带损伤。

散步有益身心健康

散步健身，对各种年龄的人皆适用，特别是对于年龄较大的脑力劳动者来说帮助更大。

散步时平稳而有节律地加快、加深呼吸，既满足了肌肉运动时对氧气供给的需要，又对呼吸系统机能以锻炼和提高。尤其是膈肌活动的幅度增加，有类似气功的妙用，可增强消化腺的功能；腹壁肌肉的运动，对胃肠起按摩作用，有助于食物消化和吸收，也可防治便秘。

散步对脑力劳动者尤其有益，因为轻快的步行可以缓和神经、肌肉的紧张而收到镇静的效果。此外，走路还是打开智囊的钥匙。走路能使身体逐渐发热，加速血液循环，使大脑的供氧量得到了增加，成为智力劳动的良好催化剂。血液循环加快产生的能量，可以提高思维能力。正如法国思想家卢梭所说："散步能促进我的思想，我的身体必须不断运动，脑力才会开动起来。"德国大诗人歌德曾说："我最宝贵的思维及其最好的表达方式，都是当我在散步时出现。"整天伏案工作的脑力劳动者，到户外新鲜空气中散步，可使原来十分紧张的大脑皮层细胞不再紧张了，得到了积极休息从而提高工作效率。总之，散步确实有益于身心健康。

 ## 倒行对人的健身作用

倒行是一种不自然的活动方式，也是人体的一种反向运动。它消耗的能量要比散步和慢跑大，对腰、腿及臀部的肌肉锻炼效果更加明显。而且，倒行不受年龄、性别、体质强弱以及锻炼场地的限制，也不需要任何器械。在行走过程中，还可以使人的意识集中，训练神经的稳定和自律性。不仅如此，在膝关节损伤的病人中，向前运动一般需要3个星期才能痊愈，而倒行者只需要1周即可。倒行锻炼还可以加强心血管的功能，减轻腰部的承受压力，对腰脊部疼痛、下肢骨关节损伤、胃病，以及一些药物或医疗器械难以治疗的疾病都有疗效，对于解除腿或足的疲劳，也有很显著的效果。

 ## 常游泳对人体的益处

游泳，可以说是最完美、最舒适的运动方式，不仅锻炼身体，而且愉悦心情，更可以塑造优美身型。

由于游泳不仅是一项有氧运动，也是一项从头至脚都能得到锻炼的运动。当人们在游泳时，双臂划水、双腿蹬水或交叉打水，甚至颈、胸、背、腰、臀等全身的肌肉都参与了协调的运动。因此，长期从事游泳锻炼，能使心脏体积

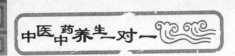
呈现明显的运动性增大，收缩更加有力，血管壁增厚，弹性加大，而且在调节人体机能、增强人体免疫力、促进新陈代谢、强壮筋骨等方面都胜过药物作用。

游泳还是一项极好的自然按摩。它是通过水的阻力、自然流动和波浪的按摩、拍打对人体产生均衡压力。这种按摩柔和、无痛、无刺激，可有效避免并减少肌肤的松弛和老化，使肌肤更光洁润滑，富有弹性及活力，同时还能消除忧郁和疲劳感，减轻精神上和肢体上的负担。而且，当人体漂浮在水中时，四肢关节和脊柱在运动中不会受到来自周围物理性的硬性冲击，也不会对身体造成任何损伤，而且有利于锻炼骨骼系统的灵活性和柔韧性，更好地促进骨骼的发育。

除此之外，长期坚持游泳还能对人体形态，尤其是腹部、臀部、肩背部、腿部、足部及脊柱的生理弯曲进行有效地调节，并向流线型发展，从而塑造出人体最美的体形。

跳绳健身，好处多多

跳绳是一种耗时少、耗能大的力量型训练。

它能促进血液循环，保护心脏，提高肺活量，还可增进青少年发育，强身健体，开发智力，有益身心健康。清晨起床睡眼惺忪，若先跳跳绳，可使头脑清醒，精力充沛；晚上跳绳，则会让你睡个好觉。跳绳还有减肥的功效，据研究，肥胖的人在饭前跳绳可以降低食欲。长期坚持跳绳能训练人的弹跳、速度、平衡、耐力和爆发力，还能培养准确性、灵活性、协调性。

跳绳时间长短因人而异。如果是连续快节奏跳绳，最好不要超过10分钟，否则心脏会不堪重负。如果是跳一会儿歇一会儿的话，每次以30分钟为宜。具体运动量根据个人体力以及需要量而定。千万别强迫自己一定要达到什么标准。

跳绳是一种运动量较大的户外活动，练习前一定要做好身体各部位的准备活动，特别是足踝、手腕和肩关节、肘关节一定要活动开。开始时慢速，随着锻炼时间的增加，可以逐渐提高跳绳的速度。慢速保持在平均每分钟跳60～70次；较快的速度保持在平均每分钟140～160次。冬天在户外跳绳难免出汗，在停顿下来时，要及时穿上外衣。因跳绳对膝盖的冲击较大，中老年人应根据自己的情况适当控制运动量。

 ## 脑力劳动者的健身妙法

脑力劳动者因为久坐伏案，容易引起头晕、乏力、失眠、记忆减退、高血压、冠心病、腹胀等疾病，所以适宜用下述方法加强锻炼和健身：

1. 练眼运动

每隔半个小时远望窗外1分钟，再连续眨双眼数次，这种方法有利于放松眼部肌肉，促进眼部血液循环。

2. 脸部运动

工作一段时间后，把嘴巴最大限度地一张一合，带动脸部肌肉以至头皮，持续60次。这种方法能加速血液循环，延缓脸部各种组织器官的老化，保持头脑清醒。

3. 转颈运动

先抬头尽量后仰，再把下颌低至胸前，反复10次，使颈背肌肉拉紧和放松；然后缓慢地做头部圆周运动，并向左右两侧歪头10～15次，然后腰背贴靠椅背，双后在颈后抱拢片刻。

4. 伸腰运动

工作间隙，在不影响他人的前提下，可做伸懒腰的运动，能加速血液循环，舒展全身肌肉，避免腰肌过度紧张，纠正脊柱过度向前弯曲。

5. 躯干运动

左右侧身弯腰，扭动肩背部，并用拳捶后腰20次左右，可缓解腰背疼痛、腰肌劳损等病症。

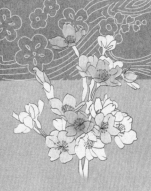

第三章：古法运动健康的意义

太极拳

太极拳是我国文化遗产中的瑰宝，它深受国内外群众欢迎。我国已有几千万人在练习打太极拳。美国、加拿大、澳大利亚、东南亚等各国也出现了太极拳热。

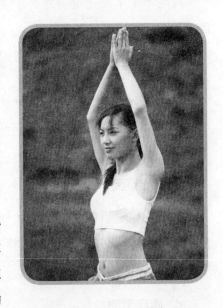

太极拳理论与我国"五经"之首的《周易》、道家阴阳学说、中医基础理论有密切的关系。太极拳的实质是调节人体阴阳均衡的运动，把自然界的五方、五时、五气、五化与人体的五脏、五味、五志等用阴阳五行运化机制有机地结合起来，形成了以五脏为主体，顺应五时、五气、人与自然界相对应的五个功能系统，达到阴阳协调中和、不治已病治未病、治养结合、以养为主的治病健身目的。

太极拳以"掤、捋、挤、按、采、挒、肘、靠、进、退、顾、盼、定"等为基本方法。它的特点为：以柔克刚，以静待动，以圆化直，以小胜大，以弱胜强。动作讲求徐缓舒畅，要求练拳时正腰，收腭、直背、垂肩，有飘然腾云的意境。同时，太极拳还很重视练气，所谓"气"，就是修炼人体自身的精神力，这是太极拳作为内家功夫的特点之一。

太极拳这种运动既自然又高雅，可亲身体会到音乐的韵律、哲学的内涵、美的造型、诗的意境。在高级的享受中，可以预防疾病，又可使身心健康。打太极拳要求宁静自然，可使大脑皮层一部分进入保护性抑制状态而得到休息。同时，打拳可以活跃情绪，对大脑起到调节作用，而且打得越是熟练，越要"先在心，后在身"，专心于引导动作。这样长期坚持，会使大脑功能得到恢复和改善，消除因神经系统紊乱引起的各种慢性病。

太极拳要求"气沉丹田"，有意地运用腹式呼吸，加大呼吸深度，因而有利于改善呼吸功能和血液循环。另外，通过轻松柔和的运动，可以使年老体弱的人经络舒畅，新陈代谢旺盛，体质、功能得到增强。

目前，很多科研部门对太极拳正在进行研究。通过从生理、生化、解剖、心理、力学等多学科的研究证明，太极拳对防治高血压、心脏病、肺病、肾病、肝炎、关节病、胃肠病、神经衰弱等慢性病有很好的疗效。

五禽戏

五禽戏是东汉名医华佗通过模仿虎、熊、鹿、猿、鸟（鹤）几种动物的神态动作，以保健强身的一种气功功法。中医认为，禽戏的锻炼通过神韵、形神、意气相随，内外合一，达到强肝益肾、疏通气血、活动筋骨、舒畅经络等目的。五禽戏有5套动作：虎戏主肾、鹿戏主肝、熊戏主脾、藏戏主心、鸟戏主肺。

五禽戏和太极一样讲究"外动内静""动中求静""动静兼备""刚柔并济""内外兼修"。五禽戏锻炼要做到：全身放松，意守丹田，呼吸均匀，形神合一。练习五禽戏关键在模仿，即模仿5种动物。因此，练虎戏时要表现出威武勇猛的神态，柔中有刚，刚中有柔；练鹿戏时要体现其静谧恬然之态；练熊戏时要在沉稳之中寓有轻灵，将其剽悍之性表现出来；练猿戏时要仿效猿敏捷

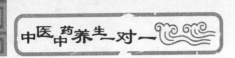

灵活之性；练鸟戏时要表现其展翅凌云之势，方可形神兼备。练习五禽戏主要运用腰的力量，所以可活动腰肢关节，壮腰健肾，疏肝健脾，补益心肺，从而达到延年益寿的目的。

1. 虎戏

脚后跟靠拢成立正姿势，两臂自然下垂，两眼平视前方。

先来看左式。

两腿屈膝下蹲，重心移至右腿，左脚虚步，脚掌点地，靠于右脚内踝处，同时两掌握拳提至腰两侧，拳心向上，眼看左前方。左脚向左前方斜进一步，右脚随之跟进半步，重心坐于右腿，左脚掌虚步点地，同时两拳沿胸部上抬，拳心向后，抬至口前两拳相对翻转变掌向前按出，高与胸齐，掌心向前，两掌虎口相对，眼看左手。

右式稍有不同，左脚向前迈出半步，右脚随之跟至左脚内踝处，重心坐于左腿，右脚掌虚步点地，两腿屈膝，同时两掌变拳撤至腰两侧，拳心向上，眼看右前方。与左式同，唯左右相反。如此反复左右虎扑，次数不限。

2. 鹿戏

身体自然直立，两臂自然下垂，两眼平视前方。右腿屈膝，身体后坐，左腿前伸，左膝微屈，左脚虚踏；左手前伸，左臂微屈，左手掌心向右，右手置于左肘内侧，右手掌心向左。两臂在身前同时逆时针方向旋转，左手绕环较右手大些，同时要注意腰胯、尾骶部的逆时针方向旋转，久而久之，过渡到以腰胯、尾骶部的旋转带动两臂的旋转。右式动作与左式相同，唯方向左右相反，绕环旋转方向亦有顺逆不同。

3. 熊戏

身体自然站立，两脚平行分开与肩同宽，双臂自然下垂，两眼平视前方。先右腿屈膝，身体微向右转，同时右肩向前下晃动、右臂亦随之下沉，左肩则向外舒展，左臂微屈上提。然后左腿屈膝，其余动作与上左右相反。如此反复晃动，次数不限。

4. 猿戏

脚跟靠拢成立正姿势，两臂自然下垂，两眼平视前方。两腿屈膝，左脚向前轻灵迈出，同时左手沿胸前至口平处向前如取物样探出，将达终点时，手掌撮拢成钩手，手腕自然下垂。右脚向前轻灵迈出，左脚随至右脚内踝处，脚掌虚步点地，同时右手沿胸前至口平处时向前如取物样探出，将达终点时，手掌撮拢成钩手，左手同时收至左肋下。左脚向后退步，右脚随之退至左脚内踝处，脚掌虚步点地，同时左手沿胸前至口平处向前如取物样探出，最终成为钩手，右手同时收回至右肋下。右式动作与左式相同，唯左右相反。

5. 鸟戏

两脚平行站立，两臂自然下垂，两眼平视前方。左脚向前迈进一步，右脚随之跟进半步，脚尖虚点地，同时两臂慢慢从身前抬起，掌心向上，与肩平行，两臂向左右侧方举起，随之深吸气。右脚前进与左脚相并，两臂自侧方下落，掌心向下，同时下蹲，两臂在膝下相交，掌心向上，随之深呼气。右式同左式，唯左右相反。

传统八段锦

八段锦在我国已有八百余年的历史，动作简单易学，不受场地限制，一年四季皆宜，运动量与太极拳相似。八段锦只有8个动作，有立、屈、马步三个基本姿势。

第一段：两手托天理三焦。立正姿势，全身放松。吸气，同时将双臂徐徐从左右两侧举至头顶。双手十指交叉，翻掌，掌心向上托起如托天状。两脚跟也随之提起离开地面。随呼吸同时将两臂放下。脚跟着地。重复1～2遍。

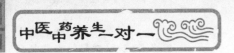
第二段：左右开弓似射雕。状如拉弓射箭，先左后右，吸气时拉弓，呼气时缓缓放松。左右各做1～3遍。

第三段：调理脾胃单手举。立正，吸气，右手翻掌上举，手心向上，指尖向右；同时左手向下压，手心向下，指尖向前。呼气复原。吸气，左手翻掌上举，右手向下压。如此反复做1～3遍。

第四段：五劳七伤望后瞧。立正，全身放松，随吸气头满，慢慢向左转，眼向后看。呼气复原。

第五段：摇头摆尾去心火。双腿叉开，屈膝成骑马式，双手扶大腿，虎口朝内。随吸气上身向前屈俯，随即向左前方做弧形摇转，臀部向右摇转。呼气复原。吸气，上身向右弧形摇转，臀部向左摇转。呼气复原。如此做1～3遍。

第六段：双手攀足固肾腰。立正，呼气徐徐向下弯腰，两臂下垂，似攀足（不必真攀），随吸气复原。然后呼气，双手掌按在腰部，上身徐徐后仰，随吸气复原。如此一伸腰一屈腰，反复做1～3遍。

第七段：攒拳怒目增气力。两腿分开，屈膝成骑马式，随吸气左手攒拳，放于腰部，右拳向前徐徐击出。左右各做1～3遍。

第八段：背后七颠百病消。立正，全身放松，两脚跟提起，离地约半寸，立即落下。如此连做7遍。

吐气六字诀

六字诀是一种吐纳法。它是通过呬、呵、呼、嘘、吹、嘻六个字的不同发音口型，唇齿喉舌的用力不同，以牵动不动的脏腑经络气血的运行。

预备式：两足开立，与肩同宽，头正颈直，含胸拔背，松腰松胯，双膝微屈，全身放松，呼吸自然。

呼吸法：顺腹式呼吸，先呼后吸，呼所时读字，同时提肛缩肾，体重移至足跟。

调息：每个字读 6 遍后，调息一次，以稍事休息，恢复自然。

1. 嘘字功平肝气

嘘，读（xū）。口型为两唇微合，有横绷之力，舌尖向前并向内微缩，上下齿有微缝。

呼气念"嘘"字，足大趾轻轻点地，两手自小腹前缓缓抬起，手背相对，经胁肋至与肩平，两臂如鸟张翼向上、向左右分开，手心斜向上。两眼反观内照，随呼气之势尽力瞪圆。屈臂两手经面前、胸腹前缓缓下落，垂于体侧。再做第二次吐字。如此动作 6 次为一遍，作一次调息。

嘘气功可以治目疾、肝肿大、胸胁胀闷、食欲不振、两目干涩、头目眩晕等症。

2. 呵字功补心气

呵，读（kē）。口型为半张，舌顶下齿，舌面下压。

呼气念"呵"字，足大趾轻轻点地；两手掌心向里由小腹前抬起，经体前到至胸部两乳中间位置向外翻掌，上托至眼部。呼气尽吸气时，翻转手心向面，经面前、胸腹缓缓下落，垂于体侧，再行第二次吐字。如此动作 6 次为一遍，作一次调息。

呵字功治心悸、心绞痛、失眠、健忘、盗汗、口舌糜烂、舌强语言塞等心经疾患。

3. 呼字功培脾气

呼，读（hū）。口型为撮口如管状，舌向上微卷，用力前伸。

呼气念"呼"字，足大趾轻轻点地，两手自小腹前抬起，手心朝上，至脐部，左手外旋上托至头顶，同时右手内旋下按至小腹前。呼气尽吸气时，左臂内旋变为掌心向里，从面前下落，同时右臂回旋掌心向里上穿，两手在胸前交叉，左手在外，右手在里，两手内旋下按至腹前，自然垂于体侧。再以同样要领，右手上托，左手下按，作第二次吐字。如此交替共做 6 次为一遍，做一次

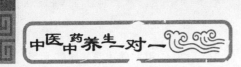

调息。

呼字功治腹胀、腹泻、四肢疲乏，食欲不振，肌肉萎缩、皮肤水肿等脾经疾患。

4. 呬字功补肺气

呬，读（sī）。口型：开唇叩齿，舌微顶下齿后。

呼气时念"呬"字，两手从小腹前抬起，逐渐转掌心向上，至两乳平，两臂外旋，翻转手心向外成立掌，指尖对喉，然后左右展臂宽胸推掌如鸟张翼。呼气尽，随吸气之势两臂自然下落垂于体侧，重复6次，调息。

5. 吹字功补肾气

吹，读（chuī）。口型为撮口，唇出音。

呼气时读"吹"字，足五趾抓地，足心空起，两臂自体侧提起，绕长强、肾俞向前划弧并经体前抬至锁骨平，两臂撑圆如抱球，两手指尖相对。身体下蹲，两臂随之下落，呼气尽时两手落于膝盖上部。随吸气之势慢慢站起，两臂自然下落垂于身体两侧。共做6次，调息。

吹字功可对治腰膝酸软，盗汗遗精、阳痿、早泄、子宫虚寒等肾经疾患。

6. 嘻字功理三焦

嘻，读（xī）。口型为两唇微启，舌稍后缩，舌尖向下。有喜笑自得之貌。

呼气念"嘻"字，足四、五趾点地。两手自体侧抬起如捧物状，过腹至两乳平，两臂外旋翻转手心向外，并向头部托举，两手心转向上，指尖相对。吸气时5指分开，由头部循身体两侧缓缓落下并以意引气至足四趾端。重复6次，调息。

嘻字功治由三焦不畅而引起的眩晕、耳鸣、喉痛、胸腹胀闷、小便不利等疾患。

六字诀全套练习每个字做6次呼吸，早晚各练3遍，日久必见功效。

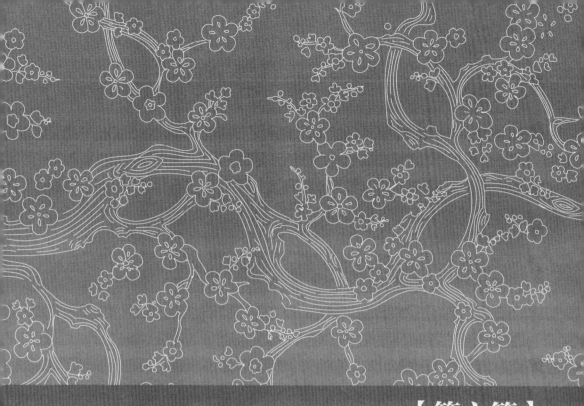

【第六篇】
精神养生，恬淡虚无病自安

篇首语

精神养生法又称精神进补法，是一种通过净化人的精神世界、节制贪欲、调节情绪，使人的心态平和、乐观、开朗、豁达，从而达到心身健康、延年益寿目的的养生方法。故善养生者，宜注意情志调摄。

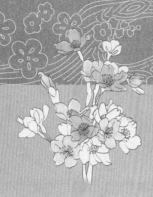

第一章：情志养生对于健康的意义

 中医养生话五志

人体是一个极其复杂的有机体，七情六欲，人皆有之。正常的精神活动，有益于身心健康。但异常的情志活动，可使情绪失控而导致神经系统功能失调，引起人体内阴阳紊乱，从而出现百病丛生、早衰甚至短寿的后果。

祖国医学认为：人有喜、怒、忧、思、悲、恐、惊的情志变化，亦称"七情"。其中怒、喜、思、忧、恐为五志，五志与五脏有着密切的联系。此观点被历代医家应用于养生学中，对于情志调摄、防病祛疾、益寿延年起着不可低估的微妙作用。故善养生者，宜注意情志调摄。而过激的情志，可影响体内功能失调，而累及五脏。

1. 怒伤肝

怒是较为常见的一种情绪，怒则气上，伤及肝而出现闷闷不乐、烦躁易怒、头昏目眩等，亦是诱发高血压、冠心病、胃溃疡的重要原因。

2. 喜伤心

喜可使气血流通、肌肉放松，益于恢复身体疲劳。但欢喜太过，则损伤心气。如《淮南子·原道训》："大喜坠慢"。阳损使心气动，心气动则精神散而邪气极，从而出现心悸、失眠、健忘、老年痴呆等。《儒林外史》中，描写范进老年中举，由于悲喜交集、忽发狂疾的故事，是典型的喜伤心病例。

3.思伤脾

中医认为："思则气结"，大脑由于思虑过度，使神经系统功能失调，消化液分泌减少，出现食欲不振、纳呆食少、形容憔悴、气短、神疲力乏、郁闷不舒等。

4.忧伤肺

忧是与肺有密切牵连的情志，人在极度忧伤时，可伤及肺，出现干咳、气短、咯血、音哑及呼吸频率改变。《红楼梦》中多愁善感、忧郁伤身的林黛玉，就是一个很好的证明。

5.恐伤肾

惊恐可干扰神经系统，出现耳鸣、耳聋、头眩、阳痿，甚至可致人于死地。老百姓常说的"吓死人"就是这个道理。

综上所言，情志活动与内脏关系十分密切，老年人随着脏腑功能的减退、调节适应能力的减弱，面对过激的情志变化就会难以承受，故而易引起疾病。古书中早就有过记载，认为过激的情志，是产生疾病的重要因素。人生在世，喜怒哀乐等情志变化，贯穿在生活之中。避免过激情志的较好方法是：遇事要镇定自如，冷静地对待目前的复杂事情。事情过后，不要把它长期放在心上，自寻苦恼。培养乐观的人生态度，提高心理上的抗逆能力，胸怀要宽阔，情绪宜

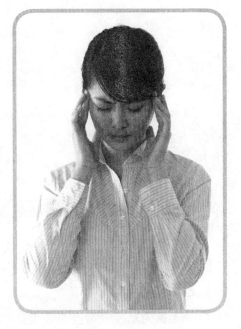

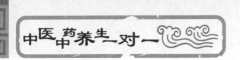

乐观。要淡泊宁静，知足常乐，把人生忧喜、荣辱、劳苦、得失视为过眼烟云。万事只求安心，保持精神内守，人则长寿。平日多参加各种有益身心健康的活动，寻找精神寄托，对预防情志过度，保证脏腑安泰，也能起到积极的作用。

 ## 心态，健康的决定因素

人体健康的四大基石是心理平衡、合理膳食、适量运动、戒烟戒酒。其中心理平衡是最重要的。保持乐观、平和的心态是健康的必须条件。

据科学研究发现，其实人体每天都会产生 3000 多个癌细胞，但同时也会产生一种"自然杀伤细胞"，专门来攻击、消灭癌细胞。如果一个人整天处在情绪低潮中的话，"自然杀伤细胞"的威力就会下降 20% 以上。也就是说，如果一个人整天心情不好，忧郁、焦虑，这些不良情绪可影响细胞介导的免疫反应，使 T 细胞活性降低，从而对病毒、真菌感染的抵抗力和对肿瘤细胞的监视能力降低，还可能表现为发烧、感觉迟钝、乏力、消化不良、精神不能集中等症状。

一旦人的心理失衡，身体也会跟着出现一系列的变化，神经系统功能失调，内分泌紊乱，各种疾病马上乘隙而入。所以，保持心理平衡非常重要。

如果一个人的心态好，待人处事就会平和稳健，这样自然就能和家人、同事、朋友相处愉快，然后良性循环，整天乐呵呵。你能想象一个整天愁眉不展的人，会身体健康、事业有成吗？

 ## 精神刺激对机体的影响

人体生病的外部原因，就是外来因素的干扰。"精神刺激"是外来因素中比较强烈的干扰。

1. 不良的精神刺激能引起人体功能的紊乱，使大脑不能有效地调节人体与自然环境的平衡关系，从而导致人体内脏各器官的功能发生紊乱，由此而引发很多疾病。

2. 一些消化系统疾病，如溃疡病、溃疡性结肠炎、胃病等，会因精神受到刺激而发生病变或者病情加剧。

3. 不良情绪的刺激还可以干扰人的免疫系统，减少抗体的产生，使人容易受感染，促发免疫性疾病。

4. 神经系统的一些疾病，也和精神刺激有千丝万缕的联系。恶性的精神刺激能够引起神经衰弱、神经官能症等。癌症的发病，也多半是因受精神刺激所致。

不良情绪诱发癌症

祖国医学历来十分重视情绪与疾病的关系，现代医学家和心理学家通过大量的流行病学、动物实验、临床观察和心理作用机制等方面的研究，进一步证实不良情绪在癌症发生发展中与生物、理化致癌因素同等重要。据资料报告，81.2% 的癌症患者在病前都经历过恶性生活遭遇；66.9% 的患者曾有过不良情绪的表现。

不良情绪主要是通过神经系统作用于内分泌系统和免疫系统来影响机体而诱发癌症的。医学研究认为，人在正常情况下，心理平衡，情绪良好，体内免疫功能正常，癌基因处于抑制状态。当长期持续的紧张和强烈的心理创伤等刺激被人感知传入大脑后，进而抑制免疫系统的功能。人体免疫功能一旦受到抑制时，就会失去对突变细胞的监视和杀灭作用，致使癌细胞得以迅速增殖，从而促进某种癌症的发生。

不良情绪还可促使胸腺退化，扰乱 T 淋巴细胞的正常发育，抑制抗体反应和吞吐噬细胞的功能，减少干扰素的产生，为癌症的发生和发展打开了方便之门。尤其是一些性格内向，表面逆来顺受，过于压抑自己情感，而内心却怒

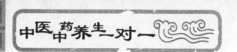

气冲天、痛苦挣扎的人，折磨久了，势必会影响机体免疫功能，增加致癌的危险性。

 ## 心理莫要超负荷

人的心理承受能力有一定限度，如果所受的刺激超过了这个限度，即为心理超负荷。医学研究证实，人体在心理超负荷状态下，体内植物神经功能和内分泌系统会出现剧烈变化。若持续时间过长，不仅会严重损害人的心理健康，而且会造成人体的某些重要器官的功能衰竭，引起疾病或使原患疾病急剧恶化，甚至诱发猝死。这一点对高血压患者来讲尤为明显。

那么，如何知道自己的心理是否超负荷呢？有专家经大量研究发现，有5条标准可以判断人的心理负荷。

1. 近期（一两周内）受过强烈的劣性精神刺激，或较长时间内连续反复受到劣性刺激（如亲人的伤亡、失业、恐怖事件等），精神一直持续在紧张状态之中。

2. 较长时间（两周以上）内经常出现疲惫感，尤其是清晨起床后仍感到很疲倦，或出现原因不明的极度疲劳。

3. 懒言、寡语、抑郁、不愿与他人交往、心慌意乱、烦闷不安、没有明显原因的嫉妒和妄想、好生气等。

4. 食欲下降、头痛、失眠、便秘或腹泻、血压波动、心律不齐等。

5. 工作和学习效率下降，注意力不集中，记忆力减退等。

如果一个人出现了其中3项或3项以上的情况，那么就基本表明此人现在的心理世界在超负荷运行，千万不可疏忽大意。一旦发现自己的心理超负荷，最好马上进行心理调节，适当停止工作或减少工作量，加强休息，适当进行身体放松和锻炼，同时注意消除劣性精神刺激的影响。

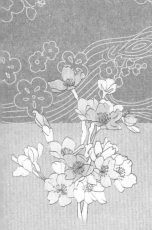

第二章：好情绪有益于健康

养心莫善于寡欲

寡欲就是节制自己的欲望。古代将人的欲望归纳为 6 种，包括名利、声色、财货、滋味、佞妄、嫉妒，而现代则分为生理性的需要和社会性的需要。

生理性的需要主要包括对空气、饮食、运动、休闲、睡眠、配偶等，这是维持生命和繁衍等方面的一种本能需要。社会性需要包括求知、交往、成就感等。

欲望还包括广义和狭义两个方面的内容。广义的"欲"是指上述的各项内容；狭义的"欲"只是指人的性欲而言。所谓的寡欲并不是要人们万念俱灭，当苦行僧，而是要人们在客观条件所允许的范围内去实现自己的愿望，正如孟子所云：鱼，我所欲也；熊掌，亦我所欲也。二者不可得兼，舍生而取义者也。生亦我所欲，所欲有甚于生者，故不为苟得也。死亦我所恶，所恶有甚于死者，故患有所不避也。如使人之所欲莫甚于生，则凡可以得生者何不用也？使人之所恶莫甚于死者测凡可以避患者何不为也？孟子在这里的意思是当鱼和熊掌不可兼得时，当然是舍弃鱼而取熊掌，因为熊掌比鱼更珍贵。而人的长生（健康长寿）和嗜欲相抵触时，人为什么就不能舍"欲"而取"生"呢？所以孟子明确地提出"养心莫善于寡欲"。

寡欲，从狭义的方面来讲是要节制性欲，这不仅对人的生理健康有十分重

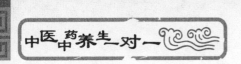

要的作用，同时对人的心理健康也是十分重要的。夫妻之间适度健康的性生活不仅符合社会的道德伦理观点，同样也是保持和谐的夫妻关系、增进夫妻间感情的物质基础，使人精神愉悦。从广义来讲，寡欲就是要人们面对色彩缤纷、物欲横流的现实生活，面对金钱、地位、女色等各种诱惑的影响，能做到不贪女色，不念权势，不为金钱所动，树立和保持正确的人生观、价值观和道德伦理观，做到"甘其食、美其服、安其居、乐其俗"。即便是粗茶淡饭，身居陋室，也能"心安茅屋稳，性定菜根香"，永远保持宁静的心情和愉悦的精神。倘若仰慕虚荣、贪恋女色、追逐金钱、官迷心窍，势必绞尽脑汁、扭曲灵魂、出卖人格、失却尊严，最终利令智昏、得一望十、有十想百、欲壑难填，导致心灵苍白、精神空虚。这样的人是没有幸福和快乐可言，也会影响自己的身体和心理健康。

知足是快乐

知足是指对自己的工作环境、生活条件等各个方面能有正确的认识，客观对待，不会超越客观的条件许可，无休止、没有节制地去追逐名利、金钱等。知足的人对自己各方面的期望值定位准确，他们的愿望容易实现，需求容易得到满足，所以心情总是充满着欢乐。他们没有过高的企求，不去与人比这比那，更不会与人斤斤计较，生活坦然，内心充实，这些都是心情愉悦的基本条件。所以，亚里士多德认为：快乐即知足。而纪晓岚则指出："事能知足心常泰，人到无求品自高。"

人总是要有欲念的，知足的人能自觉地克制自己的欲念；而不知足的人其欲念是无止境的。不知足的人欲望总是高于常人，因此他们总是不容易得到满足。即便是某些需求得到了满足，他们也高兴不起来，因为在需求得到满足的同时，他们又产生了新的更高的需求，甚至是不切实际的需求。这样的人很难得到精神上的愉悦。即使产生愉悦，其持续时间也不长。这样的人只能永远与烦恼相伴，与愤怒和悔恨为伍。

古人所说的知足，主要是对生活条件等内容的满足，所以有：良田千顷，日食三餐；广厦千间，夜眠七尺。而对工作，对自己的事业，对学习则不能知足，要不甘落后，努力进取。否则，我们的知足就会变得消极，就会陷入庸俗的泥潭，这样的人同样是无快乐可言的。

助人是美德

助人是道德修养的重要内容。自古以来，医家重视并认为助人是获得精神愉悦的一种十分重要的手段，所以有"助人是快乐之本"之说。所谓助人，就是帮助别人解决各种困难。做到这一点其实很简单，碰到不认路的，给指个路；看到拉车上坡的，给推上一把；遇到别人不顺心时，开导几句等。这样的助人，没有什么付出，比较容易做到。助人有时是需要勇气并做出很大牺牲的。乐于助人更为困难的一面则是要把助人作为一生中的自觉行动，正如毛泽东所说："一个人做点好事并不难，难的是一辈子做好事。"所以要想保持精神上的愉悦，就要不断地加强道德修养，自觉助人，自觉为社会进步作奉献。

注重道德修养的人之所以能产生和保持精神上的愉悦，一是因为这样的人心地高洁，为人清白，不为物欲所动，不为纷争所扰，宠辱皆忘，始终保持着心理上的平衡；二是他们真诚待人，胸怀坦荡，能始终和善地与人相处，保持着良好的人际关系；第三是注重道德修养的人能乐于助人，在生活中实现人的价值，充分享受着奉献之乐。

宽容忍让，心怀宽广

宽容是一种品质，是做人的一种风范。与之相反的，人之所以不能达到宽

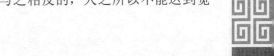

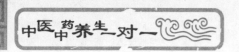
容做人，正是因为有狭隘的存在。人难免狭隘，这是大多数人的通病，我们明白了这一点，就应该对症下药，宽以待人，就是在交际交往中有较强的相容度。相容就是宽厚、容忍、心胸宽广、忍耐性强。有人把忍耐性比作弹簧，具有能伸能屈的韧性。也有人说过这样一句话："谁若想在困厄时得到援助，就应在平时宽以待人。"就是说，相容能接纳、团结更多的人，在顺利的时候共奋斗，在困难的时候共患难，进而增加成功的力量，创造更多的成功机会。反之，相容度低，则会使人疏远，减少合作力量，人为地增加成功的阻力。

一个人若能宽以待人，在生活中养成将心比心，推己及人的做人做事习惯，这样的人，肯定是受人尊敬和欢迎的。"己欲立而立人，己欲达而达人；己所不欲，勿施于人"，人同此心，心同此理。一件事情你自己不能接受，不愿意做，别人也一定不愿接受、不愿意做。记住这些教诲是大有裨益的，可以避免提出人们难以接受的要求，也避免由此带来的难堪局面。将心比心，设身处地，还可用角色互换的方法，假设自己站在对方的位置上，想想对一个行为或言论的反映、感觉如何，理解他人，体谅他人。这样，便会自觉地宽以待人了。

学会正确对待不良生活事件

"人生不如意事十之八九"。在人生的道路上，很难一帆风顺，我们会遇到令人兴奋的事情，但各种不幸的事情也随时有可能降临在我们的头上，诸如事业受挫、仕途受阻、家庭不和、婚姻变异、亲人分离或患病甚至去世等。这些生活中的不良事件都会对人们的心理造成很大冲击，而能否正确对待这些事件，则与冠心病的发病有着很大的关系。

不同的人面对这些事件可能会有不同的反应，如有的人可能会"激流勇进"，在逆境中坚韧不拔、奋起反抗，争取"柳暗花明"或"东山再起"；而有的人则可能从此一蹶不振、意志消沉、心灰意冷，对生活或事业不再抱有任何希望，甚至想着"当一天和尚撞一天钟"，过一天算一天罢了。而这些不同的反应，对人们的身体和心理会产生不同的影响。当人们遇到这些不良生活事件却又不能尽早排解其负面影响而长期生活在这些事件的阴影中时，就会产生消极的情绪和行为，从而亦会加重心脏的负担。

因此，学会正确对待生活中的不良事件，对预防冠心病有着重要意义。在遇到不良生活事件时，应以积极的心态来面对，看到事情好的一方面，同时认识到挫折可以使人痛苦，但也可以"化悲痛为力量"，促进更好地发展。

采取积极措施调节自己的心理，排解心中的不快；多参加一些有益身心的文娱活动来转移注意力，如习字作画、音乐舞蹈、养花种草、遛鸟钓鱼等；还可以找人谈心、交流，或者找心理医生帮助治疗。在必要时，可以转换工作和生活的环境；摆脱让自己悲伤、痛苦、愤怒等的环境，在新的环境中开始新的生活。

要带着一颗感恩的心

感恩是一种美好的感情，是一种健康的心态，是一种良知，也是一种动力。一个人如果有了一颗感恩的心，他就是一个幸福的人。如果我们怀着一颗感恩的心来面对身边的人、事、物，感谢别人的理解进而理解别人，感谢别人的帮助进而帮助别人，感谢别人的支持进而支持别人，感谢别人的赞美进而赞美别人，感谢别人的关心进而关心别人，那么，世界上最美好的理解、帮助、支持、赞美和关怀都会一起向你涌来，你会感到原来生活是如此的幸福和快乐。

顺境时心存感激，逆境中心存喜乐，这才是快意舒坦的人生。人的一生，不可能一帆风顺，种种挫折、失败、无奈，都需要我们勇敢地面对，豁达地处理。这时，就看我们是一味地埋怨生活，从此委靡不振，还是对生活满怀感恩，跌倒了再爬起来？你感恩生活，生活将赐予你灿烂的阳光，你只知怨天尤人，最终可能一无所有！感恩，会使我们在失败时看到差距，在不幸时得到慰藉。

感恩不是一种纯粹的心理安慰，也不是对现实的逃避，更不是阿Q的精神

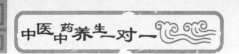

胜利法。感恩来自于对生活的爱与希望。有了感恩的心，我们即使遭遇挫折，受到不公平待遇，碰到无法逾越的障碍，也不会怨恨失望，更不会自暴自弃。而且，有了感恩的心，我们才能放开胸怀，宽容待人，坦然做事。

笑，是一剂天然良药

笑，是最廉价的天然良药。笑是"美容师"，是"长寿经"。美国斯坦福大学医学院的专家说：笑是一种运动，或者说是一种静止的跑步。一次欢笑能使呼吸运动加深，肺活动增强。笑又能使胃体积缩小、胃壁张力加大，消化液增多，饮食增进。笑声中心跳加快，血液流速增强，面部及眼球的血液供应充足，从而使面颊红润，眼睛明亮，容貌焕发。笑能使大量肌肉得到运动，从面部的微小肌肉直到腹部、背部和四肢的大块肌肉。3分钟的笑能代替15分钟的体操。

同任何事物都有两重性一样，笑对于人体也并非绝对有益。哪些人哪些时候不宜大笑呢？

吃饭时不要大笑，避免"呛着"。大笑可能使会厌反射失灵，食物有可能误入食管。

腹腔手术后一段时间内，病人不宜"捧腹大笑"。由于大笑之时，腹腔压力增强，使愈合不良的伤口裂开，即所谓"笑破肚皮"。

一些人大笑之后，下颌关节脱位，口不能闭合，这就是我们常说的"笑掉大牙"。

有严重心血管疾病的患者不宜大笑。过分的或者不合时宜的笑，不仅于健康无益，有时甚至造成危害。

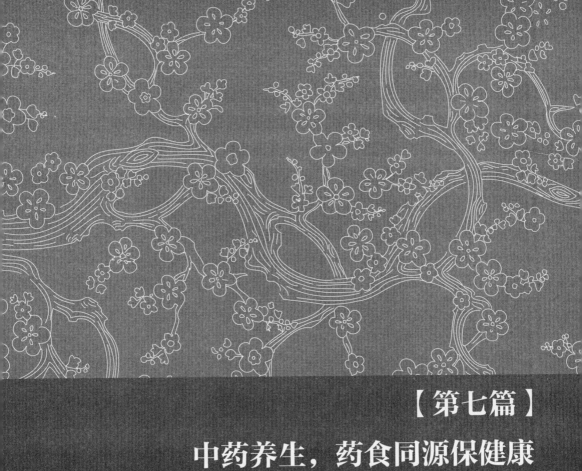

【第七篇】
中药养生，药食同源保健康

篇首语

中药是中医的传统特有药物，是我国优秀民族文化中的瑰宝，它以植物类药物为主，通过特定方法熬制以后对人体的疾病有相当好的恢复作用，是中医的必备治疗方法之一。

第一章：常用养生中药

 补气中药

人参——补益保健之佳品

【性味归经】甘、微苦，平。归脾经、肺经、心经。

【功效主治】大补元气，复脉固脱，补脾益肺，生津止渴，安神益智。主治劳伤虚损、食少、倦怠、反胃吐食、大便滑泄、虚咳喘促、自汗暴脱、惊悸、健忘、眩晕头痛、阳痿、尿频、消渴、妇女崩漏、小儿慢惊及久虚不复，一切气血津液不足之症。

【实用偏方】

便秘：人参10克，黑芝麻25克，白糖适量。黑芝麻捣烂，水煎人参，去渣留汁，加入黑芝麻及白糖。

四肢无力，身体瘦弱：人参3克，大枣6枚。沸水冲泡，加盖焖15～20分钟，饮汁，每日1剂。

阳虚气喘，汗出头晕：人参15克，熟附片30克，分作4剂，每剂加生姜10片，水煎服。

久咳气喘：人参8克，胡桃5个，生姜5片，水煎分早、中、晚3次服，每日1剂。

龙眼——补益气血的理想中药

【性味归经】甘，温。归心经、脾经。

【功效主治】补益心脾，养血安神。用于心脾两虚，气血亏虚之惊悸，失眠，健忘，食少倦怠及妇女崩漏出血等。

【实用偏方】

失眠：龙眼肉 10 克，莲子 50 克，大枣 20 枚，水煎后加糖少许食用。

神经衰弱：龙眼肉、芡实各 20 克，糯米 100 克，酸枣仁 15 克，共煮成粥。食用时调入蜂蜜 30 克。早、晚服食。糖尿病患者慎服。

产后浮肿：龙眼干、生姜、大枣各适量，煎汤服。

近视：龙眼肉 10 克，枸杞子 3 克。放入杯中，以适量沸水冲泡，加盖焖 20 分钟，即可饮用。

枸杞子——滋补调养良药

【性味归经】甘，平。归肝经、肾经。

【功效主治】滋补肝肾，益精明目。用于虚劳精亏、腰膝酸痛、眩晕耳鸣、内热消渴、血虚萎黄、目昏不明。

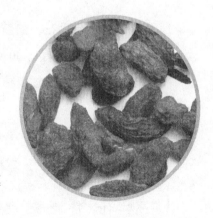

【实用偏方】

乳腺癌：枸杞子、熟地黄、贝母各 15 克，山茱萸、山药、茯苓、炙甘草各 9 克，半枝莲 30 克，水煎，分 2 次服。

眩晕目昏，高血压，神经衰弱：枸杞子、山茱萸、山药各 12 克，茯苓、牡丹皮、泽泻、菊花各 9 克，熟地黄 24 克，制为丸，每服 9 克，每日 3 次。亦可为汤剂，水煎，分 2 次服。

肝癌：枸杞子、八月札、干蟾皮各 15 克，丹参、赤芍、皂角刺、橘叶、瓜

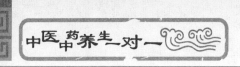

蒌皮、白花蛇舌草各 30 克，水煎，分 2 次服。可使肝区疼痛等症状明显减轻，贫血改善，肿瘤缩小。

年老体衰：枸杞子 10 粒，用清水洗净后放入口中含化，约半小时后嚼烂咽下，每天 3～4 次。

桑葚——养心益智佳果

【性味归经】甘、酸寒。归心经、肝经、肾经。

【功效主治】补血，滋阴，生津，润燥。用于眩晕耳鸣、心悸失眠、须发早白、津伤口渴、内热消渴、血虚便秘；补肝益肾、熄风滋液。主治肝肾阴亏、消渴、便秘目暗、耳鸣、瘰疬、关节不利。

【实用偏方】

贫血：鲜桑椹子 60 克，桂圆肉 30 克。炖烂食，每日 2 次。

闭经：桑椹子 15 克，红花 3 克，鸡血藤 30 克。加黄酒和水煎每日分 2 次服。

须发早白、眼目昏花、遗精：桑椹子 30 克，枸杞子 18 克。水煎服每日 1 次。或桑椹子 30 克，克首乌 30 克。水煎服每日 1 次。

肺结核，阴虚潮热干咳少痰：鲜桑椹子 60 克，地骨皮 15 克，冰糖 15 克。水煎服每日早晚各 1 次。

黄精——补气养阴

【性味归经】性平，味甘。归脾经、肺经、肾经。

【功效主治】补肾阴，益精血，补脾注肺、养阴益精，故适用于病后虚损、脾胃虚弱、营养不良之证。

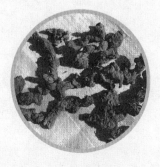

【实用偏方】

脾胃虚弱，体倦无力：黄精、党参、淮山药各 30

克，蒸鸡肉食用。

高脂血症：黄精30克，山楂25克，何首乌15克。水煎服，每日一剂。

肾虚腰痛：黄精、杜仲、伸筋草各15克，水煎服。

肺痨咳血：黄精15克，冰糖10克，炖服。

黄芪——补气中药之最

【性味归经】甘，微温。归脾经、肺经。

【功效主治】补诸虚，益元气，壮脾胃、去肌热，排脓痛，托毒生肌等功用。在养生中，黄芪善生发，补气生血，气生水降，利水退肿，补气生阳，固表止汗，鼓气以耗毒排脓。故凡脾肺气虚，头晕气短，懒言无力，食少便溏，阳气下陷，发热畏寒，久泻脱肛，气不摄血，血虚津亏，崩漏便血，表虚不固，自汗盗汗，痈疽肿毒，久溃不敛，小便不利，皮肤水肿等，皆可用之。

【实用偏方】

慢性肺心病：将黄芪注射液40毫升加入到5%的葡萄糖注射液或林格氏液250毫升中进行静脉滴注，1天1次。2周为1个疗程。

糖尿病：用黄芪30克，水煎服，或水煎后代茶饮用。或用黄芪30克，加枸杞子15克，水煎服。

高血压：黄芪、牡蛎各30克，女贞子、桑寄生各25克，牛膝10克，泽泻5克，钩藤20克，水煎服。

体虚自汗：黄芪15克，水煎服，隔天1剂，10天为1个疗程，停药5天后再行第2个疗程。

西洋参——滋阴降火

【性味归经】甘、微苦，凉。归肺经、心经、肾经。

【功效主治】补气养阴，清火生津。用于啼肾阴虚火旺，劳热咳血等。常与滋阴降火药同用；外感热病，气阴两伤，烦倦口渴等，常配伍清热生津药；用于

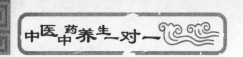

津液不足，口干舌燥等。此外，还可治疗肠热津亏之便血。

【实用偏方】

身体虚弱：西洋参6克，黄精15克，生地黄20克，麦门冬15克，冬虫夏草5克，何首乌15克，水煎服。

咳血不止，胸痛，咳嗽无痰或少痰：西洋参、灵芝、枇杷叶各15克，鲜地黄25克。清水煎煮，取汁饮用。

阴虚咳嗽：西洋参5克，百合30克，加蜂蜜80克，蒸热食之。

强身健脑，久服令人益智不忘：西洋参5克，灵芝10克，煎水服，每日2次。

党参——补中益气

【性味归经】甘，平。归脾经、肺经。

【功效主治】健脾补肺，益气养血生津。主治脾胃虚弱，食少便溏，倦怠乏力，肺虚喘咳，气短懒言，自汗，血虚萎黄，口渴。

【实用偏方】

因服寒剂而损伤脾胃、口舌生疮者：党参（焙）、炙黄芪各6克，茯苓3克，生甘草1.5克，白芍2.1克。水煎，温服。

低血压症：党参15克，黄精12克，肉桂10克，大枣10枚，甘草6克，水煎服，15剂为1个疗程。

脾胃虚弱，食少便溏：党参、茯苓、白术各10克，炙甘草3克，水煎服。

健忘失眠：党参、当归各10克，熟地黄15克，远志3克，水煎服。

太子参——可用于保健食品药材

【性味归经】甘、微苦，平。归脾经、肺经。

【功效主治】补气生津。用于脾虚食少，倦怠乏力，心悸自汗、肺虚咳嗽、津亏口渴等。尤对气阴不足、火不盛者及小儿食之为宜。

【实用偏方】

自汗： 太子参15克，浮小麦25克，水煎服。

小儿营养不良： 太子参、炒扁豆、莲子肉、麦芽、神曲、淮山药、使君子各9克，陈皮5克，水煎服。

病后虚热，津伤口干： 太子参、生地、白芍、玉竹各9克。水煎服。此汤具有清热生津止渴之效。

神经衰弱（神经症）、失眠： 太子参15克，当归、酸枣仁、远志、炙甘草各9克。水煎服。

白术——健脾益气

【性味归经】苦、甘，温。归脾经、胃经。

【功效主治】健脾益气、燥湿利水、止汗、安胎。用于脾虚食少、腹胀泄泻、痰饮眩悸、水肿、自汗、胎动不安。

【实用偏方】

手术后便秘： 生白术60克，生地30克，升麻3克，水煎服。本法对妇科、外科手术后便秘者有效。

儿童流涎： 生白术捣碎，加水和食糖，放锅上蒸汁，分次口服，每天用15克。

肝病所致的皮肤发黄，神疲身冷，身如熏黄，脘闷食少或见腹胀，大便不实。茵陈3克，白术6克，附子1.5克，干姜1.5克，甘草（炙）3克，肉桂（去皮）1克，水煎服。

脾虚胀满： 白术100克，橘皮200克。研成末，以酒糊丸，做成梧桐子大。每食前以木香汤送下30丸。

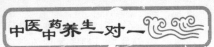
山药——补虚佳品

【性味归经】甘，平。归脾经、肺经、肾经。

【功效主治】补脾，养肺，固肾，益精。主脾虚泄泻，食少浮肿，肺虚咳喘，消渴，遗精，带下，肾虚尿频，外用治痈肿，瘰疬。

【实用偏方】

脾虚久泻：山药、党参各 12 克，茯苓、白术各 9 克，神曲 6 克，水煎服。

肺肾虚喘：山药、山茱萸各 9 克，五味子 3 克，水煎服。

小儿遗尿：山药、太子参各等量，共研末，每次 6 克，开水冲服，每日 3 次。

脾虚泄泻：山药、党参各 15 克，白术、扁豆、陈皮、焦三仙各 10 克，水煎服。

 # 补血中药

当归——补血和血良药

【性味归经】甘、辛，温。归肝经、心经、脾经。

【功效主治】活血，止血，通络、养血、行血，主治一切血症，特别是妇科。凡月经不调、经闭、经痛、胎产、肝损、血虚、血滞、痈疽、疮疡、消肿、排脓、跌打损伤，无不用之，尤其对血分有寒者更佳。

【实用偏方】

月经不调：当归、熟地黄各 9 克，白芍、川芎各 6 克，水煎服。

肠燥便秘：火麻仁、生地各 12 克，苦杏仁、桃红、当归各 9 克，枳壳 6 克，水煎服。

虚寒腹痛：当归、白芍各 12 克，桂枝 9 克，水煎服。

血虚症：当归、白芍各 10 克，川芎 6 克，熟地 15 克，水煎服。

白芍——养血柔肝良品

【性味归经】苦、酸．微寒。归肝经、脾经。

【功效主治】养血柔肝，缓中止痛，敛阴收汗。治胸腹胁肋疼痛，泻痢腹痛，自汗盗汗，阴虚发热。

【实用偏方】

月经不调：白芍、当归、熟地黄各9克，川芎4.5克，水煎成汤，内服。

胁肋滞痛：白芍、柴胡、制香附、炙甘草各9克，枳壳、川芎各4.5克，水煎，每日1剂，分2次服。

痢疾腹痛：白芍18克，黄芩、当归各9克，大黄、木香、槟榔各6克，黄连4.5克，肉桂2克，甘草3克，水煎服。

刀伤：白芍30克，熬黄，研为细末。每服酒或米汤送下6克。同时可用药末敷伤处。

熟地黄——最宜滋阴补血

【性味归经】甘，温；归肝经、肾经

【功效主治】补血滋润；益精填髓。用于血虚萎黄，眩晕心悸，月经不调，崩不止，肝肾阴亏，潮热盗汗，遗精阳痿，不育不孕，月经不调，崩漏下血，腰膝酸软，耳鸣耳聋，头目昏花，须发早白，消渴，便秘，肾虚喘促。

【实用偏方】

牙痛：生石膏30克，熟地30克，细辛3克（后下）。水煎2次，混合后分上、下午服，每日1剂，连服3～5剂。

盗汗遗精：熟地黄240克，山茱萸、山药各120克，泽泻、牡丹皮、白茯苓各90克，知母90克，炼蜜为丸。每服6～9克，每日2～3次。

骨质增生：熟地黄、骨碎补、炙马钱子、鸡血藤、肉苁蓉各60克，三七、乳香、没药、川芎各30克。同研为末，炼蜜为丸，每丸重6克，每次黄酒送服1丸，每日2次。

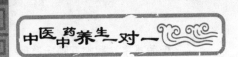

性欲淡漠：熟地、山萸肉、五味子、女贞子、旱莲草、淫羊藿、紫河车、山药各适量。水煎服，每日2剂。

阿胶——滋阴补血圣品

【性味归经】甘，平。归肺经、肝经、肾经。

【功效主治】滋阴润肺，补血止血，定痛安胎。主治血虚萎黄，眩晕心悸，为治血虚的主药。

【实用偏方】

妊娠腹痛，不痢不止：阿胶（炙）60克，黄连、石榴皮、当归各90克，艾叶45克。上药共研细末，水6升，煎至2升，分3次服。忌生冷肥腻。

虚烦不眠：阿胶15克，酸枣仁5克。酸枣仁煎水1小碗，加放阿胶和匀，临睡前顿服。

咳嗽日久不愈：阿胶30克，人参60克，用豉汤加葱白同煎，在咳嗽发作时温服。

便血：阿胶、炒蒲黄各10克，白茅根15克，水煎服。

何首乌——补益精血润肠

【性味归经】苦、甘、涩，温；归肝经、心经、肾经。

【功效主治】解毒，消痈，润肠通便。用于瘰疬疮痛，风疹瘙痒，肠燥便秘；高血脂。

【实用偏方】

血虚头发早白：制何首乌30克，鸡蛋1～2个。将何首乌水煎2次，去渣，入鸡蛋煮熟服，每日1次，连服30～60天。

腰酸腿痛：制何首乌15克，枸杞子、菟丝子各10克，水煎服。

失眠：何首乌60克，水煎服，每日1剂。

小儿遗尿症： 何首乌、五倍子各3克。将上药研末，用普通食用醋调成软膏状。临睡前敷于脐部，以纱布覆盖，胶布固定，次晨取下，连用5夜为1个疗程。

紫河车——益气养血补精

【性味归经】甘、咸，温。归肺经、心经、肾经。

【功效主治】温肾补精，益气养血：用于肝肾阴虚。骨蒸劳热、盗汗等；肾阳不足，精血亏虚，腰膝酸软，头晕耳鸣，健忘，阳痿，早泄等；妇女冲任虚损，闭经、宫冷不孕，以及产后乳少，属气血虚少者。此外，还可用于年老久病，先天不足者。

【实用偏方】

乳汁不足： 紫河车1具，去膜洗净，慢火炒焦，研末，每日晚饭后服2.5～5克。

轻度糖尿病： 紫河车1具，淮山药500克。烘干，均研细末。混匀，口服。每日3次，每服15克。

肺结核消瘦、咳嗽、咯血： 紫河车4份，白及2份，百部2份。烘干、研末，炼蜜为丸，每丸重10克，每服2丸，每日3次。

贫血： 紫河车30克，大枣10枚，枸杞子15克。水煎服，每日1剂。或用胎盘粉，装入胶囊服用，每次2～4克，每日3次，可收补气养血之效。

 补阳中药

鹿茸——壮阳补精强筋骨

【性味归经】甘、咸，温。归肾经、肝经。

【功效主治】壮肾阳，补精髓，强筋骨，调冲任，托疮毒。主治肾虚、头晕、

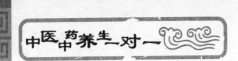

耳聋、目暗、阳痿、滑精、宫冷不孕、羸瘦、神疲、畏寒、腰脊冷痛、筋骨痿软、崩漏带下、阴疽不敛及久病虚损等症。

【实用偏方】

老人肾虚腰痛：鹿茸适量，炙酥，研末，酒调，每服3克。亦可用鹿茸1克（冲服），杜仲12克，核桃仁30克。水煎服，每日1剂。

遗尿症：鹿角霜60克，五味子30克，共研细末，每晚用黄酒冲服6克。

再生障碍性贫血、血小板减少症：取鹿茸内骨髓，用白酒浸渍制成20%的鹿茸血酒，口服10毫升，每日3次。

阳痿：鹿茸10克，山药30克。以白酒500克浸渍。每次饮1～2小杯。

淫羊藿——补肾阳强筋骨

【性味归经】辛、甘，温。归肾经、肝经。

【功效主治】补肾阳，强筋骨，祛风湿。用于阳痿遗精，筋骨痿软，风湿痹痛，麻木拘挛；更年期高血压。

【实用偏方】

宫颈癌：淫羊藿、凤尾草、夏枯草、土茯苓各15克，仙茅9克，白英30克，水煎，分3次服。

慢性喘咳：淫羊藿80克，切碎，煎取浓汁，混合干品20克，制成丸剂。生服7.5克，每日2次，10天为1个疗程。

腰膝冷：淫羊藿500克，放入10升酒中浸泡3天后，常饮服。

老年肾虚：淫羊藿、仙茅各12克，巴戟天10克，当归、黄柏、知母各9克，水煎服。

益智仁——温脾止泻暖肾

【性味归经】辛，温。归肾经、脾经。

【功效主治】温脾止泻摄唾，暖肾固精缩尿。用于脾寒泄泻，腹中冷痛，口多唾涎，肾虚遗尿，小便频数，遗精白浊。

【实用偏方】

泌尿系感染： 益智仁10克，栀子10克，黄芩10克，败酱草30克，赤小豆30克，木通10克，车前草15克，乌药10克，甘草10克，蒲公英30克，水煎服。

小儿遗尿： 益智仁10克，补骨脂10克，茯苓15克，山茱萸10克，菟丝子10克，五味子6克，白果10克，桑螵蛸15克，肉桂3克，水煎服。

老年痴呆： 益智仁、黄芪、熟地黄、山茱萸、鹿角胶、丹参、川芎、郁金、石菖蒲、远志各适量，水煎服。

小便频数： 石菖蒲、乌药、益智仁、萆薢各30克，甘草梢15克。共研粗末，水煎服。

肉苁蓉——补肾阳益精血

【性味归经】甘、咸，温。归肾经、大肠经。

【功效主治】补肾阳，益精血，润肠通便。用于阳痿，不孕，腰膝酸软，筋骨无力，肠燥便秘。

【实用偏方】

阳痿： 肉苁蓉、菟丝子、蛇床子、五味子、远志、续断、杜仲各2克。上7味，捣碎，炼蜜和为丸，如梧桐子大，每服5丸。

肾虚遗精： 肉苁蓉、鹿茸、山药、白茯苓各等份，共为细末，米糊为丸，如梧桐子大，枣汤送下，每服30丸。

肾虚不孕： 肉苁蓉30克，鹿茸18克，原蚕蛾4.5克，山药30克。炼蜜为丸，每服10克，每日2次。

肾阳虚闭经： 肉苁蓉、附子、茯苓、白术、桃仁、白芍各15克，干姜10克。水煎服，每日1剂。

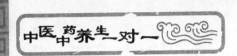

锁阳——补肾助阳润肠

【性味归经】甘，温。归肝经、肾经、大肠经。

【功效主治】补肾助阳、润肠通便。主治腰膝酸软、阳痿、不孕、大便秘结等症。

【实用偏方】

心肾阳虚型冠心病：锁阳60克，猪油50克。将猪油加热，油炸锁阳，再把锁阳轧为末。每次10克，用沸水冲，代茶饮。

阳痿：锁阳45克，黄柏（酒炒）240克。龟甲（酒炙）120克，知母（酒炒）60克，熟地黄、陈皮、白芍各160克，干姜15克。上药共为末，酒糊为丸，或制成粥。

阳痿滑精：锁阳10克，水煎30分钟作用，取汁，一日内分2次温服。

腰骨酸软、筋骨疼痛：锁阳4.5克，黄柏、龟板各12克，知母、熟地黄、陈皮、白芍各6克，虎骨3克，干姜2克，水煎服。每日1剂，一日内分2次温服。

补骨脂——温肾助阳止泻

【性味归经】辛、苦，温。归肾经、脾经。

【功效主治】温肾助阳，纳气，止泻。用于阳痿遗精，遗尿尿频，腰膝冷痛，肾虚作喘，五更泄泻；外用治白癜风，斑秃等症。

【实用偏方】

牛皮顽癣：补骨脂30克，用75%的酒精100毫升浸泡1周，纱布过滤浓缩至原量1/3，涂擦患处。

子宫出血补骨脂10克，赤石脂10克（先煎）。每日1剂，水煎服，分2次服。

顽固性遗尿：补骨脂3克，麻黄0.5克。研末，冲服，每日2次。

肾虚腰痛，起坐艰难，仰俯不利：补骨脂、炒杜仲、大蒜各120克，核桃仁90克，青盐30克。将药研末，大蒜煮熟与核桃仁、青盐捣成膏，合药末，炼蜜为丸，每丸重9克。每次1丸，每日2次。

菟丝子——补肾益精安胎

【性味归经】甘，温。归肾经、肝经、脾经。

【功效主治】补肾益精，养肝明目，安胎。可用于腰膝酸痛、阳痿、早泄、遗精、遗尿、尿频余沥、耳鸣、头眩眼花、视力减退、先兆流产、带下等症。

【实用偏方】

黄褐斑：菟丝子30克，枸杞子15克，何首乌15克，女贞子15克，白芍15克，僵蚕6克，白茯苓30克，白蒺藜10克，生地黄15克，桃仁10克，水煎服，每日1剂。

阳痿：菟丝子、巴戟天各15克，蜈蚣3克，研末混匀，加适量水制成药丸，每次6克，每日两次，黄酒送服。

遗精：菟丝子15克，枸杞、杜仲各12克，莲须、韭子、五味子各6克，补骨脂9克。制成丸剂，每次9克，每日3次。

视力减退：菟丝子12克，熟地黄12克，车前子、女贞子、甘菊花各10克。水煎服，每日1剂。

杜仲——补肝肾强筋骨

【性味归经】甘，温。归肝经、肾经。

【功效主治】补肝肾，强筋骨，安胎。治腰脊酸疼，足膝痿弱，小便余沥，阴下湿痒，胎漏欲堕，胎动不安，高血压。

【实用偏方】

胎动不安：杜仲不计多少，去粗皮细锉，瓦上焙干，捣碎为末，煮枣肉糊

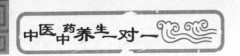

为丸，如弹子大，每服1丸，嚼烂，糯米汤送下。

温肾，祛湿止痛：杜仲12克，姜汁5毫升，烧酒3毫升。煎服。

虚寒带下，遗精早泄：盐炒杜仲10克，补骨脂8克，胡桃仁5克，大蒜4克，炼蜜为丸。每服9克，每日服2次。

孕妇腰酸足肿：杜仲、当归各10克，白术8克，泽泻6克，水煎服。

冬虫夏草——补肺气益肾精

【性味归经】甘，温。归肾经、肺经。

【功效主治】补肺气，益肾精。主治肺虚咳喘，劳嗽痰血，自汗，盗汗，肾虚阳痿，遗精，腰膝酸痛，病后体弱。

【实用偏方】

病后虚损：冬虫夏草3～5枚，老雄鸭1只，去肚杂，将鸭头劈开，纳药于布袋中，以线扎好，加酱油、酒，和平常膳食一样蒸烂熟食用。

咳喘不止：冬虫夏草、枸杞子各10克，甘草、蛤蚧各5克，川贝母12克，共研为粉。每服10～15克，每日服2次。

阳痿遗精：冬虫夏草15克，海狗肾1条。同研为末，每服5克或炖鲍鱼食，每日2次。

肺气肿：红参、清半夏、冬虫夏草各9克，麦冬、核桃肉各12克，五味子、厚朴各4.5克，炙甘草、炒苏子各3克，杏仁、桂枝各6克，生姜2片，水煎服。

骨碎补——补肾强骨止痛

【性味归经】苦，温。归肾经、肝经。

【功效主治】补肾强骨，续伤止痛。用于肾虚腰痛，耳鸣耳聋，牙齿松动，跌扑闪挫，筋骨折伤；外治斑秃，白癜风。

【实用偏方】

脱发：骨碎补 15 克，白芷 10 克，斑蝥 5 只，将之浸于 90 毫升米酒中 15 日，滤取药液涂患处。每日 3 ～ 4 次，连用 10 ～ 15 为 1 个疗程。

神经衰弱：骨碎补、制何首乌、钩藤根各 15 克，水煎服。

牙龈浮肿：升麻、骨碎补、生石膏各等量，同研为粉，加冷水调匀（按 2 ：8 配比），每日含漱 3 次。

斑秃：鲜骨碎补 15 克，斑蝥 5 只。将上药浸入烧酒 100 毫升中，12 天后，过滤擦患处，每日 2 ～ 3 次。

 ## 补阴中药

鳖甲——滋阴清热潜阳

【性味归经】咸，寒。归肝经、肾经。

【功效主治】滋阴清热，潜阳熄风，软坚散结。主治阴虚发热，劳热骨蒸，热病伤阴，虚风内动，小作惊痫，久疟疟母，症瘕，经闭。

【实用偏方】

阴虚潮热：鳖甲、地骨皮、柴胡各 30 克，秦艽、当归、知母各 15 克，捣散，为秦艽鳖甲散，加青蒿 5 叶，乌梅少许，水煎服。

虚热盗汗：鳖甲 30 克，龟版、浮小麦各 15 克，地骨皮 10 克，水煎服。

闭经，午后虚热：鳖甲 30 克，秦艽 15 克，当归、川芎、地骨皮各 10 克，水煎服。

血结：鳖甲 30 克，大黄（酒拌炒）15 克，琥珀末 9 克。将鳖甲汤泡洗净，米醋浸 1 宿，火上炙干，再浸再炙，以甲酥为度，研极细末，再与其他药研匀，每服 6 克，温开水调服。

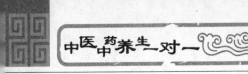

百合——养阴润肺安神

【性味归经】甘，微寒。归肺经、心经。

【功效主治】养阴润肺，清心安神。用于阴虚久咳，痰中带血，虚烦惊悸，失眠多梦，精神恍惚。

【实用偏方】

咳喘，痰少，咽干：百合15克，麦冬10克，五味子10克，冬虫夏草10克，川贝6克，水煎服，每日1剂。

肺阴虚有热引起的咳血：百合、莲藕节各20克，水煎，汤水冲入白及粉10克服下。

支气管扩张、咯血：百合60克，白及120克，蛤粉160克，百部30克。共为细末，炼蜜为丸，每丸重6克，每次1丸，每日3次。

干咳，口干咽燥：百合50克，北沙参15克，冰糖15克，水煎服。

天冬——养阴清热润肺

【性味归经】甘、苦，寒。归肺经、肾经。

【功效主治】养阴清热，润肺滋肾。用于治阴虚发热、咳嗽吐血、肺痈、咽喉肿痛、消渴、便秘等病症。

【实用偏方】

疝气：鲜天冬25～50克（去皮）。水煎，以酒为引内服。

扁桃体炎、咽喉肿痛：天冬、麦冬、板蓝根、桔梗、山豆根各15克，甘草10克，水煎服。

老人大肠燥结不通：天门冬40克，麦门冬、当归、麻子仁、生地黄各200克。熬膏，炼蜜收。每早晚白汤调服10茶匙。

咳嗽：天冬（去心）、人参、熟地黄、干地黄各等份，共为细末，炼蜜为丸，如樱桃大，含化服之。

玉竹——养阴润燥生津

【性味归经】甘，微寒。归肺经、胃经。

【功效主治】养阴润燥，生津止渴。用于肺胃阴伤，燥热咳嗽，咽干口渴，内热消渴。

【实用偏方】

眼目黑花，赤痛昏暗：玉竹（焙）120克，为粗末，每服3克，水200毫升，入薄荷2叶，生姜1片，蜂蜜少许，同煎至7分，去渣，饭后临睡前服。

风热感冒，或冬温咳嗽，咽干痰结：生玉竹6～9克，生葱白2～3枚，桔梗3～4.5克，淡豆豉9～12克，薄荷3～4.5克，炙甘草1.5克，红枣2枚，水煎服。

发热口干，小便涩痛：玉竹150克，煮汁饮之。

干咳无痰：玉竹15克，麦冬、北沙参、桑叶、天花粉各10克，水煎服。

女贞子——滋补肝肾明目

【性味归经】甘、苦，凉。归肝经、肾经。

【功效主治】滋补肝肾，明目乌发。用于眩晕耳鸣，腰膝酸软，须发早白，目暗不明。

【实用偏方】

头晕目眩：女贞子、白芍、珍珠母各30克，水煎服。

中心性视网膜炎：女贞子、覆盆子、菟丝子、枸杞子各9克，水煎服。

头晕目眩：女贞子（蒸）500克，墨旱莲500克，同研粉为丸，每服9克，每日服2次。

肝肾阴虚，视力日减：生地18克，女贞子15克，杭芍、首乌、天冬各12克，当归10克，水煎服。

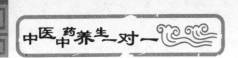

 活血中药

王不留行——活血通乳佳品

【性味归经】苦，平。归肝经、胃经。

【功效主治】活血通乳，催生下乳，产后胸腺疏通。主治血瘀经闭，痛经，难产；产后乳汁不下，乳痈肿痛；热淋，血淋，石淋。

【实用偏方】

妇女乳少：王不留行、穿山甲（炮）、龙骨、瞿麦穗、麦门冬，等份研末。每服热酒送下3克，服药后再吃猪蹄汤，并一日数次用木梳梳乳，助乳汁流出。此方名"涌泉散"。

血淋不止：王不留行30克，当归身、川续断、白芍药、丹参各6克，分作2剂，水煎服。

睾丸肿痛：王不留行12克，穿心莲9克，共研细末，早、晚分服，糖水送服。

便血：王不留行适量研末，水服3克。

红花——活血痛经止痛

【性味归经】辛，温。归心经、肝经。

【功效主治】活血祛瘀，通经止痛：用于妇女血瘀引起的闭经、痛经、产后瘀阻腹痛及症瘕积聚等；瘀血所致之头痛，胸痛，脘腹痛及风湿痹证，关节疼痛；外伤瘀肿疼痛、疮痈肿痛及血分瘀热、斑疹暗紫等。

【实用偏方】

痛经，经闭：红花10克，桃仁、当归、白芍各10克，熟地黄12克，水煎服。

秘方五产后便秘：红花、香附各10克，水煎服。

关节痛：红花10克，放入米酒500毫升内，小火煎至250毫升，去红花，将药液分 2 次温服。

冠心病、心绞痛：红花 15 克，丹参、郁金各 18 克，瓜蒌 30 克，制成浸膏压成片剂 30 片。每服 10 片，每日 3 次，4 周为 1 个疗程。

慢性萎缩性胃炎：红花、桃仁、当归、白芍各 9 克，川芎、熟地黄各 12克，水煎服。

桃仁——活血祛瘀润肠

【性味归经】苦、甘，平；有小毒。归心经、肝经、大肠经。

【功效主治】活血祛瘀，润肠通便。用于经闭，痛经，症瘕痞块，跌扑损伤，肠燥便秘。

【实用偏方】

便秘：桃仁、当归、杏仁各 9 克，枳壳 6 克，生地黄、火麻仁各 12 克，水煎服。

哮喘：桃仁、杏仁、白胡椒各 6 克，生糯米 10 粒，研为细末，鸡蛋调匀外敷于双脚心和手心。

产后血眩：用荆芥穗 65 克，桃仁 25 克（去皮尖，炒），共研为末。每服 15克，水送下。如喘，加杏仁（去皮尖，炒），甘草各 15 克。

冠心病：栀子、桃仁各 12 克。将上药研末，取炼蜜 30 克，调为糊状，摊敷在心前区，面积为 7 厘米×15 厘米，以纱布覆盖。初次每 3 天换药 1 次，2次后 7 天换 1 次，6 次为 1 个疗程。

益母草——妇科疾病的良药

【性味归经】苦、辛，微寒。归心经、肝经、膀胱经。

【功效主治】活血、祛瘀、调经、消水。治疗妇女月经不调，胎漏难产，胞衣不下，产后血晕，瘀血腹痛，崩中漏下，尿血、泻血，痈肿疮疡。

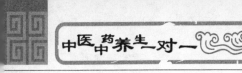

【实用偏方】

气虚血滞，行经腹痛：益母草15克，香附、当归、白芍各12克，炙甘草5克，水煎服。

急性肾炎：益母草36克，黄芪、党参各18克，水煎服。

痛经：益母草30克，延胡索20克，鸡蛋2个，加水同煮，鸡蛋熟后去壳再煮片刻，去药渣，吃蛋饮汤。经前每天1次，连服5～7天。

闭经：益母草30克，橙子30克，红糖50克，水煎服。每天1次，连服数次。

丹参——活血祛瘀清心

【性味归经】苦，微寒。归心经、心包经、肝经。

【功效主治】活血调经，祛瘀止痛，凉血消痈，清心除烦，养血安神。月经不调，经闭痛经，症瘕积聚，胸腹刺痛，热痹疼痛，疮疡肿痛，心烦不眠；肝脾肿大，心绞痛。

【实用偏方】

高脂血症：丹参9克，山楂、延胡索各6克，水煎服。

早期肝硬化：丹参、鳖甲各12克，生地黄、制大黄、党参、黄芪各9克，土鳖虫、桃仁各6克，水煎服。能缓解症状，改善肝功能。

血瘀经闭，月经不调，痛经：丹参60克，红花、月季花各15克。以白酒500克浸渍。每次饮1～2小杯。

冠心病心绞痛：丹参15克，檀香、砂仁各5克。以水先煎丹参，后下檀香、砂仁煎沸饮。可加适量红糖调味。

牛膝——散淤血消痈肿

【性味归经】苦、甘、酸，平。归肝经、肾经。

【功效主治】生用散瘀血，消痈肿。治淋病，尿血，闭经，症瘕，难产，胞衣不下，产后瘀血腹痛，喉痹，痈肿，跌打损伤。熟用补肝肾，强筋骨。治腰膝骨痛，四肢拘挛，痿痹。

【实用偏方】

类风湿：怀牛膝、桃仁、红花、当归、秦艽、制半夏、茯苓、枳壳各 12 克，川芎、地龙、制南星 15 克，水煎服。

肝肾虚损，腰腿疼痛：五加皮、炒杜仲、牛膝各等份，共研细末。每服 6 克，每日 2 次。

风湿痹痛：天麻、牛膝、附子、杜仲各 20 克，白酒 500 毫升，浸泡 1 周，每服 10 毫升。

产后尿血：用川牛膝水煎常服。

口舌疮烂。用牛膝浸酒含漱，亦可煎饮。

泽兰——活血化瘀消肿

【性味归经】苦、辛，微温。归肝经、脾经。

【功效主治】活血化瘀，行水消肿。用于月经不调、经闭、痛经、产后瘀血腹痛、水肿。

【实用偏方】

痛经：泽兰、当归、生地黄各 6 克，白芍 3 克，甘草 4.5 克，生姜 9 克，大枣 10 枚，水煎，分 3 次服。

肝硬化腹水：泽兰、防己各 9 克，葶苈子、椒目、大黄各 6 克，水煎，每日 1 剂，分 3 次服。

蛇咬伤，用泽兰全草 60～120 克，水煎服，另取泽兰叶 50 克，捣烂贴敷伤口，每天换药 1～2 次，疗效堪佳。

肺癌合并胸腔积液：泽兰、生薏苡仁各 30 克，䗪虫 3 克，川贝母、郁金、苦杏仁、黄芩各 12 克，栝楼皮、合欢皮、百部各 15 克。首煎取汁 300 毫升，次煎取汁 200 毫升，将 2 次水煎液混合后分早、中、晚三次，于饭后温服。1 个

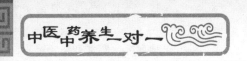

疗程为 20 日，1 个疗程结束后停药 2 天，继服，治疗 4 个疗程。

鸡血藤——补血活血通络

【性味归经】苦、微甘，温。归肝经、肾经。

【功效主治】补血，活血，通络。用于月经不调，血虚萎黄，麻木瘫痪，风湿痹痛。

【实用偏方】

贫血：鸡血藤 30 克，鸡蛋 2 个。将鸡血藤、鸡蛋加清水 2 碗同煮，蛋熟后去壳再煮片刻，煮成 1 碗后，加白砂糖少许调味。每日 2 次，饮汤，食鸡蛋。

风寒湿痹：鸡血藤 250 克，白酒 1 升。将上药置于净瓶中，注入白酒，密封，浸泡 7 天后，即可取用。口服，每次空腹温服 15～30 毫升，每日 2 次。

类风湿性关节炎：鸡血藤、黄芪、菟丝子各 30 克，人参、白术、当归、仙茅、仙灵脾、白芍、威灵仙、防己、桂枝、炙甘草、生姜各 10 克，大枣 5 枚，水煎服。

风湿性关节炎：海风藤、鸡血藤、桂枝各 9 克，水煎服。

延胡索——活血散瘀止痛

【性味归经】辛，温。归肝经、胆经、心包经。

【功效主治】活血，散瘀，理气，止痛。主心腹腰膝诸痛，月经不调，症瘕，崩中，产后血晕，恶露不尽，跌打损伤。用于胸胁、脘腹疼痛，经闭痛经，产后瘀阻，跌扑肿痛。

【实用偏方】

乳腺癌：延胡索、七叶一枝花、蛇莓、楝果、王不留行、蜀羊泉各 15 克，蒲公英、龙葵各 30 克，水煎服，每日 1 剂，分 3 次服。

白血病：延胡索、山慈菇各 12 克，当归、五灵脂、桃仁、红花、甘草各 9

克，赤芍、川芎、乌药，牡丹皮各 9 克，香附、枳壳各 3 克，酒、水各半煎服。

尿血：延胡索 30 克，朴消 22 克，共研为末。每服 12 克，水煎服。

下痢腹痛：延胡索 9 克，研末，米汤送下。

姜黄——破血行气止痛

【性味归经】辛、苦，温。归肝经、脾经。

【功效主治】破血行气，通经止痛。用于胸胁刺痛，闭经，癥瘕，风湿肩臂疼痛，跌扑肿痛。

【实用偏方】

臂背疼痛：姜黄、甘草、羌活各 30 克，白术 60 克，水煎服，每服 30 克。

咳喘：姜黄、僵蚕、黄芩、桑白皮、麦门冬、五味子、桔梗、杏仁各 10 克，甘草、生大黄（后下）、蝉蜕、炙麻黄各 6 克，鱼腥草、太子参各 15 克，水煎服。

风热虫牙痛：姜黄、细辛、白芷各适量。上药研为末，擦牙，须臾吐出，盐汤漱口。

黄疸：姜黄 7.5 克，黄连 3 克，肉桂 1 克，延胡索 6 克，广郁金 7.5 克，绵菌陈 7.5 克，水煎服。

安神健脑：僵蚕 10 克，姜黄 6 克，天竺黄 3 克，蝉衣 6 克，远志 10 克，合欢皮 15 克。水煎 2 次，混合后分上、下午服，每日 1 剂。

蛀虫——逐瘀破积止痛

【性味归经】苦，微寒；有小毒。归肝经。

【功效主治】具有逐瘀、破积、通经的功效，治疗跌打损伤有特效。主治月经闭止，小腹硬痛，跌打损伤。

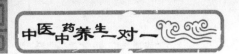

【实用偏方】

胃癌：虻虫、水蛭、没药、川楝子、黄柏各6克，乳香、蜂房、全蝎各9克，白花蛇2条，共研细末，煎水为丸，雄黄末为衣，每服9克，每日2次，温开水送服。

宫颈癌：虻虫、水蛭、制乳香、制没药、黄连各6克，全蝎、蜂房、黄柏各9克，牡丹皮12克，龙胆15克，共研细末，拌匀，用金银花90克煎汤，泛制成丸，雄黄9克为衣，每服3克，每日2次。

甲状腺癌：虻虫、水蛭、王不留行、桃仁、红花、赤芍、郁金、夏枯草、七叶一枝花、白芷、陈皮各30克，当归、生牡蛎各60克，共研细末，炼蜜和为丸，丸重6克。早、晚各服1～2丸。

三棱——破血行气止痛

【性味归经】辛、苦，平。归肝经、脾经。

【功效主治】破血行气，消积止痛。主治症瘕痞块，瘀滞经闭，痛经，食积胀痛，跌牛伤痛。

【实用偏方】

食管癌：三棱、莪术、槟榔、青皮、半夏、苏子、生姜各9克，乌药6克，吴茱萸、甘草各4克，当归、牡蛎各15克，干蟾2个，水煎服，每日1剂。

卵巢癌：三棱、莪术、海藻、昆布、麦芽、制半夏、夏枯草各9克，青皮6克，牡蛎30克，水煎服，每日1剂。能使瘀滞等症状缓解。

肝脾肿大：三棱、红花各15克，莪术10克，赤芍、香附各20克，水煎服。

血瘀经闭、腹痛：三棱10克，丹参25克，红花、延胡索各15克，赤芍、香附各20克。水煎服。

化痰中药

白果——敛肺气定喘嗽

【性味归经】甘、苦、涩，平；有毒。归肺经。

【功效主治】敛肺气，定喘嗽，止带浊，缩小便，消毒杀虫。主治哮喘，痰嗽，梦遗，白带，白浊，小儿腹泻，虫积，肠风脏毒，淋病，小便频数，以及疥癣、漆疮、白瘤风等病症。

【实用偏方】

肺癌：白果25克，红枣20枚，糯米50克。将白果、红枣、糯米共同煮粥即成。早、晚空腹温服。

带下病：白果10克，炒山药、芡实各30克，黄柏6克（盐水炒），车前子3克。每日1剂。酌情加减或内服；外洗结合应用。

崩漏：银杏10粒，鸡冠花60克，水煎，分早晚两次服。兼有气虚者加黄芪12克，党参、白术各9克。

慢性支气管炎：白果、白及、川贝各50克。研末分40份，每日晨起用沸水冲鸡蛋及药粉1份，空腹服，40天为1个疗程。

紫苏子——消气平喘润肠

【性味归经】辛，温。归肺经。

【功效主治】降气消痰，平喘，润肠。用于痰壅气逆，咳嗽气喘，肠燥便秘。解表散寒，行气和胃。用于风寒感冒，咳嗽气喘，妊娠呕吐，胎动不安。又可解鱼蟹中毒。

【实用偏方】

支气管哮喘：苏子、白芥子、莱菔子、葶苈子、细辛、麻黄、天竺黄、胆

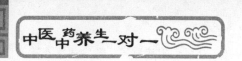

南星、陈皮、丹参、甘草等配伍应用，水煎服。

脚气及风寒湿痹：紫苏子60克，杵碎，水适量，研取汁，以苏子汁煮粳米作粥，和葱、豉、椒、姜食之。

消渴：紫苏子（炒）、莱菔子（炒）各90克。研为末，每次服6克，桑根白皮煎汤服，每日2次。服此方令水从小便出，以治疗消渴变水。

老人便秘：紫苏子10～15克，麻子仁10～15克，粳米100克。先将紫苏子、麻子仁捣烂如泥，然后加水慢研，滤汁去渣，再同粳米煮为稀粥食用。

款冬花——润肺化痰止咳

【性味归经】辛、微苦，温。归肺经。

【功效主治】润肺下气，化痰止咳。用于寒痰咳嗽等。适当配伍，还可用于多种咳嗽。

【实用偏方】

咳嗽痰多：款冬花10克，水煎服。

支气管炎：款冬花、紫菀、半夏各9克，麻黄、射干各6克，生姜3片，细辛、五味子各3克，大枣5枚，水煎服。

急性支气管炎：款冬花25克，百合、冰糖各100克，水煎，空腹服。

老年慢性支气管炎：款冬花、紫菀、浙贝母、地龙、桔梗、茯苓、炙甘草、干姜、黄芪、党参、半夏各12克，炙附子、肉苁蓉各6克，细辛、徐长卿各3克，水煎服。

咳嗽：款冬花、前胡、白前、陈皮、紫菀、百部、三叶青、杏仁各12克，桔梗、甘草各3克，浙贝母10克。水煎，分2次服，每日1剂。

桑白皮——泻肺平喘消肿

【性味归经】甘，寒。归肺经。

【功效主治】泻肺平喘，利水消肿。用于肺热咳喘，面目浮肿，小便不利等症。

【实用偏方】

肺癌： 桑白皮、白花蛇舌草、仙鹤草、地锦草各30克，大蓟、小蓟、薏苡仁各15克，炙百部9克，水煎2次，早、晚分服，每次冲服牛黄0.3克，每日1剂。

胃癌： 桑白皮30克，米醋90克，炖1小时，1次服完。亦可分3次用葡萄糖调服。

喘咳痰热： 桑白皮、地骨皮各3克，甘草1.5克，粳米1撮，研末，水煎，饭前服。

小儿流涎： 桑白皮10克，水煎服。每日1剂，连服3～7日。

枇杷叶——清肺降气化痰

【性味归经】苦，微寒。归肺经、胃经。

【功效主治】清肺和胃，降气化痰。治肺热痰嗽，咳血，衄血，胃热呕哕。

【实用偏方】

急性支气管炎： 枇杷叶20克，炙麻黄4.5克，杏仁、百部、半夏、沙参各12克，炙甘草、知母各6克，炙白前、川贝母、紫菀、款冬花各9克，水煎服。

慢性支气管炎： 枇杷叶15克，粳米50克，冰糖适量。先将枇杷叶布包水煎，去渣取浓汁，再加入粳米和水煮粥，粥将成时加入冰糖稍煮，每日早、晚用之佐餐。适用于痰热证。

酒渣鼻： 枇杷叶、桑白皮、黄芩、栀子各10克，生地黄15克，菊花12克，桔梗6克，黄连、甘草各5克，水煎服。

酒糟鼻、毛囊虫皮炎： 枇杷叶、栀子仁各等份，白酒适量。将枇杷叶与栀子仁混合，磨成粉，再倒入白酒混合至稠状即可。每次服用6克，每日3次。

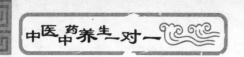

胖大海——清热润肺通便

【性味归经】甘，寒。归肺经、大肠经。

【功效主治】清热润肺，利咽解毒，润肠通便。用于肺热声哑，干咳无痰，咽喉干痛，热结便闭，头痛目赤。

【实用偏方】

急性扁桃体炎：胖大海4～8枚，放入碗内，冲入沸水，焖半小时左右（天冷须保暖），徐徐服完；间隔4小时，如法再泡服1次

肺热咳嗽：胖大海2个，桔梗10克，甘草6克。煎汤饮。

肠道燥热，大便秘结：胖大海4个，蜂蜜适量。沸水浸泡后饮。

风热外侵引起的喉炎：金银花、连翘各9克，胖大海6枚，冰糖适量。将金银花、连翘置于锅中，用适量清水煮沸；待开后，放入胖大海，加盖焖30分钟左右，再加冰糖适量，趁热饮用。

半夏——降逆化痰散结

【性味归经】辛，温；有毒。归脾经、胃经、肺经。

【功效主治】燥湿化痰，降逆止呕，消痞散结。用于痰多咳喘，痰饮眩悸，风痰眩晕，痰厥头痛，呕吐反胃，胸脘痞闷，梅核气；生用外治痈肿痰核。姜半夏多用于降逆止呕。

【实用偏方】

食管癌：半夏、川贝母、丹参、沙参、郁金、桃仁、全栝楼各9克，红花、佛手各45克，枳壳3克，石见穿30克，水煎服。每日1剂，分3次服。

湿痰喘咳：半夏、陈皮、茯苓各6克，甘草3克，水煎服。

反胃呕逆：半夏9克，党参6克，水煎，兑蜜30克，每日1剂，分2次服。

化脓性中耳炎：生半夏（末）1份，酒精（50%）3份。浸泡24小时，倾取上清液，滴入先用双氧水洗净的患耳数滴，每日1～2次，1周内可获痊愈。

桔梗——宣肺祛痰利咽

【性味归经】苦、辛，平。归肺经。

【功效主治】宣肺、祛痰、利咽、排脓、利五脏、补气血、补五劳、养气。主治咳嗽痰多、咽喉肿痛、肺痛吐脓、胸满胁痛、痢疾腹痛、口舌生疮、目赤肿痛、小便癃闭。

【实用偏方】

喉痹：桔梗60克，水3升，煎至1升。顿服。

声音嘶哑：桔梗、木蝴蝶、甘草各6克，水煎服。

桔梗、贝母各9克，鱼腥草、薏苡仁、冬瓜仁、白茅根各30克，忍冬藤15克，生甘草3克，水煎服。

急性腰扭伤：桔梗30克。将上药焙干研为细末，分为2份，每次黄酒冲服1份，每天服1次；重症每天服2次。服后卧床休息，使局部微出汗。

栝楼——润肺化痰散结

【性味归经】甘、微苦，寒。归肺经、胃经、大肠经。

【功效主治】润肺，化痰，散结，润肠。治痰热咳嗽，胸痹，结胸，肺痿咳血，消渴，黄疸，便秘，痈肿初起。

【实用偏方】

肝癌：瓜蒌、乌蛇、薏苡仁各500克，皂角刺150克，蜈蚣、全蝎各120克，制硇砂15克。共研细末，压制成片，每片重0.5克。每服10片，每日3次。

乳痈红肿：瓜蒌30克，当归、生甘草各15克，乳香、没药各3克，研为细末，水、酒各半煎煮，每日1剂，分2次服。能使肿痛消散，脓成溃破。

痰热内结：瓜蒌、胆南星、制半夏各45克，黄芩、枳实、陈皮、杏仁、茯苓各30克，共研细末，姜汁和为丸，每服9克，每日2～3次，温开水送下。

急性乳腺炎：全栝楼、赤芍、甘草各30克，丝瓜络15克，水煎加红糖适量趁热服。

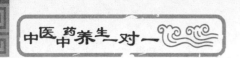

天南星——燥湿化痰祛风

【性味归经】苦，辛，温；有毒。归肺经、肝经、脾经。

【功效主治】燥湿化痰、祛风定惊，治中风痰壅，口、眼斜，半身不遂，破伤风，外用散结消肿。

【实用偏方】

新生儿破伤风：天南星、僵蚕、蝉蜕，葛根、金银花、防风、钩藤各6克，全蝎1.5克，蓖麻根15克，水煎服。

增生性关节炎偏寒湿者：泡天南星、炮川乌、炮草乌、地龙各180克，乳香、没药各66克，水煎取汁外涂患处。

腮腺炎：取生天南星研粉浸于食醋中，5天后外涂患处，每天3～4次。治疗6例，当天即退热，症状减轻，平均3～4天肿胀逐渐消退。

老年性肺炎：天南星、白芥子各30克，姜汁适量。将天南星、白芥子共研为末，加姜汁调匀成糊状，分别涂布于涌泉穴和中脘穴，待药糊干后即换上新的药糊，每日3～5次，连续3～5天。

竹茹——清热化痰止呕

【性味归经】甘，微寒。归肺经、胃经。

【功效主治】清热化痰，除烦止呕。用于痰热咳嗽、胆火挟痰、烦热呕吐、惊悸失眠、中风痰迷、舌强不语、胃热呕吐、妊娠恶阻、胎动不安。

【实用偏方】

妊娠呕吐：竹茹10克，黄芩12克，生姜3片，水煎服。

呃逆：竹茹、旋覆花、代赭石、柿蒂、刀豆、半夏适量，水煎服。

流产先兆：竹茹（碎断）10克，阿胶20克，黄酒400毫升。将上药用黄酒煮至数十沸，待阿胶溶化，过滤去渣，候冷，备用。口服，每日1剂，分早、中、晚各服1次。

神经官能症：竹茹、炒枳实、陈皮、姜半夏、茯苓各10克，甘草6克，生姜3片，大枣3枚，每日1剂，水煎，分2次服。

清热中药

金银花——清热解毒消暑

【性味归经】甘，寒。归肺经、心经、胃经。

【功效主治】金银花有清热解毒、疏利咽喉、消暑除烦的作用。可治疗暑热症、泻痢、流感、疮疖肿毒、急慢性扁桃体炎、牙周炎等病。

【实用偏方】

流行性腮腺炎：金银花60克，蒲公英30克，玄参15克，甘草6克，水煎服。

多发性肿胀：金银花15克，蒲公英20克，菊花、紫花地丁各10克，甘草6克，水煎服。

乳腺炎：金银花45克，鹿角霜15克，王不留行12克，黄酒1杯为引，水煎服。

感冒：将金银花，连翘混合磨成粗末，每服18克，清水煎服。

马齿苋——清热消炎止痛

【性味归经】酸，寒。归肝经、大肠经。

【功效主治】清热解毒，利水去湿，散血消肿，除尘杀菌，消炎止痛，止血凉血。主治痢疾，肠炎，肾炎，产后子宫出血，便血，乳腺炎等病症。

【实用偏方】

痢疾：白头翁、水杨梅各20克，鲜马齿苋30克，黄连、白芍、木香各10

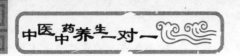

克，槟榔 6 克，陈皮 15 克，大蒜 6 瓣，甘草 9 克，水煎服，每日 1 剂，一般 3 剂痊愈。

赤白带下：取 250 克马齿苋捣烂绞汁，2 个鸡蛋，取其蛋清与马齿苋搅匀，用沸水冲开。该品每日分 2 次服用。

尿血、血淋、便血：将马齿苋和鲜藕分别绞汁，然后取等量的汁液混匀。该品每次服 2 匙。

小儿单纯性腹泻：新马齿苋 250～500 克，煎汤，加适量白糖调味，分次作饮料服下，1 天服完，连服 2～3 天。或取鲜马齿苋洗净焙干研末，每次 3 克，温开水送服，每日 3 次。

连翘——清热解毒散结

【性味归经】苦，微寒。归肺经、心经、胆经。

【功效主治】清热解毒，散结消肿。主治热病初起，风热感冒，发热，心烦，咽喉肿痛，斑疹，丹毒，瘰疬，痈疮肿毒，急性肾炎，热淋。

【实用偏方】

急性肾炎：连翘 18 克，水煎 150 毫升，分 3 次，饭前服，小儿酌减。

口舌生疮：连翘 15 克，黄柏 10 克，甘草 6 克，煎水含漱。

肠痈：连翘 15 克，黄芩、栀子各 12 克，金银花 18 克。水煎服。

乳腺炎：连翘 15 克，蒲外英 30 克，王不留行 9 克，野菊花 15 克。水煎服。

大青叶——清热解毒消斑

【性味归经】苦、咸，大寒。归心经、肺经、胃经。

【功效主治】清热解毒、凉血止血，消斑。主外感热病热盛烦渴、咽喉肿痛、口疮、黄疸、热毒痢、急性肠炎、痈疽肿毒、衄血、血淋、外伤出血。

【实用偏方】

预防流脑：大青叶15克，黄豆20克，水煎服，每日1剂，连服7天。

肝炎：大青叶60克，丹参30克，大枣10克，水煎服。

小儿上感：大青叶液，3岁以上每次6毫升（每2毫升相当生药3克），每日3～6次。

咽疼、急性扁桃体炎、腮腺炎：大青叶、鱼腥草、玄参各30克，水煎服分3次服。

小便尿血：鲜大青叶30～60克，生地15克，水煎调冰糖服。每日2次。

板蓝根——清热解毒凉血

【性味归经】苦，寒。归心经、胃经。

【功效主治】清热解毒，凉血利咽：主治外感发热，温病初起及大头瘟，头面红肿，咽喉肿痛等症。

【实用偏方】

急性传染性肝炎：板蓝根30克、茵陈50克，栀子9克，水煎服。

感冒：板蓝根15克，水煎服。

流行性腮腺炎：板蓝根12克，黄芩、连翘、柴胡、牛蒡子、玄参各9克，黄连、桔梗、陈皮、僵蚕各6克，升麻、甘草各3克，马勃、薄荷（后下）各4.5克，水煎服。

肝硬化：板蓝根50克，茵陈20克，郁金10克，薏苡仁15克。水煎服。

鱼腥草——清热化痰利尿

【性味归经】辛，微寒。归肺经。

【功效主治】清热解毒，化痰排脓消痈，利尿消肿通淋。主治肺热喘咳，肺痈吐脓，喉蛾，热痢，疟疾，水肿，痈肿疮毒，热淋，湿疹，脱肛等病症。

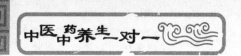

【实用偏方】

支气管炎：鱼腥草、厚朴、连翘各9克。研末，桑枝30克煎水冲服药末。

热淋：鱼腥草24～30克，水煎服。

肾病综合征：每日以鱼腥草干品100克，开水冲服，随意饮服。

喉源性咳嗽：鱼腥草10克，生晒参3克，大枣5枚，甘草1克。将上药放入2升的热水瓶中，然后加沸水至满，盖上塞子，2小时后代茶喝。每日1剂，1个疗程为1个月。

穿心莲——清热凉血消肿

【性味归经】苦，寒。归心经、肺经、大肠经、膀胱经。

【功效主治】清热解毒，凉血，消肿，燥湿。主治感冒发热，咽喉肿痛，口舌生疮，顿咳劳嗽，泄泻痢疾，热淋涩痛，痈肿疮疡，毒蛇咬伤。

【实用偏方】

急性菌痢，胃肠炎：穿心莲15～25克。水煎服，每日1剂，2次分服。

支气管炎、肺炎：穿心莲叶15克。水煎服。

胆囊炎：穿心莲25克，六月雪100克，大青根75克，黄栀子根50克，虎刺50克，阴行草50克。水煎服，如食欲不振，加野山楂果（炒）100克。

口腔炎：穿心莲10～12克研末，调蜜，开水送服。

蒲公英——清热消肿散结

【性味归经】苦、甘，寒。归肝经、胃经。

【功效主治】清热解毒，消肿散结。主治上呼吸道感染，眼结膜炎，流行性腮腺炎，高血糖，乳痈肿痛，胃炎，痢疾，肝炎，胆囊炎，急性阑尾炎，泌尿系感染，盆腔炎，痈疖疔疮，咽炎，治急性乳腺炎，淋巴腺炎，瘰疬，疔毒疮肿，急性结膜炎，感冒发热，急性扁桃体炎，急性支气管炎，尿路感染。

【实用偏方】

慢性胃炎：蒲公英10克，陈皮6克，砂仁3克，研末，每服0.2～3克，饭后开水送服。

乳痈：鲜蒲公英12克，鲜凤尾草1把，捣烂，加陈醋煮沸，尽量饮。

急性扁桃体炎：将蒲公英制成片剂或冲剂，或每日用干品120克煎服。

热淋，小便短赤：蒲公英60克，玉米蕊60克，加水浓缩煎服或代茶饮。

芦根——清热生津止呕

【性味归经】寒，甘。归肺经、胃经。

【功效主治】清热生津，除烦，止呕，利尿。用于热病烦渴、胃热呕吐、肺热咳嗽、肺痈吐脓、热淋涩痛。

【实用偏方】

胸膈气滞，烦闷不下食：芦根150克锉为粗末，加水3大碗，煮至2碗，去渣取汁，温服。

胃热呕哕：芦根15克，竹茹、葛根各10克，生姜、甘草各3克，水煎服。

胃炎：芦根50克，姜厚朴10克。水煎，分3次服，每日1剂。加减：如呕吐酸水可加法半夏6克；如口干舌燥可加石斛、麦冬各10克，陈皮6克。

牙龈出血：芦根15克。水煎分3次口服，每天1剂。一般用药2～3天即可见效。

黄芩——清热燥湿解毒

【性味归经】苦，寒。归肺经、胆经、大肠经。

【功效主治】清热燥湿，凉血安胎，解毒。主治温热病、上呼吸道感染、肺热咳嗽、湿热黄胆、肺炎、痢疾、咳血、目赤、胎动不安、高血压、痈肿疔疮等症。

【实用偏方】

安胎清热：取黄芩、白术等份，研末，加入米汤做成丸子，如梧桐子大。

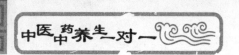

每服开水送下 50 丸。药中加神曲亦可。

气管炎：黄芩、葶苈子各等份，共为细末，糖衣为片，每片含生药 0.3 克，每日 3 次，每次 5 片。

妊娠恶阻：黄芩 30～45 克。水煎服，分次顿服。

妊娠腹痛：黄芩 15 克，白芍 20 克。痛甚者可加佛手 10 克。水煎 3 次服，每日 1 剂。

黄连——清热燥湿泻火

【性味归经】苦，寒。归心经、胃经、肝经、大肠经。

【功效主治】清热燥湿，泻火解毒。用于湿热痞满，呕吐吞酸，泻痢，黄疸，高热神昏，心火亢盛，心烦不寐，血热吐衄，目赤，牙痛，消渴，痈肿疔疮；外治湿疹，湿疮，耳道流脓。

【实用偏方】

胆石症：黄连 3 克，黄芩 9 克，枳壳 9 克，木香 6 克，大黄 6 克，每日 1 剂，分 2～3 次，温服。

胎动出血：取黄连研为细末，每日 3 次，每次 1 茶匙，用酒送下。

破伤风：用黄连 15 克，加酒 1 碗，煎至七分，再加黄蜡 10 克，煮至溶化，趁热服。

心经实热：用黄连 22 克，加水 1 碗半，煎成 1 碗，饭后过一段时间温服。

黄柏——清热燥湿泻火

【性味归经】寒，苦。归肾经、膀胱经、大肠经。

【功效主治】清热，燥湿，泻火，解毒。治热痢，泄泻，消渴，黄疸，痿躄，梦遗，淋浊，痔疮，便血，赤白带下，骨蒸劳热，目赤肿痛，口舌生疮，疮疡肿毒。

【实用偏方】

神经性皮炎：黄芪 30 克，当归 15 克，金银花 24 克，土茯苓 24 克，黄柏

12 克，天花粉 12 克，蛇床子 12 克，水煎服。

小儿热痢：黄柏 15 克，赤芍药 12 克。上药共研为细末，做成麻子大的丸药。每服 20 丸，饭前服。

急性湿疹：黄柏 30 克，水煎，每日分 3 次内服，并用黄柏枝连叶 200 克，煎水外洗，洗后以黄柏粉末撒疮面。连治 7 日。

消渴，食多，尿多：取黄柏 500 克，加入水 1000 毫升，煮开数次，渴即饮用。如此数日，可见效果。

知母——清热泻火生津

【性味归经】苦、甘，寒。归肺经、胃经、肾经。

【功效主治】清热泻火，生津润燥。用于外感热病，高热烦渴，肺热燥咳，骨蒸潮热，内热消渴，肠燥便秘。

【实用偏方】

前列腺肥大：知母、黄柏、牛膝各 12 克，丹参 20～30 克，大黄 10～15 克，益母草 30 克，水煎服。

糖尿病：生山药 30 克，生黄芪 15 克，知母 18 克，生鸡内金 6 克，葛根 4.5 克，五味子 9 克，水煎服。

妊娠不足月，腹痛欲产：取知母 60 克，研为细末，和蜜做成丸子，如梧桐子大。每次米粥送下 20 丸。

甲疽：取知母，烧存性，研为细末，敷患处。

栀子

【性味归经】苦，寒。归心经、肝经、肺经、胃经、三焦经。

【功效主治】泻火除烦，清热利湿，凉血解毒。主治热病心烦，肝火目赤，头痛，湿热黄疸，淋证，血痢尿血，口舌生疮，疮疡肿毒，扭伤肿痛。

【实用偏方】

小便不通：栀子仁27枚，盐少许，独颗蒜1枚。上药捣烂，摊纸上贴脐，或涂阴囊上。

急性胃肠炎：栀子9克，紫金皮15克，青木香6克。上药炒黑存性，加蜂蜜15克。水煎，分2次服。

赤眼兼大便秘结：栀子25克，白菊20克，大黄15克。水煎，1日1剂，3次分服。最少服5剂，最多服10剂，平均服7剂。

小儿夏季热：黄栀子500克，燕子泥、鲜荷叶各200克。将黄栀子烘干研细末，取100克，与燕子泥、鲜荷叶捣碎成泥，加适量鸡蛋清配冷糖水和成糊状，外敷于神阙穴。

温里中药

丁香——温中降逆助阳

【性味归经】辛，温。归脾经、胃经、肾经。

【功效主治】温中降逆，补肾助阳。用于脾胃虚寒，呃逆呕吐，食少吐泻，心腹冷痛，肾虚阳痿。

【实用偏方】

胃痛：丁香10克，肉桂、木香、乌药各20克。共研细末，每服2克，每日3次。

久心痛不止：丁香25克，桂心50克。捣细，罗为散，每于食前，以热酒调下5克。

伤寒咳噫不止，及哕逆不定：丁香50克，干柿蒂50克。焙干，捣罗为散。每服5克，煎人参汤下，无时服。

胃寒呕逆：丁香5克，柿蒂10克。水煎服。

肉桂——温血通经散寒

【性味归经】辛、甘，大热。归肾经、脾经、心经、肝经。

【功效主治】补火助阳，引火归源，散寒止痛，活血通经。用于阳痿，宫冷，腰膝冷痛，肾虚作喘，阳虚眩晕，目赤咽痛，心腹冷痛，虚寒吐泻，寒疝，奔豚，经闭，痛经等症。

【实用偏方】

脾阳虚感冒：肉桂3克，猪肚150克，生姜15克。将猪肚洗净，放于碗内或陶瓷器皿内，加入生姜、肉桂、少许盐及水，隔水炖之，猪肚熟后，分2次饮汤吃肚。

受寒经闭，小腹隐痛：肉桂、艾叶各3克，当归、制香附各10克，水煎服。

肾虚喘咳：肉桂、熟附子、泽泻、丹皮各3克，熟地黄12克，山茱萸、山药、茯苓各6克。水煎服。

腹痛腹泻：肉桂、木香、丁香各3克，熟附子、肉蔻、茯苓各9克，干姜5克，共研为末，水泛为丸。每次9克，每日3次。

花椒——温中散寒除湿

【性味归经】辛，热。归脾经、胃经、肾经。

【功效主治】温中散寒，除湿，止痛，杀虫，解鱼腥毒。治积食停饮，心腹冷痛，呕吐，噫呃，咳嗽气

【实用偏方】

痛经：花椒10克，胡椒3克，共研细粉，用白酒调成糊状，敷于肚脐眼处，外用伤湿止痛膏封闭。每日1次，此法最适宜因寒凝气滞引起的痛经。

妇女阴痒：花椒30克，蛇床子30克，藜芦15克，吴茱萸15克，明矾20克，水煎熏洗、坐浴。

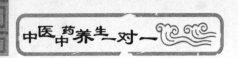

牙疼：川椒30克（去目），捣为末，以白面丸如皂角子大，烧热，在牙痛处咬之。

婴幼儿腹泻：花椒、艾叶、透骨草各适量。将上药加水煎至1000毫升，浸没双脚，每次20～30分钟，每天2次，3天为1个疗程。

高良姜——温胃散寒消食

【性味归经】辛，热。归脾经、胃经。

【功效主治】温胃散寒，消食止痛。用于脘腹冷痛，胃寒呕吐，嗳气吞酸。

【实用偏方】

胃炎：高良姜3克，香附6克，水煎服。

寒凝气滞，胀痛呕吐：高良姜、醋香附各等份，共研为末，水泛为丸。每服6克，每日2次。

疟疾：高良姜、藿香各25克。将上药研为细末，等分为4份，水煎，温服。

风寒湿气，腰脚疼痛：高良姜、防己各适量。将上药捣大蒜和为饼，按痛处。

小茴香——温肝肾暖胃气

【性味归经】辛，温。归肝经、脾经、胃经、肾经。

【功效主治】温肝肾，暖胃气、散塞结，散寒止痛，理气和胃。用于寒疝腹痛，睾丸偏坠，妇女痛经，少腹冷痛，脘腹胀痛，食少吐泻等症。

【实用偏方】

胁下刺痛：小茴香30克炒，枳壳15克麸炒，研为细末。每服盐酒调服6克，有神效。

小腹寒疝疼痛：小茴香、荔枝核各9克，共为细末，每服10克，每日3次。

产后缺乳：小茴香30克。将上药加水煎30分钟，每天1剂，分3次服，连服 7 天。

疝气，小腹冷痛、胀满：小茴香 16 克，胡椒 10 克。研末，酒糊为丸，每次服 3～6 克，温酒送下。

附子——散寒止痛助阳

【性味归经】辛、甘，大热；有毒。归心经、肾经、脾经。

【功效主治】回阳救逆，补火助阳，散寒止痛。用于阴盛格阳，大汗亡阳，吐泻厥逆，肢冷脉微，心腹冷痛，冷痢，脚气水肿，风寒湿痹，阳痿，宫冷，虚寒吐泻，阴寒水肿，阳虚外感，阴疽疮疡以及一切沉寒痼冷之疾。

【实用偏方】

牙痛：附子 30 克，枯矾 0.5 克，共研为末，擦牙。

月经不调：熟附子、当归各等份，水煎服，每次服 9 克。

半身不遂，手足痉痓：取生附子 30 克，浸入无灰酒 1 升中七日，隔日饮 100 毫升。

慢性咽炎：附子适量。将上药用盐水煮过后，多次服用，每天 1～3 克；或配伍养阴清肺汤水煎服。

 ## 理气中药

陈皮——理气健脾调中

【性味归经】苦、辛、温。入脾经、肺经。

【功效主治】理气健脾，调中，燥湿，化痰。主治脾胃气滞之脘腹胀满或疼痛、消化不良。湿浊阻中之胸闷腹胀、纳呆便溏。痰湿壅肺之咳嗽气喘。用于胸脘胀满，食少吐泻，咳嗽痰多。

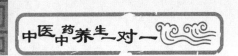

【实用偏方】

脾虚气滞：人参 12 克，白术、茯苓、陈皮各 9 克，甘草 3 克，水煎服。

胃下垂：陈皮、厚朴、苍术、半夏、黄芩、枳壳、柴胡各 10 克，白芍 15 克，大黄 6 克，芦根 30 克，甘草 5 克。将上药水煎，每日 1 剂，分 3 次口服，15 日为 1 个疗程。

风寒感冒：陈皮 15～20 克，生姜数片，葱头适量。共煎水滤汁，加少许白糖，早晨空腹饮服。

萎缩性胃炎：陈皮 30 克，炒小茴香 12 克，干姜 3 克。早晚用水煎服，3 个月为 1 个疗程。

枳壳——破气行痰消积

【性味归经】苦、辛，凉。归肺经、脾经、大肠经。

【功效主治】破气，行痰，消积。治胸膈痰滞，胸痞，胁胀，食积，噫气，呕逆，下痢后重，脱肛，子宫脱垂。

【实用偏方】

大便下血：枳壳 10 克，乌梅肉 15 克，川黄连 2.5 克。共研细末，饭前开水冲下，分二次服。

产后生肠不收：枳壳 100 克。去穰煎汤，温浸良久即入。

子宫脱垂：一枳壳 25 克，蓖麻根 25 克。水煎兑鸡汤服，每日 2 次。二枳壳 25 克，升麻 5 克。水煎服。

顺气止痢：甘草（炙）30 克，枳壳（炒）120 克。上为细末。每服 5 克，空心沸汤点服。

香附——理气调经安胎

【性味归经】辛，微苦、微甘，平。归肝经、脾经、三焦经。

【功效主治】理气解郁，调经止痛，安胎。主胁肋胀痛，乳房胀育，疝气疼痛，月经不调，脘腹痞满疼痛，嗳气吞酸，呕恶，经行腹痛，崩漏带下，胎动不安。用于肝郁气滞，胸、胁、脘腹胀痛，消化不良，胸脘痞闷，寒疝腹痛，乳房胀痛，月经不调，经闭痛经。

【实用偏方】

脘腹胀满：香附12克，缩砂仁（后下）6克，炙甘草3克，水煎服。

痛经：香附（醋炙）180克，艾叶、川芎、吴茱萸、白芍、当归、黄芪各90克，续断45克，生地黄30克，肉桂15克，共研细末，米醋打糊为丸，每服9克，每日2次，空腹淡醋汤下。

尿路结石：生香附（鲜品）80～100克，干品酌减。水煎至适量，每天不拘时口服，1个疗程为30天。

急性膀胱炎：香附30克。水煎2次后充分对匀，顿服。

佛手——疏肝理气和胃

【性味归经】辛、苦，温。归肝经、脾经、胃经、肺经。

【功效主治】舒肝理气，和胃止痛，燥湿化痰。用于肝胃气滞，胸胁胀痛，胃脘痞满，食少呕吐，咳嗽痰多。

【实用偏方】

哮喘：佛手15克，藿香9克，姜皮3克，水煎服。

痰湿咳嗽：鲜佛手10克，加生姜6克，水煎去渣，加白砂糖温服，每日1次。

慢性胃炎、胃腹寒痛：佛手30克洗净，清水润透，切片或丁，放瓶中，加低度优质白酒500毫升，密闭，泡10日后饮用，每次15毫升。

黄疸病：佛手片10克，黄柏6克，六神曲10克，红花6克，赤茯苓10克，茵陈20克，每日1剂。

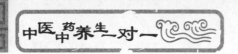

木香——行气止痛调中

【性味归经】辛、苦，温。归脾经、胃经、大肠经、三焦经、胆经。

【功效主治】行气止痛，调中导滞。主胞胁胀满足，脘腹胀痛，嗳吐泄泻，痢疾后重。用于胸脘胀痛、泻痢后重、食积不消、不思饮食，中气不省，突发耳聋，蛇虫咬伤，牙痛。

【实用偏方】

痈肿：木香、黄连、槟榔各等份，共研细末，油调后频涂患处。

胆石症，胆绞痛：木香、川楝子各10克，金钱草15克，柴胡12克，水煎服。

胸腹胀痛，呕逆：木香、蔻仁各5克，藿香9克，砂仁、甘草各3克，檀香、丁香各1.5克，水煎服。

脘腹胀痛：木香、荜茇、高良姜、鸡内金各22克，佛手15克，肉桂7克，海螵蛸90克，共研细末，每服3～6克，每日2～3次。

消食中药

山楂——消积驱虫健胃

【性味归经】酸、甘，微温。归脾经、胃经、肝经。

【功效主治】消食积，散瘀血，驱绦虫。治肉积，症瘕，痰饮，痞满，吞酸，泻痢，肠风，腰痛，疝气产后儿枕痛，恶露不尽，小儿乳食停滞。

【实用偏方】

风寒感冒：取山楂30克，金银花6克，白糖20克。做法：先将山楂、金银花放在勺内，用文火炒热，加入白糖，改用小火炒成糖饯，用开水冲泡，日服1剂。

高脂血症：山楂、何首乌各15克，白糖60克。先将山楂、何首乌洗净，切碎，一同入锅，加水适量，浸泡2小时，再熬煮约1小时，去渣取汤，日服1

剂，分 2 次温服。

痢疾：生山楂 60 克，茶叶 5 克。水煎服，每日 1 剂。1～3 剂可愈。

冻伤：鲜山楂适量。将上药清水洗净后去核，捣成泥状敷于患处，无菌纱布包扎 3 天。溃疡者忌敷。

神曲——消食理气解表

【性味归经】苦，温。入脾经、胃经、大肠经。

【功效主治】健脾消食，理气化湿，解表。治伤食胸痞，腹痛吐泻，痢疾，感冒头痛，小儿伤饥失饱。

【实用偏方】

脾胃虚弱：神曲 300 克、麦蘖（炒）150 克、干姜（炮）200 克、乌梅肉（焙）200 克，共研为末，加蜜调成丸子，如梧子大。每服 50 丸。米汤送下，一天服 3 次。

暴泄不止：用神曲（炒）100 克、蒜黄（汤泡，炒）25 克，共研为末，加醋、糊做成丸子，如梧子大。每服 50 丸，米汤送下。

癫痫：神曲 60 克，炒黑、白丑各 22.5 克，法夏 15 克等共研细末，加入白面粉 500 克，加少量糖或芝麻，烙成煎饼，每晨空腹服 1 个。

慢性腹泻：神曲适量炒焦成炭，研成细末。每次服 6 克，每日 1 次，开水送服。

麦芽——消食开胃和中

【性味归经】甘，平。归脾经、胃经、肝经。

【功效主治】消食开胃，和中，回乳。用于食积，婴儿伤乳，哺乳期妇女断乳，肝气不舒，肝胃不和等症的治疗。可生用或炒用。

【实用偏方】

胀满：麦芽 120 克，神曲 60 克，白术、橘皮各 30 克，共研细末，制丸如梧桐子大，用参汤送服 30～50 丸。

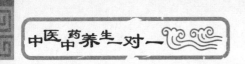

产后发热，乳汁不通：麦芽 60 克，炒熟，研细末，清汤调下，分 4 次服。

脾胃不进饮食：麦芽 200 克，甘草 25 克。同研细末，水煎服。

小儿营养不良：太子参、炒扁豆、莲子肉、麦芽、神曲、淮山药、使君子各 9 克，陈皮 5 克，水煎服。

鸡内金——消食健胃止遗

【性味归经】甘，平。归脾经、胃经、小肠经、膀胱经。

【功效主治】消食健胃，可以促进胃液分泌，提高胃酸度及消化力，使胃运动功能明显增强，胃排空加快。涩精止遗。

【实用偏方】

脘腹胀满：鸡内金、槟榔、莱菔子、半夏、茯苓、连翘、枳壳各 10 克，水煎服，每日 1 剂。

小儿遗尿或成人尿频、夜尿多：鸡内金、桑螵蛸、益智仁、煅龙骨、煅牡蛎、黄芪各 10 克，甘草 3 克，水煎服，每日 1 剂。

胆、肾、郁金各种结石症：鸡内金、海金沙（包）、郁金各 10 克，金钱草 30 克，水煎服，每日 1 剂。

胃溃疡：鸡内金 20 克，鸡蛋壳 50 个，乌贼骨 25 克，荔枝核、荜茇、良姜、佛手、白及、甘草各 10 克，共研粉。每次 1～2 克，每日 3 次，或去蛋壳改汤剂。

莱菔子——消食降气化痰

【性味归经】甘、辛，平。归肺经、脾经、胃经。

【功效主治】消食除胀，降气化痰。主治食积气滞，脘腹胀满，嗳气，下痢后重，咳嗽痰多，喘促胸满。

【实用偏方】

高脂血症：莱菔子、白芥子、决明子各 30 克，水煎服。每日 1 剂，早晚 2

次服用。

脘腹胀痛： 槟榔 12 克，莱菔子 12 克，陈皮 6 克，白糖适量。将槟榔切片或打碎，莱菔子微炒，然后将槟榔、莱菔子、陈皮同放入瓦煲内，加入清水 700 毫升，用中火煮沸 30 分钟，去除药渣，加入少许白糖即可饮用。

老年慢性气管炎、肺气肿： 莱菔子末 15 克，粳米 100 克。将莱菔子末与粳米同煮为粥。早晚温热食用。

便秘： 炒莱菔子 50 克，水煎，每日 1 剂，分 2 次空腹服。

 收涩中药

莲子——补脾益肾固肠

【性味归经】 甘、涩，平。入心经、肺经、肾经。

【功效主治】 具有补脾、益肺、养心、益肾和固肠等作用。适用于心悸、失眠、体虚、遗精、白带过多、慢性腹症等症。

【实用偏方】

心悸不眠： 莲子 15 克（带心），百合 30 克，麦门冬 12 克。加水煎服。

脾胃虚弱，饮食不化： 莲子肉、糯米（或大米）各 200 克，炒香；茯苓 100 克（去皮）。共研为细末，白糖适量，一同捣匀，加水使之成泥状，蒸熟，待冷后压平切块即成。

阳痿遗精，妇女白带： 莲子 250 克，枸杞子 30 克，白糖适量。将莲子用开水浸泡后剥去外皮及莲心，枸杞子用冷水洗干净待用，锅内加清水，放入莲子、枸杞子煮至熟烂，加白糖适量，溶化后即可食用。

失眠多梦： 莲子（去心）50 克，先煮成半熟，再与粳米（或糯米）同煮粥，加白糖调味食用。

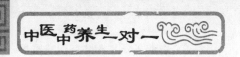

芡实——固肾涩精止泄

【性味归经】甘、涩，平。归脾经、肾经。

【功效主治】固肾涩精，补脾止泄。治遗精，淋浊，带下，小便不禁，大便泄泻。

【实用偏方】

梦遗滑精：芡实末、莲花蕊末、龙骨（别研）、乌梅肉（焙干取末）各50克。上药煮山药糊为丸，如鸡头大。每服1粒，温酒、盐汤送下，空腹服。

肾虚型哮喘：芡实50克，大米100克，油、盐适量。芡实、大米同煲粥，至芡实烂熟，加油、盐调味，分次服食，宜长期服用。

小便频数：芡实、秋石、白茯苓、莲子各100克，共研为末。加蒸枣做成丸子，如梧桐子大：每服30丸，空服，盐汤送下。

小儿遗尿：芡实粉30克，核桃仁15克打碎，红枣5～7颗去核。将芡实粉先加凉开水打糊，再加滚开水搅拌。然后加入核桃仁、红枣肉，煮成糊粥，加糖。小孩可以任意时间服用。

五味子——滋肾收汗涩精

【性味归经】酸、甘、温。归啼经、心经、肾经。

【功效主治】敛肺，滋肾，生津，收汗，涩精。治肺虚喘咳，口干作渴，自汗，盗汗，劳伤羸瘦，梦遗滑精，久泻久痢。

【实用偏方】

梦遗虚脱：五味子480克，洗净，水浸1宿，去核，用温水将核洗去余味，用布滤过，置于砂锅内，入冬蜜960克，慢火熬之，除砂锅斤两外，煮至1.08千克成膏为度。待数日后，略去火性，每服1～2匙，空腹白滚汤调服。

神经衰弱：五味子40克，浸入50%的酒精20毫升中，每日振荡1次，10天后过滤；残渣再加同量酒精浸泡10天过滤。两次滤液合并，再加等量蒸馏水

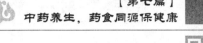

即可服用。成人每日 3 次，每次 2.5 毫升，一个疗程总量不超过 100 毫升。

无黄疸传染性肝炎：将五味子烘干、研末，过 80 ～ 100 目筛。成人每次 5 克，日服 3 次，30 天为一个疗程。亦可制成蜜丸服。

潜在型克山病：40% 五味子酊，日服 3 次，每次 30 滴或 2 毫升。10 天为一个疗程，可连用 2 ～ 3 个疗程。服药后多次开水。

乌梅——敛肺涩肠生津

【性味归经】酸、涩，平。归肝经、脾经、肺经、大肠经。

【功效主治】敛肺，涩肠，生津，安蛔。用于肺虚久咳，虚热烦渴，久疟，久泻，痢疾，便血，尿血，血崩，蛔厥腹痛，呕吐，钩虫病。

【实用偏方】

久痢不止：乌梅肉 20 个，水 200 毫升，煎至 6 分。饭前分 2 次服。

头疮皮癣：乌梅肉 2.5 千克，水煎浓缩成膏约 500 克，每服 9 克，用糖开水送服，每日 3 次。另以生油调膏外敷于患处。

胆囊炎、胆结石：乌梅 7 个，五味子、四川金钱草各 30 克，水煎服。

鸡眼、疣（鱼鳞子）：乌梅 250 克用水煮烂，去核后浓煎成膏，加适量食盐、食醋调成稀糊，敷患处，每天 1 次。

肉豆蔻——温中涩肠消食

【性味归经】辛，温。归脾经、胃经、大肠经。

【功效主治】温中涩肠，行气消食。主虚泻，冷痢，脘腹胀痛，食少呕吐，宿食不消。

【实用偏方】

虚泻，冷痢：煨肉豆蔻、罂粟壳（蜜炙）、煨诃子肉各 4.5 克，白芍、白术、当归各 15 克，党参、炙甘草各 8 克，肉桂、木香各 3 克。研为粗末，每服

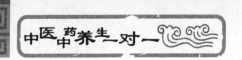

6克，加生姜2片，大枣1枚，水煎服。

酒精中毒：肉豆蔻10～12克。将上物煎水饮服，可治醉酒后脘腹饱胀，呕吐等症。

脾虚泄泻，肠鸣不食：肉豆蔻1枚，入乳香3小块在内，以面裹煨，面熟为度，去面，碾为细末。每服3克，米汤送下，小儿1.5克。

脾肾虚寒，五更泄泻：补骨脂12克，肉豆蔻、五味子各6克，吴茱萸3克，大枣18克，生姜24克，制为丸，每服6～9克，每日2～3次。

泻下中药

巴豆——逐痰行水杀虫

【性味归经】辛，热；有大毒。归胃经、大肠经、肺经。

【功效主治】泻寒积，通关窍，逐痰，行水，杀虫。治冷积凝滞，胸腹胀满急痛，血瘕，痰癖，泻痢，水肿，外用治喉风，喉痹，恶疮疥癣。

【实用偏方】

皮肤病：巴豆30粒，雄黄12克，轻粉6克。先将巴豆入麻油中煎黑，去豆，以油调雄黄、轻粉研匀的粉末，每日涂搽患处3次，至癌灶坏死脱落。

肝硬化腹水：巴豆霜3克，轻粉1.5克。用纱布3层包好，贴敷脐上，再用敷料固定，经1～2小时感觉刺痒时取下。能致腹泻，如不泻可再敷。

神经性皮炎：取巴豆去壳50克，雄黄5克，磨碎后用3～4层纱布包裹，每天擦患处3～4次，每次1～2分钟，直至痒感消失，皮损消退为止。

急性阑尾炎：将巴豆、朱砂各0.5～1.5克研细混匀，置6×6厘米大小的膏药或胶布上，贴于阑尾穴，外用绷带固定。24～36小时检查所贴部位，皮肤应发红或起小水泡，若无此现象，可重新更换新药。

大黄——泻热通肠痛经

【性味归经】苦，寒。归脾经、胃经、大肠经、肝经、心经。

【功效主治】泻热通肠，凉血解毒，逐瘀通经。用于实热便秘、积滞腹痛、泻痢不爽、湿热黄疸。

【实用偏方】

热积便秘： 大黄、枳实各 9 克，厚朴 6 克，芒硝 15 克，水煎，分 2 次服。

乳痈肿痛： 大黄、甘草各 30 克，研末，以好酒熬成膏，摊纸上，贴于患处，每日 1 次，连用 3 天。

月经不调： 大黄适量。将上药烘干，研为极细末，每服 1 克，早、晚各服 1 次。一般月经干净后开始服药，连续服 3 ～ 6 个月。

痔疮： 大黄、黄芩、五倍子、枳壳、威灵仙、黄柏各 20 克，苦参 30 克。将上药用纱布包裹好后放入砂锅中，加水煎至 1 ～ 2 升，倒入盆中先熏蒸后坐浴，每日 2 次，每次 20 ～ 30 分钟，7 日为 1 个疗程。

番泻叶——泻热行滞通便

【性味归经】甘、苦，寒。归大肠经。

【功效主治】泻热行滞，通便，利水。用于热结积滞，便秘腹痛，水肿胀满。

【实用偏方】

便秘： 内服番泻叶 1 ～ 3 克，用开水泡服，起缓下作用，约 5 ～ 6 小时后，排出大便，对于习惯性便秘及老年便秘、体虚便秘等均可按此量应用。

回乳： 番泻叶 4 克。将上药放入开水 200 ～ 300 毫升中浸泡 10 分钟，为 1 日量，分 2 ～ 3 次口服。

胃弱消化不良： 番泻叶 3 克，生大黄 1.8 克，橘皮 3 克，黄连 1.5 克，丁香 1.8 克。将上药温浸于沸水中 2 小时，去渣取汁，3 次分服，每日 1 剂。

胃肠胀气： 番泻叶 10 ～ 15 克，放入热茶中加盖浸泡，顿服。

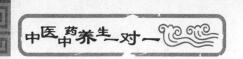

郁李仁——润燥滑肠利水

【性味归经】辛、苦、甘，平。归肾经、大肠经、小肠经。

【功效主治】润燥滑肠，下气，利水。用于津枯肠燥、食积气滞、腹胀便秘、水肿、脚气、小便不利。

【实用偏方】

老年性便秘：郁李仁10克，大米50克。先将郁李仁捣烂，水煎汁，加大米煮为稀粥服食，每日2次，连续3～5天。

便血：郁李仁8克，鸡蛋1只，藕汁适量。将郁李仁与藕汁调匀，装入鸡蛋内，湿纸封口，蒸熟即可。每日2次，每次1剂。

脚气水肿、大小便不通：郁李仁15克，薏苡仁15克，水煎去渣，加白糖调服。每日1次，以大小便通利为度。

慢性肾炎：郁李仁9克，薏苡仁12克，茯苓12克，冬瓜皮30克，黄芪15克，水煎服。每日1剂。

火麻仁——养阴润燥通便

【性味归经】甘，平。归脾经、大肠经。

【功效主治】益脾补虚，养阴润燥，通便。用于脚气肿痛；体虚早衰；心阴不足，心悸不安；血虚津伤，肠燥便秘等。

【实用偏方】

便秘：火麻仁、苦杏仁、大黄、枳实、厚朴、白芍各10克，水煎服。

须发早白：火麻仁150克，枸杞子500克，生地黄、胡麻仁各300克，糯米1500克；酒曲120克，制成药酒，口服，每次适量饮之，以不醉为度，每日3次。

小儿习惯性便秘：火麻仁、枳实、杏仁、厚朴各10克，芍药、当归、焦四仙各6克，大黄、陈皮各5克，郁李仁3克，甘草1克，水煎服。

肠燥便秘：火麻仁 15 克，紫苏子 10 克，粳米适量。前二者加水研磨，取汁分 2 次煮粥食。

 ## 止血中药

白及——止血消肿生肌

【性味归经】苦、甘、涩，寒。归肺经、胃经、肝经。

【功效主治】收敛止血，消肿生肌。用于咳血吐血，外伤出血，疮疡肿毒，皮肤皲裂；肺结核咳血，溃疡病出血。

【实用偏方】

肺癌：白及、百合、沙参、生地黄、玉竹、天花粉、制鳖甲（先煎）各 15 克，麦冬、白术各 9 克，川贝母 4.5 克，凤凰衣 3 枚，水煎服。

吐衄、便血：白及、地榆各 500 克，仙鹤草 2500 克，前两味研末，仙鹤草熬膏，混合制成颗粒压片，每片 0.3 克，每服 3 片，每日 3 次。

创伤溃疡：白及、半夏、穿山甲珠、贝母、知母各 6 克，乳香 3 克，皂角刺、天花粉各 12 克，金银花 30 克，水煎服。

支气管扩张：白及适量。将上药研粉，成人每次服白及粉 2～4 克，每日 3 次，1 个疗程为 3 个月。

艾叶——温经止血止痛

【性味归经】辛、苦、温，无毒。归脾经、肝经、肾经。

【功效主治】温经止血，散寒止痛，降湿杀虫。主治月经不调，痛经，宫寒不孕，胎动不安，心腹冷痛，吐血，衄血，咯血，便血，崩漏，妊娠下血，泄泻久痢，带下，湿疹，疥癣，痈肿，痔疮。灸治百病。

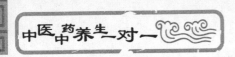

【实用偏方】

肠炎、急性尿道感染、膀胱炎：艾叶 10 克，辣蓼 10 克，车前 80 克。水煎服，每天 1 剂，早晚各服 1 次。

湿冷下痢脓血，腹痛，妇人下血：干艾叶 200 克（炒焦存性），川白姜 50 克（炮）。共研细末，醋煮面糊丸，如梧桐子大。每服 30 丸，温米汤饮下。

功能性子宫出血，产后出血：艾叶炭 50 克，蒲黄、蒲公英各 25 克。每日 1 剂，煎服 2 次。

妇人白带淋沥：艾叶（杵如绵，扬去尘末并梗，酒煮一小时）300 克，白术、苍术各 150 克（俱米泔水浸，晒干炒），当归身（酒炒）100 克，砂仁 50 克。共为末，每早服 15 克，白汤调下。

蒲黄——止血化瘀通淋

【性味归经】甘，平。归肝、心经。

【功效主治】止血，化瘀，通淋。用于吐血、衄血、咯血、崩漏、外伤出血、经闭、痛经、脘腹刺痛、跌打肿痛、血淋涩痛。

【实用偏方】

高脂血症：蒲黄 30 克，水煎服。1～2 个月为 1 个疗程，有显著降低胆固醇的作用。

吐血唾血：蒲黄 60 克，研末，每服 10 克，温酒或冷水送下。

高脂血症：蒲黄 30 克，黄药子、山楂肉各 20 克，泽泻 15 克。每日 1 剂，水煎 2 次分服，每次 24 分钟。1 个疗程为 14 日，治疗期停用其他药。

便血不止：蒲黄（微炒）100 克，郁金（挫）150 克。上二味，捣罗为散，每服 5 克，粟米饮调下，空腹晚食前服。

三七——止血散瘀消肿

【性味归经】甘、微苦，温。归肝经、胃经。

【功效主治】止血，散瘀，消肿，定痛。治吐血，咳血，衄血，便血，血痢，崩漏，症瘕，产后血晕，恶露不下，跌扑瘀血，外伤出血，痈肿疼痛。

【实用偏方】

肝癌： 三七、白英、山豆根、牡丹皮各30克，儿茶、蜈蚣各5克，蟾蜍1克，共研细末，每服12克，每日3次，温开水送服。能解毒消肿，化瘀止血，缓解临床症状，延长生存期。

便血、尿血： 三七6克，花蕊石9克，血余炭3克，共研细末，分2次，开水送服。

胃热吐血： 三七粉3克，鲜藕汁1杯，鸡蛋1个。藕汁加水煮沸，鸡蛋打入碗中，放三七粉调匀，入沸汤中煮成羹食。

白茅根——凉血止血解毒

【性味归经】甘，寒。归肺经、胃经、膀胱经。

【功效主治】凉血止血，清热解毒。用于吐血，尿血，热淋，水肿，黄疸，小便不利，热病烦渴，胃热呕哕，咳嗽。

【实用偏方】

胃癌： 白茅根、白花蛇舌草各60克，薏苡仁30克，红糖90克，水煎，分2～3次服，每日1剂。能使呕血或黑粪消除，恢复食欲。

肾炎腹水： 鲜白茅根120克，水煎，分2次服。连服1～2周，通常在1～5天内小便即显著增多，水肿消失。

肝癌： 白茅根、龙葵各60克，白花蛇舌草30克，水煎，分3次服，加白糖适量。继续服用，能使病情逐渐好转，1年后症状及体征消失。

肺结核咳血： 鲜白茅根60克，藕节炭15克，栀子炭15克，仙鹤根15克，侧柏叶炭20克。水煎服。

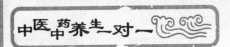

安神中药

远志——安神益智祛痰

【性味归经】苦、辛，温。归心经、肾经、肺经。

【功效主治】安神益智，祛痰，消肿。用于心肾不交引起的失眠多梦、健忘惊悸，神志恍惚，咳痰不爽，疮疡肿毒，乳房肿痛。

【实用偏方】

心气不足，甚者忧伤，悲伤不乐：远志（去心）、石菖蒲各60克，茯苓、人参各90克。上4味，捣下筛，服方寸匙，蜜和丸如梧桐子，每次服6～7丸，每日3次，饭后食。

神经衰弱、健忘心悸、失眠多梦：远志研粉，每次服3克，每日2次，米汤冲服。

惊恐不安，夜寐不宁：远志、菖蒲、朱砂各15克，党参、茯苓、酸枣仁、龙齿各30克，同研为细末，炼蜜为丸。每次9克，日服2～3次。

臆症多发：远志8克，川芎6克，枣仁、知母、茯神、当归各10克，沙参、川贝母、龙骨各20克，甘草5克。水煎服，每日1剂。连服20剂，如临床症状消失，舌脉正常后，再服原方10剂。

酸枣仁——宁心安神养肝

【性味归经】甘，平。归心经、脾经、肝经、胆经。

【功效主治】宁心安神，养肝，敛汗。主治虚烦不眠，惊悸怔忡，体虚自汗、盗汗。

【实用偏方】

不射精症：酸枣仁30克，细茶末60克，共研细末。人参须6克，煎水送服药末，每次6克，每日2次。

心脾气血两虚，脾不统血证：白术3克，当归3克，白茯苓3克，黄芪3克，龙眼肉3克，远志3克，酸枣仁3克，木香1.5克，甘草1克，人参3克。加生姜、大枣，水煎服。

心悸失眠：酸枣仁10克，生地黄15克，粳米100克。枣仁、地黄水煎取汁，入粳米煮粥食。

体虚自汗盗汗：酸枣仁20克，人参12克，茯苓30克。共研为细末。每次5～6克，温水送服。亦可入粥中煮食。

柏子仁——养心安神通便

【性味归经】甘，平。归心经、肾经、大肠经。

【功效主治】养心安神，润肠通便。用于虚烦不眠，心悸怔忡，肠燥便秘等症。

【实用偏方】

肠燥便秘：柏子仁12克，火麻仁15克，水煎服，一日一剂；或研成细粉，分两次吞服；或柏子仁、大麻仁（火麻仁）、松子仁各50克，共研细粉，每次6克，饭前用温开水送服，每日2次。

自汗盗汗：柏子仁9克，糯稻根、浮小麦各15克、红枣5个，水煎服，一日一剂。

脱发：将柏子仁与当归各等份，用蜂蜜制成丸剂，每丸约重10克，每日服2次，每次服1丸。

血虚失眠：柏子仁10克，丹参15克、酸枣仁15克，水煎服，一日一剂。

合欢皮——解郁和血宁心

【性味归经】甘，平。归心经、肝经、肺经。

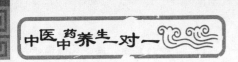

【功效主治】解郁，和血，宁心，消痈肿。治心神不安，忧郁，失眠，肺痈，痈肿，瘰疬，筋骨折伤。

【实用偏方】

跌打跌伤： 合欢皮（炒干，末之）120 克，入麝香、乳香各 3 克。每服 9 克，温酒调服，不饥不饱时服。

骨折： 合欢皮（去粗皮，取白皮，锉碎，炒令黄微黑色）120 克，芥菜子（炒）30 克。上药共为细末，酒调，临夜服；粗渣敷于患处。

肺痈： 合欢皮 15 克，鱼腥草 12 克（后下），薏苡仁 20 克，桃仁 6 克，水煎分 2 次服，每日 1 剂，连服 5～7 天。

小儿多动症： 合欢皮 20 克，甘松 9 克，水煎分 2 次服，每日 1 剂。

琥珀——安神止血利水

【性味归经】甘，平。归心、肝、膀胱经。

【功效主治】镇惊安神，散瘀止血，利水通淋，去翳明目。主惊悸失眠，惊风癫痫，血淋血尿，血滞经闭，产后瘀滞腹痛，症瘕积聚，目生障翳，痈肿疮毒。

【实用偏方】

病后虚烦不眠： 琥珀、珍珠、生地黄、甘草各 3 克，当归、黄连各 9 克，朱砂 6 克。上药共研为末，米糊为丸，如粟米大。每服 30 丸，食后，服麦门冬汤。

镇心明目，止血生肌： 琥珀、鳖甲、京三棱各 30 克，延胡索、没药各 15 克，大黄 1.5 克，同熬捣为散。空腹服，每次酒送下 8 克，每日 2 次。

初生婴儿惊痫： 琥珀、朱砂各少许，全蝎 1 枚，共研为末，以麦门冬汤调 0.3～1 克送服。

小便淋沥： 琥珀末 6 克，麝香少许，开水或萱草煎汤送服。年老和体虚的人，可用人参汤送服。亦可加蜜调末做成丸子，用赤茯苓汤送下。

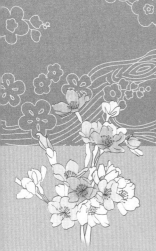

第二章：中药的用药指南

 中药的分类及其应用

具体地说，中药药理作用是阐述中药对神经系统、消化系统、循环系统、呼吸系统、内分泌系统、生殖系统以及机体各个器官的作用。

影响中药药理作用的因素很多，如中药的品种、产地、采收季节、贮藏条件、剂量、剂型、给药途径、机体以及个体差异。

按中药功能主治区分为：

1. 解表药

凡发散表邪、解除表证的药物为解表药。解表药的药理作用为：

（1）**发汗**：使血管扩张、促进血液循环，因而有发汗或促进发汗作用，如麻黄、生姜等。

（2）**解热**：可使实验性致热动物体温降低，如柴胡、桂枝、防风、葛根等。

（3）**镇痛**：对动物的机械或物理致痛反应有明显的抑制作用。如细辛、柴胡、桂枝等。

（4）**抗菌、抗病毒**：解表药对金葡菌、溶血性链球菌等细菌及流感病毒有一定抑制作用。

2. 清热药

口干、咽燥、面红、目赤、大便干燥、小便短赤、五心烦热、舌红苔黄、

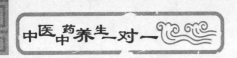

脉数等都属热证，凡清解里热的药物叫清热药，清热药又分为清热泻火、清热凉血、清热燥湿、清热解毒等，其药理作用为：

（1）**抗菌**：清热药大多数有一定的抗菌作用，如金银花、连翘、蒲公英等对多种细菌有较强的抑制作用，有的对部分细菌有抑制作用，有的体外有抑菌作用，临床疗效却无抑菌作用，而有抗毒素作用。

（2）**抗病毒**：部分清热中药可以抑制某些病毒，延缓病毒引起的细胞病变。

（3）**解热**：清热泻火药犀角、石膏、知母等对实验动物有明显的退热作用。

（4）**提高机体免疫功能**：增强白细胞和网状内皮系统的吞噬作用，提高非特异性免疫力。

（5）**抗炎**：可抑制炎性渗出，加速炎症消退，对动物实验性炎症有对抗作用。

3. 泻下药

凡能通利大便的药称泻下药。泻下药一般具有：

（1）**泻下**：通过不同的机理刺激胃肠道黏膜增加蠕动致泻。

（2）**抗感染**：对多数细菌和部分病毒及真菌有抑制作用。

4. 祛风湿药

人体肌表经络遭受风寒湿邪侵袭后使血运不畅、肌肉与关节疼痛、麻木、屈伸不力等中医称痹证，西医称风湿性关节炎和类风湿性关节炎，凡能祛除风湿、解除痹痛的药称祛风湿药。祛风湿药的药理作用有：

（1）**抗炎**：祛风湿药多数可以对抗或减轻大白鼠甲醛性、蛋清性、右旋糖酐性关节炎，可抑制肿胀、加快消退。

（2）**镇痛**：对因热刺激和电刺激的小鼠可以提高痛阈。如秦艽、独活、五加皮、汉防己等。

5. 利水渗湿药

中医的湿有两个意义，一为水肿，二为痰饮，可解除水肿和痰饮的药物称渗湿利水药。渗湿利水药的药理作用主要有三方面：

（1）**利尿**：通过利尿、消除水肿，主要为治疗泌尿系炎症的药物，如茯苓、泽泻等。

（2）**抗菌**：多数利尿药体外试验有抗菌作用，有的对致病真菌有抑制作用。

（3）**利胆**：可增加胆汁排泄、降低其黏度、减少胆色素含量，可用于胆囊炎及胆石症，如茵陈、玉米须、金钱草等。

6. 温里药

凡能温里散寒的药称温里药。中医的里证包括两个方面，一是寒邪入里、脾胃阳气受抑，二是指心肾阳气虚弱、寒从里生。温里药的药理作用有：

（1）**强心及抗心律失常**：使心律加快，心肌力增强，如附子、乌头等。

（2）**抗休克**：可扩张血管、促进血液循环、升高试验动物体温、提高动物对缺氧的耐受力。

（3）**健胃**：使胃分泌增加、胃黏膜局部循环改善、提高胃蛋白酶的活力、兴奋消化功能、缓解胃及脘腹疼痛。

（4）**镇吐**：有的温里药可抑制动物呕吐，如姜、丁香等。

（5）**镇痛**：具有镇痛作用，如附子、细辛等。

7. 理气药

凡疏通气机、调节脏腑功能的药物称理气药，理气药对平滑肌有不同的作用：

（1）**对胃肠平滑肌的作用**：可缓解胃肠平滑肌痉挛、增加胃肠运动节律、促进排除肠腔积气积物，对胃病、肠梗阴及腹部术后恢复肠蠕动有较好效果。

（2）**对消化液分泌的影响**，可调节中枢性胃酸分泌，缓解胃溃疡、促进溃疡愈合、有助于消化。如木香、厚朴、陈皮等。

（3）**利胆**：可促进胆汁分泌、使胆汁流量增加，松弛奥犹氏括约肌和降低胆囊压力，有助于消除黄疸，也可防止胆固醇结石发生。

（4）**对支气管平滑肌有松弛作用**。因而可以止咳平喘，如陈皮等。

（5）**升压、抗休克**：如枳实等对麻醉动物有明显的升压效应。

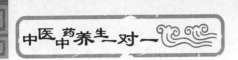

8. 止血药

促进血液凝固、阻止出血的药物称止血药。止血药的药理作用为：

（1）使局部血管收缩：缩短凝血时间、增加血小板数、增强血小板第Ⅲ因子的活性、有抗肝素作用。

（2）降低毛细血管通透性、增加血管对损伤的抵抗力。

（3）抑制纤维蛋白酶的活性。

9. 活血化瘀药

用于治疗血瘀证的药物称活血化瘀药，活血化瘀药的作用机理与血液流变学、血流动力学有关。

（1）改善血液流变学、抗血栓形成：活血化瘀药多数能改善血瘀者血液的黏、聚状态；对抗血栓形成、抑制血小板聚集、增加纤维溶酶的活性，对心肌梗塞、脑血栓有效。

（2）改善血流动力学：可扩张外周血管、增加器官血量、改善心肌缺氧、对冠心病、心绞痛有效。

（3）对子宫有收缩作用，对痛经、闭经、难产、产后恶露不净有效。

（4）活血化瘀药有抗肿瘤作用。

（5）有止痛和抗炎作用。

10. 化痰止咳平喘药

本类药的药理作用为：

（1）化痰：可使呼吸道分泌物增加，因而有祛痰作用。如贝母、款冬花、桔梗等。

（2）镇咳平喘：可扩张动物的支气管平滑肌、缓解支气管痉挛。

11. 安神药

（1）安神药的药理作用主要对中枢神经系统有镇静、催眠、安定、抗惊厥作用。

（2）有的安神药有镇痛作用（枣仁）、缓泻作用（柏子仁）、降体温作用等。

12. 平肝息风药

平肝息风主要针对"肝阳上亢"和"肝风内动"而言。阴不制阳多出现眩晕、头痛、耳鸣、心烦等高血压症状称肝阳上亢；肝风内动则包括热极生风和中风等神经内科疾病。其药理作用为：

（1）**降血压**：可使实验性高血压动物血压降至正常，如天麻、钩藤、地龙等。

（2）**镇静、抗惊厥**：对动物由戊四氮、咖啡因、士的宁或电刺激造成的惊厥有明显的对抗作用，天麻、钩藤可制止实验性癫痫的发生，可增强巴比妥类药物的作用。

（3）**解热镇痛**：可使实验动物体温下降，提高动物的痛阈。如火麻、羚羊角。

（4）**抗炎**：本类药物多数有抗炎作用，可促进炎症吸收、减少炎症损害，如羚羊角。

13. 开窍药

窍指心窍，心窍不开则牙关紧闭、神志昏迷等，因邪气壅盛蒙蔽心窍所致，一般与心脑血管疾病有关开窍药的药理作用为：

（1）**对中枢神经系统的作用**：有安定、抗惊厥作用，但同时又有兴奋中枢的作用，其作用差异与用量有关。

（2）**抗心绞痛**：多数可降低心肌耗氧量、增加冠脉流量，因而有对抗心绞痛作用。

（3）有抗炎、抗菌、防腐作用。

14. 补虚药

虚证多指机体生理功能低下症，补虚药可调整机体的生理功能，其药理作用为：

（1）**对免疫功能的影响**：补气药对特异性、非特异性及体液免疫功能均有增强作用。可升高外围白细胞的数量，增加网状内皮系统的吞噬功能、促进白细胞干扰素的诱生能力，抑制细胞 RNA 的代谢；对淋巴细胞的转化有促进作用；提高 γ-球蛋白 IgG 的含量，使体液免疫力增加。

（2）**适应原样**：补虚药可提高机体的适应能力、增强饥体对有害刺激（物理、化学）的抵抗能力、如对化学药物的损害及射线的损害的抗御力。

（3）**调节内分泌**：具有肾上腺皮质酮样作用，并可调节垂体前叶、肾上腺皮质、甲状腺、睾丸、卵巢的功能。对性功能有调节作用。

（4）**对物质代谢的影响**：补益药可促进蛋白质的合成，降低血液中胆固醇的含量，增加白蛋白的含量，调节血糖等；补阳药可提高 DNA 和 RNA 的合成率；滋阴药可降低其合成率。

（5）**对心血管的作用**：可扩张血管、降低血压、增强心肌收缩力、抗心肌缺血等作用。对冠心病，心绞痛有治疗作用。

（6）**强壮**：补益药可提高机体的活动能力、减轻疲劳、提高思维能力和体力劳动效率，可使正常物体重增加。

（7）**抗衰老**：多数补益药可减慢人体代谢、对抗自由基的氧化活性、延缓组织和器官的衰老。

15. 收涩药

具有固涩功能的药物称收涩药，主要用于各种脱证，其药理作用为：

（1）**止血**：可加速血液凝固，有局部止血作用，凡含鞣质成分的药均有此作用。

（2）**止泻**：可减慢肠蠕动，抑制肠道内细菌生长，有止泻作用。

（3）**抗菌**：收涩药多数有抑菌作用。

16. 其他

消食药均有消食健胃作用；驱虫药对多种肠道寄生虫有驱杀作用；外用药有止痒、杀菌、化腐、生肌、杀病原虫作用。中药的药理作用是由多方面因素决定的，且具有复杂性，尤其中药多采用复方，因而其药理作用多为综合性的，以上关于中药的"药理作用"的描述为近年的研究成果，仅供临床应用时参考。

 ## 中药的命名

中药的命名，绝大多数都有一定的来历和意义，大致可以从以下几个方面来说明。

1. 以产地命名

如党参以上党所产者佳而得名，川芎、川贝、川连等都因产于四川而得名，阿胶原产地在山东东阿县。此外，尚有巴豆、蜀椒及辽细辛等，也都是以产地命名。

如诃黎勒、曼陀罗、婆罗得、庵摩勒等外来药材，也有冠以番、胡字样的，如番木鳖、胡椒等，其用意似在表明这些药为外来品种。

2. 以生长特性命名

如夏枯草，夏至后花叶会枯萎；忍冬的叶，经冬不凋；半夏的块茎成熟于仲夏；桑寄生在桑树上寄生。

3. 以气味命名

不少中药具有特殊的香气和滋味，有的常根据其气味的特点而命名，如木香、茴香、丁香；还有苦参之苦，细辛之辛，以及酸枣仁、苦菜、甘草、五味子等都因其味而得名。

4. 以外观命名

中药多为原料生药，具有各种天然颜色，因此得名。以色白得名如白芷、白薇，以色青得名如青蒿、青黛，以色赤得名如赤芍、红花，以色黑得名如玄参、黑芝麻，以色黄得名如黄连、大黄等。

因原植物或生药的形态不同命名，如牛膝因其茎节膨大如牛的膝关节而得名，白头翁因其茎叶有白毛如老人白发而得名，人参因其根像人形而得名，大

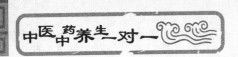
腹皮因形似大腹、善治大腹水肿而得名。

5. 以入药部位命名

中药虽有用全株的，但大多仅使用其花、叶、根、茎、果实或种子入药。因而在植物方面，花朵入药有金银花、菊花、槐花，以叶片部位入药有紫苏叶、淡竹叶、冬桑叶、枇杷叶，以根部入药有葛根、芫花根；以种子果实入药有莲子、枸杞子，以茎枝部位入药有桂枝、桑枝。在动物方面有蝉蜕、蛇蜕、鳖甲、鹿茸、海马、蛤蟆油、猴枣等。

6. 以性能功效命名

有些中药是根据其性能的特点命名的，如防风能防治诸种风病，益母草效能针对妇女的某些疾病，续断可续筋骨、多用于筋骨扭伤等。

7. 以人名命名

一部分中药以发现者或最初使用者的姓名作为药名。如传说古时有个叫杜仲的人经常服用某药而得道成仙，该药因而得名；有一医生名叫郭使君，因善用某药材帮小孩子治病，所以称该药为使君子。

中药配伍禁忌

目前，医药界约定俗成，共同认可的配伍禁忌，主要是"十八反"、"十九畏"所涉及的药对。"畏"是一种药物使用后降低另一种药物的疗效。"反"是一种药物和另一种药物同用产生毒性作用或增加其不良反应。

"十八反"的具体内容是：甘草反甘遂、大戟、海藻、芫花；乌头反贝母、瓜蒌、半夏、白蔹、白及；藜芦反人参、沙参、丹参、玄参、苦参、细辛、芍药。"十九畏"的具体内容是：硫黄畏朴硝，水银畏砒霜，狼毒畏密陀僧，巴豆畏牵牛，丁香畏郁金，川乌、草乌畏犀角，牙硝畏三棱，官桂畏赤石脂，人参畏五灵脂。此外，还规定："十八反"中，不宜与乌头同用的药扩大为不宜与乌头类药材同用；附子不宜与半夏、瓜蒌、贝母、白及同用；人参叶、北沙参、党参均不宜与藜芦同用；平贝母、伊贝母、浙贝母均不宜与乌头类药材同用。中国传统医学对药膳应用也有严格的禁忌。药膳的药物配伍禁忌，遵循中药本草学理论，一般参考"十八反"和"十九畏"。

煎中药是一门学问

1. 容器选择

首先不能用铁、铜、铝等容器煎药，应该用砂锅或者瓦罐，也可以用白色搪瓷容器、不锈钢容器。不锈钢容器由于性质稳定、受热均匀而迅速，称得上是最好的煎药器皿。煎具的容量宜大些，以利于药物的翻动，并可避免外溢耗损药液。

2. 煎前浸泡

在煎前最好将饮片浸泡一段时间，便于药物有效成分水解、析出。夏天浸泡 20 分钟，冬天为 40 分钟，一般情况下，煎药时注意不宜频频打开锅盖，否则气味易走失，药效降低。

3. 煎药的火候

控制火候"先武后文"，煎药的火量大小、温度高低，称为火候，一般药物先武火后文火，简称"先武后文"，即先用大火、急火将锅烧开后，再用小火、慢火慢慢煎熬，保持微沸状态即可。这样既可使药锅内保持适度温度，将有效成分煎出，又可避免将药熬焦、熬糊（注意：熬焦、熬糊药物的药液切不可服用，以免中毒）。

4. 适量用水

除处方有特殊规定用水以外，一般药物主要用洁净水，以自来水、甜井水、泉水煎煮均可。煎药用水量根据药物的重量、体积、吸水能力和功效主治的不

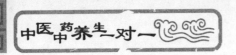

同而异，传统认为一般以浸泡药物后水面超过药物 3～5 厘米为宜。

5. 灵活掌握煎药时间

一般药物煎煮两次，第一次（称头煎）时间短，以开锅后 15～20 分钟即可。根据药物自身性质和疾病情况，煎煮时间可灵活掌握，如平常用于治疗感冒的解表药物煎煮时间可稍短，用于滋补营养类的药物可稍长一些。

6. 特殊煎法要切记

对一些性质特别的药物根据病情煎煮前需要特殊处理，医师一般都在处方上注明，负责调配处方的药师要特别嘱咐患者，并予以单包，主要有以下几种类型：

（1）**先煎：**质地坚硬的药物当先煎。如龙骨、牡蛎、龟甲、鳖甲及矿石类药物，先煎半小时或者更久；含有毒性的药物，如炮附子、炮川乌等需要先煎半个小时以上，然后将其他药物加入一起煎。

（2）**后下：**对于含挥发性成分的如薄荷、青蒿、藿香等，还有不宜长时间煎煮的如钩藤、杏仁等药，应在其他药煎至将取药液时，再入锅同煎 15 分钟就行了。

（3）**包煎：**即用纱布袋包着煎。对于一些花粉种子类如松花粉、蒲黄、葶苈子等，含黏液汁较多的如车前子等，含细小绒毛的如旋复花等，煎煮前须用纱布包好后与其他药物同时煎煮。

（4）**烊化：**即在药物中加开水 30～50 毫升，放在锅中隔水炖烊，将烊化的胶汁与煎好的药液和匀后服。这类药物主要是动物的皮、骨、角经加工制成的凝固胶剂。如驴胶、龟胶、鹿角胶等。

（5）**溶化：**对于芒硝、玄明粉等易溶化的药物可直接在煎好的药液中溶化。另煎兑入：对于人参、西洋参、鹿茸等贵重药物可以另行煎煮，汁液直接兑入其他药液服用。

（6）**冲服：**指比较贵重的药物既不宜与其他药物一起煎，也不宜单独煎煮，为确保疗效更好而宜研末后开水冲服。如鹿茸、沉香、琥珀、三七、羚羊角片。另外，散剂、丸剂、丹剂等也宜冲服。

中药的炮制与制剂

1. 中药的炮制

炮制，泛指药物的各种加工处理，其目的是去除杂质，减少毒性，提高疗效，降低烈性，改变药物作用，便于制剂和应用等。

炮制的方法很多，经不断地革新演变为水制、火制、水火等三类。

（1）水制法包括洗、漂、泡、渍、水飞等。其中洗、漂主要是用于去除药物中的杂质，泡、渍主要用于软化药物以便于切制或加工，水飞主要用于研磨极细的粉末，现多以球磨机代替。

（2）火制法用的较多，大致分为煅、炮、煨、炒、炙、焙、烘。

煅主要适用于矿物药及贝壳类；炮是将药物直接置于铁锅中炒至焦黄或鼓起，以起烟为度。如附子、干姜等。

煨是将药用湿纸等裹上于火灰中烧、烤，现已不常用；炒是比较常用，分为清炒和加辅料炒，清炒又分炒黄、炒焦、炒炭。一般炒黄可以去燥性，炒焦可以健脾胃，炒炭可以收敛止血。加辅料炒为麸炒、沙炒等。麸炒可以健脾和胃；炙也是比较常用的炮制方法，可分为蜜炙、醋炙、酒炙等。蜜炙甘缓益元、酒制提升、姜制发散、盐制走肾而软坚、醋炙入肝而止痛，甘草汤炙解毒致令平和；焙与烘均为干燥方法。

（3）水火共制方法包括蒸、煮、淬三法。其中煮、淬法已不大常用、蒸法主要用于熟地、何首乌的加工。

2. 中药的制剂

中药的适用应根据病情需要选择适当的药物，定出适宜的剂量，配成适当的剂型。这样才便于临床应用，现常用的剂型有：

（1）**汤剂**：目前最常用的剂型，优点是可以根据病情增减药物或剂量，便于辨证施治，也易于吸收，缺点是不便服用。

（2）**散剂**：将药加工成细粉服用，适用于用量小的药物。

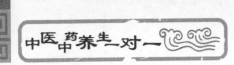

（3）**丹、丸剂**：将药粉和辅料制成圆粒称丸，有时丸也称丹。丸剂一般吸收较慢，适于治疗慢性疾病，可长期服用。

（4）**片剂**：是一种比较新的中药剂型，多数采用提取有效成分、有效部位制片，服用量小而方便。

（5）**胶囊剂**：是一种类似片剂的剂型，将中药的提取物装于胶囊内，便于服用，有利吸收。

（6）**酒剂**：将药物浸泡于酒中所得，适用于抗风湿类药物。

（7）**冲剂**：将药物的提取物与糖共制成颗粒粉状，服用时以开水冲服。

（8）**糖浆剂**：将药物的提取物与糖共制成的液体剂型，便于服用。

（9）**针剂**：也叫注射剂，将中药的有效成分提纯，用注射用水溶解分装于安瓶内，注入肌肉或静脉给药，一般见效快，剂量准确，抢救急症多用。

（10）**栓剂**：将药物的成分与基质共制成栓，分肛门栓、阴道栓等。

（11）**膏剂**：分口服膏、黑膏药和贴膏。口服膏剂为中药提取浓缩液加糖制成用于内服；贴膏为将药物成分溶于橡皮膏类基质中涂于布上，主要用于抗风湿止痛类药。黑膏药为药物成分与麻油共同熬制而成，主要用于疮疡或风湿等。

其他剂型还有：糊丸、滴丸、酊剂、气雾剂、洗剂、涂剂、膜剂等。

中药的服法

1.服药的时间

通常每天服药2次，上午1次，下午或睡前1次。择时服药，对提高疗效颇为重要。治疗上焦疾病，宜在饭后服药；治疗中焦疾病，宜在两餐饭的中间服药；治疗下焦疾病，宜饭前服药；治疗月经病，必须在月经来潮前4～5天服药，才能起到治疗作用，而且便于观察效果；治疗疟疾，必须在发作前2小时服药；治疗四肢血脉的疾病，宜在早晨空腹时服药；治疗呕吐，宜频频少量服药；治疗急症，不拘时间，随时服药；治疗肠道寄生虫病，宜在早晚空腹时服药；治疗休息痢，宜在五更服药；治疗哮喘病，宜在发作前半小时服药；治疗痰饮湿浊等证，宜在饭后服药，使药力随水谷之气上除痰饮湿浊；治疗脾胃虚弱证，宜在不饥不饱时服药；治疗阴虚、血虚、失眠、多梦等症，宜在饭前服药，安神临卧服佳；十枣汤服在平旦，鸡鸣散服在五更；治疗肾阳虚、气虚、瘀结等证，宜在晨间服药，而且要一次顿服。近代研究证实药效与人体阴阳、脏气节律有关，尤其补肾阳药于上午 6～8 时一次服用，药效最佳。

2. 服药方法

一般汤剂宜温服，温服可减低胃肠刺激。但治疗真寒假热，如白通汤，药宜冷服；使用清热泻火之剂，药宜冷服，以助药力降泄。治疗真热假寒，如白虎汤，药宜热服；治疗外感风寒等证，应趁热服药，服后覆被微汗；使用补脾胃、升阳益气之剂，皆宜趁热服药，以助药力上升外浮、清阳四布，四肢百骸皆有所受，诸症自除。

治疗呕吐，服药宜少量多次频服，并先嚼生姜或饮生姜汁少许再服药。使用涌吐剂，用鹅毛或手指探喉，助其呕吐。治疗口噤不开，先用通关散搐鼻，待醒后再服药，也可先用针灸或乌梅擦患者齿龈，使其张口再服药，也可用鼻饲。

治疗咽喉病，药液应含嗽，并徐徐吞咽。服用桂枝汤，服药后宜吃热粥，服用十枣汤后宜食稀粥。治疗肠痈等病证，服用大黄丹皮汤等汤剂，取其药力之专，去势之猛，迅速驱邪而安正，药宜浓煎，一次服下。治疗疑难病证，药宜先少量，待无不适，随加剂量，须加详细观察。

3. 服药之"忌口"

患病服用中药时，需要适当忌口。一般患热性病者忌辛、辣、油腻及不容易消化的食物和烟酒；寒性病忌食生冷；黄疸、过敏性疾病、痛疽、肿瘤及某些皮肤病忌食鱼虾等腥膻及刺激性食物；水肿病宜少食盐；消渴病宜忌糖；下利慎油腻。另外，一些食物还与药物相抵触，例如服用人参之类的补气药时不能喝茶，因为茶叶消气，降低甚至消除人参等药物的滋补作用；服用土茯苓、威灵仙、使君子以及龙骨、磁石、琥珀、酸枣仁等安神药时也不能喝茶；在服用石膏、知母等清热药时不能吃狗肉、羊肉等热性食物；还有地黄、何首乌忌葱、蒜、萝

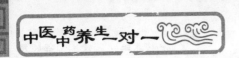

卜，薄荷忌蟹肉，茯苓忌醋，蜂蜜忌生葱，补血药忌饮茶等。《本草纲目》在"服药食忌"中总括说："凡服药，不可杂食肥猪犬肉，油腻羹，腥臊陈臭诸物。凡服药，不可多食生蒜、胡荽、生葱、诸果、诸滑滞之物"，可以借鉴之。

中药的性味

《神农本草经》在序列中指出："药有酸、苦、甘、辛、咸五味，又有寒、热、温、凉四气。"由于每一种药物都具有性和味，因此，两者必须综合起来看，例如两种药物都是寒性，但是味不相同，一是苦寒，一是辛寒，两者的作用就有差异。反过来说，假如两种药物都是甘味，但性不相同，一是甘寒、一是甘温，其作用也不一样。所以，不能把性与味分开来看，性与味显示了药物的部分性能，也显示出有些药物的共性。

1. 四气

四气又称四性，是指药物的寒、热、温、凉四季药性。寒凉与温热是绝对不同的两类药性；而寒与凉、温与热只是程度上的差异，寒性较小的即为凉性，热性较小的即为温性。

除此还有平性，是指具有平性的一类药物，寒热之性不很明显，作用比较平和，既可用于热证，又可用于寒证。但是，平性不是绝对的，也有偏寒和偏热的不同。

寒性的药物大多具有清热泻火、凉血养阴等作用；而凉性的药物以疏散表邪、平肝、凉肝、安神为主；温热的药物大多具有温里散寒、补火助阳、温经通络、回阳救逆、补气、行气活血、祛风解表、化湿、开窍等作用。

2. 五味

五味，就是辛、甘、酸、苦、咸五种味。五味是由味觉器官直接辨别出来的，或是在医疗实践中，认识到药物的味和药理作用有近乎规律性的联系，加以分析得出的。虽然有些药物具有淡味或涩味，实际上不止 5 种，但是，五味是最基本的5种滋味，所以仍然称为五味。不同的味有不同的作用，味相同的药物，其作用也有相近或共同之处。至于其阴阳属性，则辛、甘、淡属阳，酸、苦、咸属阴。其作用如下。

辛：解散、能行，具有发散、行气、活血的作用，一般治疗外感表证的药物，如桂枝、紫苏叶、薄荷等；治疗气滞证的药物，如香附、陈皮等；治疗瘀血阻滞的药物，如川芎、红花等，都有辛味。

甘：有补益、和中、缓急等作用。一般治疗虚证的滋补强壮药，如党参、熟地黄等，以及缓和拘急疼痛、调和药性药物，如全工枣、甘草等，皆有甘。
涩味药：与酸味药的作用相似，多用以治疗虚汗、泄泻、尿频、精滑、出血等症，如龙骨、牡蛎涩精，赤石脂则能涩肠止泻。

酸："能收能涩"，有收敛、固涩的作用，并能生津开胃、收敛止汗。一般具有酸味的药物多用于治疗虚汗、泄泻等，如山茱萸、五味子涩精敛汗，五倍子涩肠止泻。

苦："能泄能燥能坚"，有泄和燥的作用。"泄"的含义甚广，有指通泄的，如大黄，适用于热结便秘；有指降泄的，如杏仁，适用于肺气上逆的喘咳；有指清泄的，如栀子，适用于热盛心烦等。至于"燥"，则用于湿症，湿症有寒湿、热湿的不同，温性的苦味药如苍术，适用于前者，寒性的苦味药如黄连，适用于后者。《内经》有"苦能坚阴"的提法，苦能坚阴，当以泻火"存阴"之理解，苦味坚阴实则与清泄作用直接相关。

咸："能下能软"，有软坚散结、泻下的作用。多用以治疗痰核、痞块及热结便秘等，如瓦楞子软坚散结，芒硝泻下通便等。

另外，还有"淡"。淡能渗、能利，有淡湿利水的作用。多用治水肿、小便不利等证，例如茯苓、猪苓、通草、薏苡仁等。一般淡附于甘。

哪些中药需常备

现在不少人家里都有个"小药箱"，里面放着一些治头痛发热的常用西药，

235

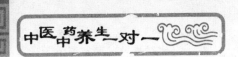
例如能迅速止痛的药、能马上降温的退热药等。其实，平时有个小毛病如果用中药来调理，不仅更安全有效，而且不良反应还小。对此，专家根据生活中最易发生的疾病，推荐了6种常备家用的中药。

1. 消化不良香砂六君丸

消化不良一般表现为腹胀、无食欲、大便不畅等，如果出现这些症状，可服用香砂六君丸，以促进胃肠蠕动，助食欲。不过对于5岁以下的儿童推荐用王氏保赤丸，老年人推荐用四磨汤口服液。

2. 感冒柴胡冲剂或复方板蓝根冲剂

感冒是日常生活中最常见的病症，中医把感冒又分为风热型和风寒型感冒，风热型感冒可用小柴胡冲剂或正柴胡冲剂，而风寒型感冒则可用复方板蓝根冲剂或三九感冒灵。感染性发热清开灵胶囊。清开灵胶囊具有清热解毒、镇静安神的作用，可用于外感风热所致的发热、烦躁不安、咽喉肿痛等。

3. 心绞痛速效救心丸

对于有冠心病等心脏病患者来说，应在家里可随时取到的地方备一些速效救心丸或麝香保心丸，如果发生胸闷、胸前痛、气喘、面色青紫或苍白，可随时服用。

4. 眩晕服眩晕宁颗粒

对于更年期女性，如果突发视物旋转、头晕、头昏、耳鸣等，一般可服用眩晕宁颗粒或晕可平糖浆，如果伴有血压升高，还可加服全天麻胶囊。

5. 失眠安神补脑液

失眠一般表现为入睡困难、多梦、早醒、醒后疲乏。对于常受失眠困扰的人，可以预备一些安神补脑液或柏子养心丸服用。

如果对于自己的病症把握不清，或病情紧急、反复，还是应该到医院请医生确诊后，在医生的指导下服药。

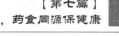

名贵中药的家庭贮存

一般情况下家庭除贮备一些日常使用的中成药以外，贮备单味中药的机会不多，其意义也不是太大，但是有些时候会有亲戚朋友的赠送、出差时随便带回的一些道地药材、买得太多未能一次使用完的药物等，如何贮存中药就成了实际问题。尤其是一些珍贵药材如人参（包括山参、野山参、园参及各种规格的成品）、鹿茸、麝香、牛黄、羚羊角、冬虫夏草、熊胆、燕窝、三七、西红花、珍珠等，来源稀少，妥善保存好就更有必要。

1. 人参

红人参要晾晒、阴干，放在罐内盖严，存放阴凉干燥处。也可以将人参装入小木箱内，用防潮纸糊严，在箱底再放一根多孔的细竹筒，筒内放适量的脱脂棉，筒口对准预先在箱侧开好的小孔，用酒精或者普通白酒（以50度为宜），每500克人参用酒精或白酒110毫升注入竹筒内，然后封闭小孔，存放阴凉干燥处。这样既能使人参不生虫，不发霉，还能保持其原有的色味和重量。但应注意用酒量不宜过多，否则会损害人参的质量。如果用敞口的坛子，按上法将人参与酒精或白酒同放在坛内加以密封，也有同样的效果。

为了防止人参吸潮受热和返糖，可将其放在低温干燥处，与适量无水氯化钙放在缸内密封保存，量少放在罐内，效果较好。如遇返糖，可用温水将浮糖泡去后再浸一次糖汁，用炭火烤干即可（放在炉火旁边烤也可），但要掌握火候。糖参通风晾晒后，包裹好放入木箱，箱底放一些干燥的柴草灰，再将参埋在其内，封严存放在阴凉干燥处。这样既可保色，又不易吸潮发霉。

2. 鹿茸

可将其装入用纸裱糊严密的木箱，但密封前，鹿茸须含正常水分。容器内四周放些花椒、细辛，密封后，储存在阴凉干燥处。如是鹿茸片，亦应加花椒粉放置在阴凉干燥处密封储存。这样不仅可以防止虫、霉和风干破裂，还能保持光泽。鹿茸如不装箱密封，容易受热和受潮。受热后其茸皮易破裂，受潮后

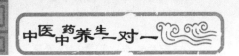

则易变色泛黑和生白斑发霉。

3. 麝香

用瓷瓶或厚玻璃瓶装，用石蜡封口，置阴凉处储存。如放入冰箱冷藏，温度一般宜在 5 ℃左右，包装必领严密，以防潮气侵入。保存麝香的容器宜经常摇动，避免麝香挤压成坨，沤坏变色。注意不要揭开容器盖子，因为其芳香之气极易走失。还要避光。

4. 羚羊角

羚羊角的保存主要就是防止虫蛀，因此，羚羊角只要密封保存即可。

5. 冬虫夏草

虫蛀、发霉、变色是对冬虫夏草的主要危害，其保存前须在阳光下翻晒，待干燥冷却后放入罐内盖严，在阴凉干燥处保存。

6. 燕窝

适宜采取冷藏的方法，但包装必须密封，以防受潮。

7. 三七

必须经过晾晒干燥，存放在阴凉干燥处，为了避免虫蛀，可以将其同樟脑一起密封保存。

8. 西红花

保存不当，容易气味走失，颜色变得没有光泽，质地干燥，严重影响其疗效。因此，西红花的保存常常密封或冷藏，一般将其用纸或塑料袋包装好，然后将之装入瓷罐内封严，放置在阴凉处即可。

9. 珍珠

珍珠容易变色，一般密封保存即可。

上述这些方法简便易行，一般的家庭条件容易做到，而且能收到较好的效果。

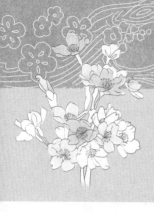

第三章：常见病的中药养生调理

内科疾病的中药调理

感冒

感冒是最常见的上呼吸道感染疾患，民间又俗称"伤风"，是人体因受风寒后、呼吸道局部抵抗力下降，而感染病毒或细菌所致。常见表现有头痛、鼻塞、流涕、喷嚏、流泪、恶寒、发热、周身不适或伴有轻微咳嗽等。症状严重，且在一个时期内广泛流行者，称为"流感"。本病四季皆可发病，但以冬春两季多见。中医认为，感冒是因人体正气不足，感受外邪，引起的以鼻塞流涕、恶寒发热、咳嗽头痛、四肢酸痛为主要症状的疾病。感冒一般病程为 5～10 天，预后良好。但也不尽然，如年老体弱或先天不足者，往往容易患病，反复发作，缠绵难愈，需精心调养。

【常用中药】

风寒表证选用辛温解表药：麻黄、桂枝、紫苏、荆芥、白芷、防风、羌活、细辛、生姜等。

风热表证选用辛凉解表药：柴胡、薄荷、升麻、葛根、菊花、桑叶等。

【实用中药方】

葱白生姜饮：葱白（连须）、生姜片各20克。将上药煎水1碗，加少许红糖，趁热一口气服下（葱姜不需服下），并马上睡觉，全身出大汗即愈。主治风寒感冒。

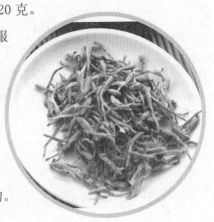

藿香银花汤：藿香、金银花各15克，蝉蜕、甘草各6克，紫苏、半夏、陈皮、茯苓各10克。本方亦可随证加减。每日1剂，水煎后分2～3次内服。停用其他药物。主治外感风寒。

银花山楂蜂蜜饮：银花（金银花）30克，山楂10克，蜂蜜250克。将银花与山楂放入砂锅内，加水置武火上烧沸，约3～5分钟后，将药液滤入碗内。再加水煎熬1次后滤出药液。将2次药液合并，放入蜂蜜搅匀。服用时温热，可随时饮用。主治风热感冒。

柴胡香薷汤：柴胡、香薷、银花、连翘、厚朴、炒扁豆各10克，黄芩、焦山栀各5克，淡竹叶、藿香各10克。先用温水浸泡30分钟，水煎，水开后10分钟即可，每日1剂，分3～4次温服。主治夏季感冒。

大青叶饮：青叶30克，龙葵、鱼腥草、射干各15克。每日2剂，每剂加水600毫升，煎至200毫升，加白糖或蜂蜜，2次分服。主治感冒、流行性感冒。

马鞭草汤：马鞭草30克，青蒿、羌活各15克。每日1剂，水煎服。主治流行性感冒。

晚蚕沙酒：晚蚕沙120克，黄酒（或低度酒）100毫升。将以上二者和匀备用。上药经酒浸泡后，用药包热敷四肢。每天1次，每次约30分钟。主治体虚感冒之四肢关节疼痛。

【小贴士】

针对感冒应采用治未病的方式，下面这两种偏方适宜预防感冒。

取黄芪30克、防风10克、鲜生姜5克，洗净晾干，置于开水杯中用滚开水浸泡30分钟，分次当茶饮用，具有益气祛风防感作用。

取党参30克、苏叶10克、生姜10克，洗净用纱布包扎，与粳米200克一起熬煮成粥，去除药袋，即可食用，日服2次，具有益气祛风、散寒防感作用。

支气管炎

支气管炎有急、慢性之分。急性支气管炎是由病毒、细菌的感染，或物理与化学的刺激所引起的支气管和气管的急性炎症。疲劳、受惊、上呼吸道感染等，是导致本病的诱因。慢性支气管炎多由急性支气管炎反复发作转变而成。

支气管炎发病时很像感冒，表现为刺激性咳嗽，1～2天后咳痰，开始为白色黏稠痰，后为黏液脓性痰，或痰中带血丝。若久治不愈，症状可逐渐加重，咳嗽长年持续，痰多，呈泡沫黏液；有的患者有喘息和哮鸣音。常伴胸骨后痛、疲倦、头痛、全身酸痛等症状。本病冬季发病率高，以老年人、小儿为多见。

【常用中药】

支气管炎常用的中药有：茜草、川贝、麦冬、沙参、柴胡、桔梗、杏仁、金银花等。

【实用中药方】

茜草橙皮煎：茜草（鲜茜草18克）9克，橙皮18克。加水200毫升煎成100毫升，日服2次，每次50毫升。10天为1个疗程。主治慢性支气管炎。

川芎半夏汤：川芎6克，桃仁、丹参、补骨脂、紫菀、半夏各10克。每日

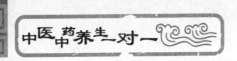

1剂，水煎服。随证加减：风热痰瘀加鱼腥草30克，黄芩、桑白皮各10克，甘草6克；风寒痰瘀加细辛6克，防风、紫苏梗、白芥子各10克；气虚痰瘀加炙甘草6克，党参、白术、茯苓各10克。主治慢性支气管炎

双金芦根汤：金荞麦、金银花、生石膏各30克，前胡、枇杷叶、黄芩、地骨皮各12克，知母、薄荷（后下）、杏仁、桔梗各9克，炙麻黄6～9克，碧玉散（包）18克，鲜芦根30克。每日1剂，水煎分3次服；或24小时内服2剂，分3～4次服。主治急性支气管炎。

桔梗甘草饮：桔梗、紫菀各10克，桑白皮15克，百部、款冬花、栝楼皮各12克，甘草6克。每日1剂，水煎服。主治急性气管炎、支气管炎。

银花黄芪汤：金银花、黄芪各30克，连翘、鱼腥草各20克，白术、党参、陈皮、杏仁各10克，黄芩、当归、赤芍、丹参各15克。每日1剂，水煎分2次服，7日为1个疗程。可连用2个疗程。主治慢性支气管炎之急性发作期。

苦杏仁汤加减：炙麻黄、苦杏仁、桔梗、炙甘草各6克，菊花、川贝母各12克。每日1剂，水煎服。随证加减：痰多加半夏、远志各6克；痰黄伴发热加黄芩、鱼腥草各15克；粪便秘结加大黄6克，或芒硝10克；气虚加黄芪、党参各12克；阴虚加沙参、麦冬各12克。主治喘息型慢性支气管炎。

【小贴士】

1. 痰瘀为肺气肿的基本病理，贯穿始终，故在辨证用药时，须酌加活血化瘀药。

2. 本病临床上以虚实夹杂多见，故应掌握治虚勿忘祛邪、祛邪当顾本虚的原则。

3. 本病急性期证候瞬息万变，故治法、用药不能固定不变，而须及时随证应变，方能扭转危势。

4. 本病应注重缓解期的治本和调摄。扶正固本可以减少外邪侵犯机会和发生危重变证的概率。

肺结核

肺结核是城乡多见、分布最广的一种慢性传染病。其症状多种多样，全身症状出现比局部症状为早，但早期很轻微、不引起注意，常有不规则低热、盗汗、疲倦乏力、食欲减退、体重减轻、月经失调等。患者多有干咳。若有空洞形成时，则痰呈脓性而量多，或痰中带血，甚至咯血。部位不定的胸部隐痛有时发生。也有部分病人无明显症状，而是在胸部 X 线健康检查时发现。

痰中找到结核菌是肺结核最可靠的诊断依据。X 线检查对肺结核的早期诊断有很高价值。

【常用中药】

肺结核常用的中药有：桔梗、杏仁、川贝、丹参、黄芪、党参、当归、杜仲、仙灵脾、鳖甲、菊花、百合等。

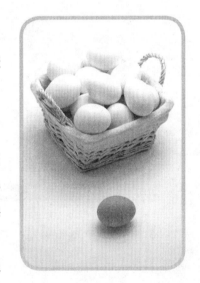

【实用中药方】

猪肺贝母方：猪肺（或牛、羊肺）1 具，贝母 15 克，白糖 60 克。将动物肺洗净，剖开一小口，纳入贝母及白糖，上笼蒸熟。切碎服食，每日 2 次。吃完可再继续蒸食。主治肺结核。

白及鸡蛋方：鸡蛋 1 个，白及 6 克。将白及研为细末和鸡蛋搅匀后，每天早上用开水冲服，共服 10 日。用于肺结核咳痰带血丝。

牡蛎夏枯草汤：牡蛎 30 克，夏枯草、浙贝母、玄参、白及、天冬、北沙参各 15 克，百部 10 克，甘草 6 克。每日 1 剂，水煎分 2 次服。40 天为 1 个疗程。并可随症加减。主治肺结核。

沙参麦冬汤：南沙参 500 克，麦冬、北五味子、人中白、百部、白及、胡

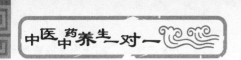

黄连、大生地、焦白术、生甘草各240克。以上各药共研细末，水泛为丸如绿豆大。每日2次，每次4.5克，3个月为1个疗程。主治肺结核。

党参黄芪汤：党参20克，北黄芪30克，熟枣仁9克，柏子仁9克，麦冬9克，北五味子6克，白芍15克，红枣12克，炙甘草9克。水煎服，每日1剂，分2次服。主治肺结核。

猪肝白及汤：猪肝、白及各适量。将猪肝切片，晒干，研成细粉，与白及粉相等量调匀。每服15克，每日3次，开水送下。主治肺结核。

【小贴士】

肺结核是一种慢性消耗性疾病，在药物治疗的同时，应注重营养，给予高蛋白、高热量、高维生素和适量矿物质的平衡食谱，并注意食品的色香味，照顾到病人的消化吸收功能，随时调节饮食的质和量。可适当多吃肉类、鱼类、蛋类和乳制品，不能吃得过分油腻，以免影响消化吸收。滋阴和补益精气之品，如鳗鱼、墨鱼、鳖、猪肝、猪肺、猪瘦肉、鸡鸭蛋、牛羊肉等都富含蛋白质，可适当多吃。

慢性胃炎

慢性胃炎属中医胃脘痛、痞满等症范畴。中医认为由气滞、脾虚、血瘀，诸邪阻滞于胃或胃络失养所致。该病以胃黏膜的非特异性慢性炎症为主要病理表现，病因可能除急性病外，还与胃黏膜受理化因素、细菌或毒素反复刺激和直接损害有关，其中尤以青壮年男性为多。临床表现为上腹部慢性疼痛、消化不良、食欲不振、恶心、呕吐、泛酸、饱胀、嗳气、纳差、便秘，胃镜检查胃黏膜充血、水肿、糜烂、变薄。本病从病理表现可分为浅表性胃炎、慢性萎缩性胃炎、糜烂性胃炎和肥厚性胃炎四种，第一种为多见。本病预后良好，但严重者可有癌变的可能。胃痛及炎症与肝脾密切相关，肝脾气失和常易导致胃病。治疗本病以理气和胃为主。若属虚者，应温中补虚，养阴益胃；若属实者，应疏肝、泄热、散瘀为主。

【常用中药】

慢性胃炎常用的中药有：乌梅、山楂、小茴香、胡椒、五味子、马齿苋等。

【实用中药方】

小茴香酒： 小茴香（炒）、石菖蒲根、枳壳各100克，烧酒1000毫升。以烧酒浸泡前3味，约10天后可饮。每日2次，饭后适量饮服。主治慢性胃炎、胃弛缓、下垂或痞闷饱胀。

白胡椒小枣煎： 白胡椒7粒，小枣（去核）7个，鲜姜1块。把白胡椒嵌入枣内，以文火烤呈焦黄色，与洗净的鲜姜同煎。每日1剂，服后捂被发微汗最佳。主治慢性胃炎或寒性胃痛、反胃。

双参生地饮： 沙参、丹参、生地各15克，麦冬、石斛、佛手、白芍各10克，乌梅、生甘草各6克。研末制成散剂冲服，每袋10克，日服2次。主治虚火灼胃型慢性胃炎。

车前子散： 炒车前子适量。研末装瓶，每顿饭前服4.5克。主治急、慢性胃炎。

竹茹芦根汤： 竹茹12克，芦根30克，公英15克，枳壳10克，石斛10克，麦冬15克，薄荷6克，白芍12克，甘草6克。水煎300毫升，早晚分2次饭前温服。每周服5剂。主治慢性浅表性胃炎、胃溃疡偏热者。

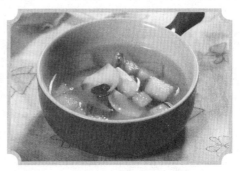

鸡内金酒： 鸡内金3克，红葡萄酒15毫升。将鸡内金研末，用红葡萄酒1次送服，每日2次，内热盛者慎用。主治慢性胃炎。

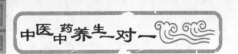

【小贴士】

　　一般来说，大部分浅表性胃炎可逆转，小部分可转为萎缩性。萎缩性胃炎随年龄逐渐加重，但轻症亦可逆转。因此，对慢性胃炎治疗应及早从浅表性胃炎开始，对萎缩性胃炎也应坚持治疗。中医药而言，主要是通过调理脾胃，疏肝理气和胃治疗。提高人体正气，控制症状和治疗疾病。疾病的治疗是一个综合干预的过程，不是吃了药物就一定好的。建议自己平时注意按时吃饭和睡觉，不要暴饮暴食，平时注意舒缓压力，保持心情愉悦。

消化性溃疡

　　消化性溃疡主要指发生于胃和十二指肠的慢性溃疡，是一多发病、常见病。溃疡的形成有各种因素，其中酸性胃液对粘膜的消化作用是溃疡形成的基本因素，因此得名。酸性胃液接触的任何部位，如食管下段、胃肠吻合术后吻合口、空肠以及具有异位胃粘膜的梅克尔憩室，绝大多数的溃疡发生于十二指肠和胃，故又称胃、十二指肠溃疡。

　　近年来的实验与临床研究表明，胃酸分泌过多、幽门螺杆菌感染和胃粘膜保护作用减弱等因素是引起消化性溃疡的主要环节。胃排空延缓和胆汁反流、胃肠肽的作用、遗传因素、药物因素、环境因素和精神因素等，都和消化性溃疡的发生有关。

【常用中药】

　　消化性溃疡常用的中药有：黄芪、陈皮、砂仁、木香、丁香、高良姜、香附、干姜等。

【实用中药方】

　　黄芪当归煎：黄芪20克，当归、延胡索、甘草各9克，白芍、白及各12

克，香附 10 克，乌药 7 克，肉桂 3 克，乌贼骨 15 克。将上药水煎 2 次，浓缩得滤液 75 毫升。每次服 20～30 毫升，饭前 30 分钟服，每日 3 次，连服 6 周后复查。未愈合者可服第 2 个疗程。服药期间不服其他治疗溃疡病专用药，疼痛剧烈者，可临时加服解痉药，忌食油腻生冷食品。主治胃、十二指肠溃疡。

乌梅大枣饮：乌梅 1 枚，大枣 3 枚，胡椒 7 粒。将大枣去核，与乌梅、胡椒共捣烂，以温开水送下，每日 1～2 剂。主治胃及十二指肠溃疡。

陈皮柴胡饮：陈皮、柴胡、川芎各 9 克，枳壳 10 克，香附、白芍各 6 克，甘草、广木香、砂仁各 5 克。水煎服，每日 1 剂，分 2 次服。主治肝胃不和所致的溃疡病。

冬青白芷煎：冬青 30 克，川楝子、白芷各 15 克。每日 1 剂，水煎，分 2 次服。30 天为 1 个疗程，1 个疗程未愈而有效者可继服第 2 个疗程，两个疗程未愈者停药。主治胃、十二指肠溃疡。

山楂白芍汤：炒山楂 9 克，炒白芍 18 克，陈皮 9 克，制香附 9 克，广木香 9 克，清半夏 9 克，五灵脂 9 克，乳香 3 克，乌贼骨 9 克，荆芥穗 3 克，茯苓 12 克，生姜 6 克，柴胡 6 克。水煎服，每日 1 剂，分 2 次服。主治消化性溃疡。

【小贴士】

　　去除和避免诱发消化性溃疡发病的因素甚为重要，如精神刺激，过度劳累，生活无规律，饮食不调，吸烟与酗酒等，消化性溃疡经药物治疗后达到症状缓解，溃疡愈合，仍需要继续给予维持量的药物治疗 1～2 年，对预防溃疡复发有积极意义，HP 相关性胃十二指肠溃疡，在应用降低胃酸药物的同时，给予有效的抗菌药物，根除 HP 感染也是预防溃疡复发的重要环节，此外，胃泌素瘤或多发性内分泌腺瘤，甲状旁腺功能亢进症，梅克尔憩室，巴雷特食管等疾病常可伴发消化性溃疡，应予及时治疗。

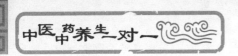
胃下垂

胃下垂是内脏下垂最常见的疾病。正常人的胃呈牛角形,位于腹腔上部。如果胃由牛角形变成鱼钩形垂向腹腔下部,出现食欲减退,饭后腹胀等消化系统症状,即患了胃下垂。胃下垂是胃体下降至生理最低线以下的位置。多因长期饮食失节,或劳倦过度,致中气下降,升降失常所致。病者感到腹胀(食后加重,平卧减轻)、恶心、嗳气、胃痛(无周期性及节律性,疼痛性质与程度变化很大),偶有便秘、腹泻,或交替性腹泻及便秘。

患此病者,多为瘦长体型,可伴有眩晕、乏力、直立性低血压、昏厥、体乏无力、食后胀满、食欲差、嗳气、恶心、头晕、心悸等症状。

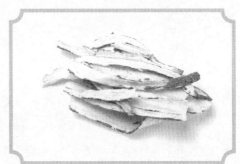

【常用中药】

胃下垂常用的中药有:沉香、升麻、五味子、白芍、党参、枳实、旋复花、代赭石等。

【实用中药方】

半夏升麻汤:半夏、升麻各10克,干姜2克,党参30克,炙甘草、川三七各3克,黄连6克。每日1剂,水煎分3次饭前服,4周为1个疗程。主治胃下垂属于寒热夹杂,气虚阳陷者。

当归杏仁汤:当归、肉苁蓉各20克,麻子仁30克,太子参、沙参、麦冬各12克,杏仁、枳壳各10克,厚朴18克,大黄6克。每日1剂,水煎服。主治胃下垂。

升麻贴敷:升麻适量,石榴皮(鲜品)适量。升麻(研粉)适量,与石榴皮(鲜品,数量不拘,以黏结成块为度)捣烂,制成1枚直径1厘米的药球,置于患者神阙穴(肚脐),胶布固定。患者取水平卧位,将水温60℃的热水袋熨

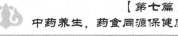

敷肚脐，每次半小时以上。每日3次，10天为1个疗程。主治胃下垂。

首乌散：何首乌30克，五倍子2克，肉桂1克。研为末，分3次冲服。每日1剂。主治胃下垂。

榛子党参汤：榛子仁、淮山药各60克，党参30克，砂仁、陈皮各15克，白糖50克。将前5味共研细末，加入白糖拌匀，每服10～15克，开水冲服，每日3次。

云苓党参汤：云苓25克，党参、黄芪、山药、当归、山楂各15克，柴胡、郁金、白术、枳壳、鸡内金各12克，升麻、陈皮、甘草各9克，大枣10枚。每日1剂，水煎，分2次服。主治胃下垂。

【小贴士】

患者平时要积极参加体育锻炼，运动量可由小到大。避免暴饮暴食，选用的食品应富有营养，容易消化，但体积要小。高能量、高蛋白、高脂肪食品适当多于蔬菜水果，以求增加腹部脂肪积累而托胃体。减少食量，但要增加餐次，以减轻胃的负担。卧床宜头低脚高。

一般来说，胃下垂预后较好，但也因患者的体质，慢性疾病等因素影响和治疗不及时而发生慢性扩张、胃扭转、直立性晕厥、心悸、低血压等。

胃痛

胃痛又称胃脘痛，是以胃脘近心窝处常发生疼痛为主的疾患。胃痛是临床上常见的一个症状，多见急慢性胃炎，胃、十二指肠溃疡病，胃神经官能症。也见于胃粘膜脱垂、胃下垂、胰腺炎、胆囊炎及胆石症等病。导致胃痛的原因有很多，包括工作过度紧张、食无定时、吃饱后马上工作或做运动、饮酒过多、吃辣过度、经常进食难消化的食物等。胃痛可能有若干因素，但大多数是由胃酸反流引起的。

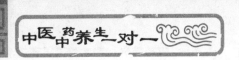

【常用中药】

胃痛常用的中药有：枳壳、柴胡、香附、陈皮、砂仁、麦冬、竹茹、党参、鸡内金等。

【实用中药方】

葱头生姜贴：用连须葱头 30 克，生姜 15 克，共捣烂炒烫，装入布袋，热熨胃脘部，药袋冷即更换。每天 2 次，每次 30 分钟，或以疼痛缓解为度。主治胃脘痛。

桂皮山楂红糖饮：桂皮 6 克，山楂肉 10 克，红糖 30 克。先用水煎山楂，后入桂皮，待山楂将熟去火，滤汁入红糖，调匀，热饮。主治饮食寒凉的胃痛。

橘皮苏叶粥：橘皮 10 克，紫苏叶 10 克，大米 60 克。将前 2 味水煎，去渣取汁，加水适量，入米煮粥，调红糖适量，早晚温服。主治胃痛。

木香生姜饮：广木香、干姜各 10 克，藕粉 20 克。前 2 味水煎去渣取汁，趁热冲藕粉搅匀，调红糖温服。主治胃痛。

胃痛方：黄连、高良姜各 5 克，吴茱萸 3 克，黄芩、香附、陈皮、半夏各 10 克。水煎服，每日 1 剂。适用于胃脘疼痛。

桂花酒：桂花 60 克，白酒 500 毫升。将桂花放入白酒中，密闭浸泡，经常晃动，1 周后即可饮用。每次 10 毫升，胃痛发作时，加热温饮。主治胃寒疼痛。

【小贴士】

如果情况复杂，难以判定是哪个位置不舒服及发作的时间与疼痛的性质，应马上到医院请医生帮助诊断与检查，这才是最直接且准确的方法。

专家建议，认为自己有胃痛症状的人，最好不要因为上腹部一痛就断定为"胃痛"，急到医院诊察，告诉医生自己是"胃"痛，这样可能会造成误诊或是延迟病情。最好以疼痛的位置及症状的表象来形容病况，让医生在经全面的诊断后，才能认定是否为"胃"的问题。

食欲不振

食欲不振是指对食物缺乏需求的欲望。严重的食欲不振称为厌食。食欲的中枢在下丘脑，其与大脑皮层有广泛的联系。在下丘脑有两个调节摄食的中枢，一个是饱足中枢，在腹内侧核，如果做动物实验破坏此中枢，动物就会出现食欲亢进，食量增加。另一个是嗜食中枢，在腹外侧核，破坏此中枢，动物出现食欲丧失，拒食。这两个中枢相互调节，以控制摄食。

短时间发生的食欲不振，常有较明确的诱因，如发热、精神紧张、精神创伤、心情不畅，或服用某些药物之后等，一旦诱因去除，常很快恢复。若食欲不振持续时间较长，如已超过 2～3 周，特别是又伴有体重下降者，应仔细检查以找到发病的病因。顽固性食欲不振，伴有明显体重下降者，除神经性厌食外，多由于器质性病变所致。

【常用中药】

食欲不振常用的中药有：鸡内金、山楂、麦芽与谷芽、六曲、莱菔子、藿香、陈皮等。

【实用中药方】

神曲麦芽煎：炒神曲、炒麦芽、炒山楂各 10 克，藿香、佩兰各 6 克。上药加水泡 20 分钟后，煎煮半小时，取药汁分 2 次饮用。每日 1 剂，连续服用 3 剂。对脾湿食积所致的食欲不振、口淡、口黏、腹胀有很好的治疗作用。

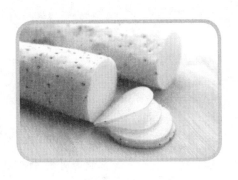

山楂神曲散：炒神曲、炒山楂、陈皮各 3 克，共研细粉，用水适量调成稠糊状备用。每次取约如莲子大小的药糊，置于肚脐正中，用巴掌大脱敏胶布贴敷固定，每次敷 6～8 小时，隔天 1 次。对老人食欲不振、腹胀、便秘有一定疗效。

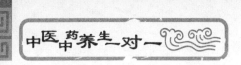

韭菜子饼：韭菜子9克，面粉适量。将韭菜子研末，调入面粉和匀，制成饼，蒸熟，日分3次服用，连服3～5日。适用于兼见自汗、面白等症的小儿食欲不振症。

羊肉山药粥：羊肉50克，山药30克，大米50克，生姜3片煮粥吃，每日1次。主治食欲不振。

萝卜饼：白萝卜250克，面粉250克，猪瘦肉100克，生姜、葱、食盐、黄豆油适量。用白萝卜、猪瘦肉、佐料做馅与面粉做饼，烙熟吃。主治食欲不振。

山药汤丸：山药50克，白糖90克，糯米粉500克，胡椒粉适量。将干山药打细粉，加白糖、胡椒粉制成馅，糯米磨成汤丸粉，包馅煮熟吃。

【小贴士】

　　现代人的生活、学习、工作和休息的时间难以始终如一，但不管怎样，在进食上尽可能做到定时、定量、定质，不能因为繁忙而在饮食上马虎从事，饥一顿、饱一顿对人体健康是无益的。合理的饮食制度，可成为机体的条件刺激。坚持定时进餐，到了进餐时间，就会产生食欲，分泌多种消化液，利于食物中各种营养素的吸收。

胆囊炎

　　胆囊炎是细菌性感染或化学性刺激（胆汁成分改变）引起的胆囊炎性病变，为胆囊的常见病。在腹部外科中其发病率仅次于阑尾炎，本病多见于35～55岁的中年人，女性发病较男性为多，尤多见于肥胖且多次妊娠的妇女。胆囊炎分急性和慢性两种。

　　急性胆囊炎是由于胆汁滞留和细菌感染而引起的胆囊炎症，常因胆囊内结石阻塞胆道使胆汁滞留形成对胆囊的慢性刺激所引起，也可因肝脏的长期炎症，使肝周围组织发生炎性病变所引起。

慢性胆囊炎是胆囊疾病中最常见的疾病。本病有时为急性胆囊炎的后遗症，但多数病例以往并无急性发作史。大多数的慢性胆囊炎都有胆道梗阻或胆汁流通不畅等因素存在。

【常用中药】

胆囊炎常用的中药有：山楂、柴胡、黄芩、陈皮、半夏、香附、杏仁、枳壳、川芎、郁金、川楝子等。

【实用中药方】

甘草茯苓汤：穿山甲5克，甘草10克，柴胡、茯苓、白术、茵陈、青蒿、苦参各15克，白芍、黄芪、蒲公英各20克。每日1剂，水煎，分2次服。主治慢性胆囊炎。

虎杖三参汤：小红参、丹参、虎杖、土黄芪各15克，郁金12克，柴胡、苦参各10克，甘草6克。每日1剂，水煎，分2次服。主治慢性胆囊炎。

大黄丹皮汤：大黄、牡丹皮、桃仁、玄明粉（分2次冲服）各10克，冬瓜子18克。每剂煎2次，每8小时服1次；7天为1个疗程，一般1～3个疗程。主治急性胆囊炎。

黄连干姜汤：黄连、干姜、甘草、桂枝各5克，法半夏、党参各10克，大枣3枚。每日1剂，水煎，分2次服。主治急性胆囊炎。

茵陈金银花方：茵陈、金银花各60克，蒲公英、连翘各40克，赤芍30克，柴胡、鸡内金、黄芩、大黄、姜半夏、生甘草各10克，猪胆汁2毫升。主治急性胆囊炎。

柴胡白芍汤：柴胡、白芍各12克，延胡索15克，鬼羽箭、黄芩、两面针、虎杖、川楝子、甘草各10克，青皮6克。每日1剂，水煎，分2次服。主治慢性胆囊炎。

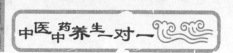

脂肪肝

脂肪肝是因脂质在肝内的堆积所致。根据肝细胞内脂滴大小不同，又可分为大泡型脂肪肝和小泡型脂肪肝两大类。造成脂肪肝的原因很多，肥胖是一个重要原因，营养素摄入不足也会引起脂肪肝。酗酒、糖尿病、肝炎病人吃糖过多等原因都会引起脂肪肝。临床许多药物可影响肝内合成运输脂肪的载脂蛋白，以致中性脂肪在肝内聚集形成脂肪肝。脂肪肝是肝脏疾病发展过程中一个非常重要的中间环节，因它是一个可逆的病理过程，首先要去除病因如戒酒，停止对肝脏有毒药物接触等，对糖尿病病人要通过饮食与药物来控制血糖。饮食在脂肪肝治疗中十分重要，肥胖病人要限制食量和糖量，只要体重减轻，便可使肝脂肪消退，逐步恢复正常，多吃水果、蔬菜，不吃或少吃含胆固醇及甘油三酯高的食物，而且要长期坚持，必然有益。本病相当于中医学"积聚"的范畴。

【常用中药】

脂肪肝常用的中药有：柴胡、茵陈、丹参、川芎、决明子、何首乌、山楂、陈皮、泽泻等。

【实用中药方】

寄生巴戟天汤：寄生、巴戟天、首乌各 12 克，象贝、赤芍、白芥子各 15 克，郁金、枳壳各 9 克，丹参、泽泻、草决明各 30 克。每日 1 剂，水煎服，30 日为 1 个疗程。主治脂肪肝。

玉米须、麦芽、丹参、茯苓各 30 克，生山楂、何首乌、赤芍、当归、白术各 15 克，丹皮、青皮、陈皮、柴胡、黄芩、甘草各 10 克。每日 1 剂，水煎服；20 剂为 1 个疗程。主治脂肪肝。

陈皮二红饮：陈皮、红花各 6 克，红枣 5 枚。水煎，取汁代茶饮。适用于气滞血瘀型脂肪肝。

丹参陈皮膏：丹参 100 克，陈皮 30 克，蜂蜜 100 毫升。丹参、陈皮加水煎，去渣取浓汁加蜂蜜收膏。每次 20 毫升，每日 2 次。适用于气滞血瘀型脂肪肝。

丹参山楂蜜饮：丹参、山楂各 15 克，檀香 9 克，炙甘草 3 克，蜂蜜 30 毫升。佛手、香橼加水煎，去渣取汁加蜂蜜，再煎几沸，每日 2 次。适用于瘀血阻络型脂肪肝。

消脂护肝汤：枳实、党参、鳖甲（先煎）各 10 克，云苓、川楝子、当归各 12 克，白术、赤芍各 15 克，三棱、柴胡、莪术各 6 克，生山楂 30 克。每日 1 剂，水煎服。主治脂肪肝。

【小贴士】

脂肪肝是近年来比较多发的疾病之一，很多患者长期被该疾病所困扰。脂肪肝患者应用饮食治疗、运动治疗、行为修正治疗等综合措施，其中去除病因诱因，积极控制原发基础病最为重要。对于大多数脂肪肝患者，有时通过节制饮食、坚持中等量的有氧运动等非药物治疗措施，就可达到控制体重和血糖、降低血脂及促进肝组织学逆转的目的。

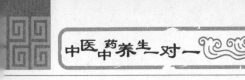

高血压

高血压主要是由于高级神经中枢调节血压功能紊乱所引起、以动脉血压升高为主要表现的一种疾病。成人如舒张压持续在12千帕以上，一般即认为是高血压。病人通常感到头痛、头晕、失眠、心悸、胸闷、烦躁和容易疲乏，严重时可发生心、脑、肾功能障碍。中医认为，引起血压升高的原因是情志抑郁，恚怒忧思，以致肝气郁结，化火伤阴；或饮食失节，饥饱失宜，脾胃受伤，痰浊内生；或年迈体衰，肝肾阴阳失调等。高血压分为原发性高血压和继发性高血压两类。原发性高血压是以血压升高为主要临床表现的一种疾病，约占高血压患者的80%～90%。继发性高血压是指在某些疾病中并发血压升高，仅仅是这些疾病的症状之一，故又叫症状性高血压，约占所有高血压患者的10%～20%。

【常用中药】

高血压常用的中药有：桑寄生、葛根、川芎、野菊花、夏枯草、天麻、灵芝、黄芩等。

【实用中药方】

菊槐绿茶饮：菊花、槐花、绿茶各3克。以沸水冲。待浓后频频饮用，平时可当茶饮。主治高血压引起的头晕头痛。

五皮汤：桑白皮50克，大腹皮30克，赤茯苓皮15克，陈皮9克，生姜皮6克。每日1剂，水煎服。主治高血压危象。

白芍杜仲汤：生白芍、生杜仲、夏枯草各15克，生黄芩6克。将生白芍、生杜仲、夏枯草先煎半小时，再入生黄芩，继煎5分钟。早、晚各服1次。用治单纯性高血压头晕、别无他症者。

五味贴敷降压方：鲜姜150克，蓖麻仁50克，吴茱萸、附子各20克，冰片10克。将蓖麻仁、吴茱萸、附子先捣碎，研成细末。鲜姜捣烂为泥，再加冰片末，共调成糊状。每晚睡前敷贴两足底涌泉穴，次日早晨取下，连用5～10

次可获显著效果。用以治疗高血压。

金银菊花汤：金银花、菊花各24～30克。若头晕明显者，加桑叶12克；若动脉硬化、血脂高者加山楂24～30克。本方为1日剂量。每日分4次，每次用沸水冲泡10～15分钟后当茶饮，一般冲泡2～3次。此方可连服3～4周或更长时间，治高血压有奇效。

茯苓山药茶：党参、炒白术、茯苓、生山药、枸杞子、山茱萸、丹皮、怀牛膝各12克，炙甘草6克，生地黄、泽泻、龟版（先煎）各15克，黄芪30克，菊花18克（后下）。每日1剂，水煎服，30天为1个疗程。主治高血压。

【小贴士】

高血压是危害人群健康最常见疾病之一，早期诊断和早期治疗，是避免高血压合并症，减少高血压引致的残废和死亡的关键。防治高血压要有良好的生活及饮食习惯，要在医生指导下选用有效的降压药物治疗，坚持服药是治疗成败的重要因素。从现有的治疗条件看来，高血压病基本上都是可以控制的，不必精神紧张。服用降压药，要连续服用，使血压保持在正常状态，用用停停，时升时降，容易发生意外。

高脂血症

高脂血症是以单纯高胆固醇血症或单纯高甘油三酯血症或两者兼见的血脂代谢紊乱性疾病。就病因而言，有的是由多个遗传基因缺陷与环境因素相互作用所致。有的是由饮食饱和脂肪酸过高、进食过量、吸烟、运动量少、肥胖、某些药物等引起。有的则是继发于其他疾病。所以，高脂血症不是一种特定的疾病，而是一组疾病。由于血脂在血液中都是以蛋白结合的形式存在，所以又有人将高脂血症称为高脂蛋白血症。高脂血症与动脉粥样硬化、心脑血管病、糖尿病、脂肪肝、肾病等的发病有着密切关系，是形成冠心病的主要危险因素之一。高脂血症

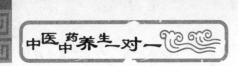

的直接损害是加速全身动脉粥样硬化，因为全身的重要器官都要依靠动脉供血、供氧，一旦动脉被粥样斑块堵塞，就会导致严重后果。高脂血症还可引起肝脏损害。当血脂升高超过机体代谢需要时，脂肪便在肝脏内堆积起来形成脂肪肝。

【常用中药】

高脂血症常用的中药有：何首乌、山楂、泽泻、决明子、大黄、红花、丹参、绞股蓝等。

【实用中药方】

山楂首乌汤：生山楂30克，何首乌、泽泻各20克，决明子25克，荷叶、丹参各15克，生甘草10克。将上药水煎3次后合并药液，分2～3次口服，每日1剂。1个月为1个疗程。服用15日、30日分别空腹抽血查血脂。主治高脂血症。

首乌地龙汤：何首乌15克，地龙10克，川芎10克，女贞子10克，枸杞子10克，熟地10克，绞股蓝10克，没药6克。每日1剂，水煎服，4周为1个疗程。主治高脂血症。

首乌枸杞煎：首乌30克，枸杞子15克，女贞子15克，黄芪20克，桃仁10克，丹参20克，赤芍15克，泽泻15克，山楂20克，虎杖10克。每日1剂，水煎，分3次服。补肾健脾，活血通络。主治高脂血症。

丹参山楂煎：首乌15克，丹参15克，山楂15克，黄芪12克，地龙12克，陈皮6克，苍术6克，赤芍10克。每日1剂，水煎服。3个月为1个疗程。主治高脂血症。

双子首乌汤：金樱子、决明子、制首乌、生薏仁各30克，茵陈、泽泻各24克，生山楂18克，柴胡、郁金各12克，酒大黄6克。每日1剂，加水500毫升，用文火煎至250毫升，分2次服。每2周为1个疗程。主治高脂血症。

茯苓荷叶水：茯苓、荷叶、山楂各15克，丹参、陈皮各6克，党参、半夏、白术各10克，泽泻12克，甘草3克。每日1剂，水煎服。主治高脂血症。

【小贴士】

1.调整合理饮食，减少饱和脂肪酸和胆固醇的摄入。

2.调整生活、工作方式，积极参加体育活动，避免久坐不动，控制体重，戒烟限酒。

3.有冠心病、糖尿病及原发性高脂血症家族史者，应每年定期做血脂、血糖、肝功能等全面检查。

4.40岁以上男性，绝经期后女性应每年定期做血脂全面检查。

糖尿病

糖尿病又称消渴症，是一种由胰岛素相对分泌不足或胰岛血糖素不适当地分泌过多而引起的以糖代谢紊乱、血糖增高为主要特征的全身慢性代谢性疾病。此病早期无症状，随其发展可出现多尿、多饮、多食、疲乏、消瘦，尿液中血糖含量增高，或并发急性感染、肺结核、动脉粥样硬化、末梢神经炎、趾端坏死等。早期诊断依靠化验尿糖和空腹血糖及葡萄糖耐量试验。此病重者可发生动脉硬化、白内障、酮中毒症等。按病情可采用饮食控制、胰岛素等降血糖药治疗，避免精神紧张，加强体育锻炼等也有利于预防本病的发生、发展。中医认为本病是由于饮食不节、情志不调、恣性纵欲、热病火燥等原因造成。本病多见于40岁以上喜欢吃甜食而肥胖的病人，脑力劳动者居多。创伤、精神刺激、多次妊娠以及某些药物（如肾上腺糖类皮质激素、女性避孕药等）是诱发或加重此病的因素。发病时伴有四肢酸痛、麻木感，视力模糊，肝肿大等症。

【常用中药】

糖尿病常用的中药有：马齿苋、地骨皮、仙鹤草、麦冬、山药、枸杞子、人参、玄参、黄精、黄连、葛根等。

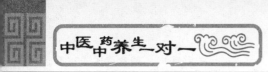

【实用中药方】

麦冬饮：麦冬（鲜品）全草50克。每日1剂，切碎，水煎，代茶饮。主治糖尿病。

枸杞茶：宁夏枸杞子10克。将枸杞子加水300毫升，煮沸1～2分钟，待冷后，早餐前将浓汁服完，之后反复冲开水当茶饮，每天4～5杯（每杯200毫升），临睡前将残存枸杞子连水一起细嚼咽下。用于治糖尿病。

太子参黄芪煎：太子参20克，黄芪50克，穿山甲、当归、红花、桃仁、甘草、川芎各10克，赤芍、丹参各15克。每日1剂，水煎3次后合并药液，分早、中、晚口服。半个月为1个疗程。主治糖尿病。

黄芪生地汤：生黄芪15克，生地20克，生山药、葛根、黄连、石斛、花粉各10克，黄柏8克。每日1剂，水煎服。主治糖尿病。

参地汤：党参50克，生地、熟地各25克，地骨皮、泽泻、丹参、枸杞子各20克。每日1剂，水煎3次，分3份，于早、午、晚饭前半小时各服1份。主治非胰岛素依赖型糖尿病。

马齿苋饮：取干马齿苋100克，用水煎，每天1剂，早晚分服。本方对于未曾服用过治疗糖尿病西药与刚发病不久的糖尿病患者疗效显著。

【小贴士】

糖尿病的预防需做到几点：

1. 不吸烟，不饮酒。

2. 监测血糖：定期检测血糖，以尽早发现无症状性糖尿病。

3. 正确对待糖尿病：树立正确的进食观并采取合理的生活方式，可以最大限度地降低糖尿病的发生率。

4. 加强并发症监测：要对糖尿病慢性合并症加强监测，做到早期发现，早期诊断和早期治疗糖尿病。

偏头痛

偏头痛是反复发作的一种搏动性头痛，属众多头痛类型中的"大户"。在中、青年人群中发病尤其多。典型偏头痛患者在青春期发病，大多数还有家族史。偏头痛患者发作前常有视物模糊、肢体麻木等先兆，同时可伴有神经、精神功能障碍。表现为从一侧眼眶后部开始，逐渐加剧并扩展到半侧甚至整个头部。疼痛通常是脉搏式跳痛。当情绪波动、喝酒或者月经来潮时特别容易诱发。发作时间一般不会超过 3 天。偏头痛诊断依据患者头部疼痛部位即可确定。在头痛的诊断过程中，应首先区分是原发性或是继发性。原发性头痛多为良性病程，继发性头痛则为器质性病变所致，任何原发性头痛的诊断应建立在排除继发性头痛的基础之上。

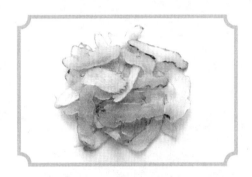

【常用中药】

偏头痛常用的中药有：葛根、川芎、樟脑、三七、天麻、白菊花、丹参、白芍、当归、生地等。

【实用中药方】

川芎白芷散：川芎、白芷、炙远志各 50 克，冰片 7 克。共研极细末，瓶装密贮勿泄气。以绸布或的确良一小块，包少许药末，塞入鼻孔，右侧头痛塞左鼻孔，左侧头痛塞右鼻孔。用于治偏头痛。

川芎葱白贴：川芎 3 克，白附子 1 个，葱白 15 克。先将川芎、白附子研成细末，然后将葱白捣烂，与药粉调成糊状，贴在太阳穴上。主治偏头痛。

樟冰散：樟脑 3 克，冰片 0.6 克。将药放碗底上，用火点着，鼻嗅其烟，左侧痛嗅左鼻孔，右侧痛嗅右鼻孔。上药为一次量，一天嗅三次，一次闻嗅三

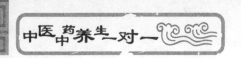

回，嗅后觉有凉气直冲入脑中，疼痛即减轻而愈。此方善治多年不愈，时好时犯的偏头痛。

天麻钩藤饮： 天麻10克，钩藤6克，石决明15克。水煎，分2～3次服，每日1剂。主治偏头痛。

天麻头痛散： 天麻12克，当归尾12克，白菊花12克，白芷12克，川芎12克，丹参12克，红花10克，桃仁6克，生地10克，茯苓12克，白芍12克，蔓荆子12克，水煎服。主治偏头痛。

丹参息痛方： 丹参15克，当归10克，白芍10克，川芎12克，熟地10克，鸡血藤15克，夏枯草9克，珍珠母20克（先煎），细辛2克（后下），刺蒺藜10克，菊花6克，秦艽10克，加水1000毫升煎煮后加入白糖熔化，浓缩至100毫升。每日1剂，12～15天为1个疗程。

【小贴士】

注意生活规律，避免过度疲劳、压力过大，防治亚健康状态。找出头痛诱发及缓解的因素，并尽可避免。如避免某些食物，保持规律的作息时间、规律饮食。不论是在工作日，还是周末抑或假期，坚持这些方案对于减轻头痛发作非常重要，接受这些建议对30%患者有帮助。另有人倡导有规律的锻炼，如长跑等，可有效地减少头痛发作。

神经衰弱

神经衰弱是一种以大脑功能性障碍为特征的疾病，属神经官能症的一种类型。本病多见于脑力劳动者，且多与个体素质有关，病人常常性格内向，脆弱多病，身体虚弱，对一些自身不适感觉过分关切。其发病因素有多种，如过度疲劳、中毒、精神创伤等，以上因素引起大脑功能失调，继而植物神经功能紊乱，从而导致一系列症状的产生。神经衰弱的主要症状是头痛、失眠、烦躁、记忆力减退、注意力不集中、疲惫乏力、精神委靡不振等。有些病人由失眠开始，主要表现为入睡困难，也有表现为早醒、睡眠浅、多恶梦。胃肠道症状如胃口不佳，腹部胀满，大便次数增多等。女性病人可有月经不调，性功能减退；男性病人可有阳痿、早泄、遗精等。

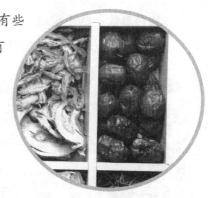

【常用中药】

神经衰弱常用的中药有： 茯苓、何首乌、天麻、远志、墨旱莲、菟丝子、鸡血藤、川芎、丹参、龟甲等。

【实用中药方】

百麦安神饮： 百合30克，淮小麦30克，莲肉15克，夜交藤15克，大枣10克，甘草6克。上药以冷水浸泡半小时，加水至500毫升，煮沸20分钟，滤汁，存入暖瓶内，不计次数，作饮料服用。主治神经衰弱。

丹参柏子仁汤： 丹参50～90克，柏子仁25～35克，远志、五味子、百合各15～20克，生地20～30克。每日1剂，水煎，分2～3次口服。5剂为1个疗程。主治神经衰弱。

陈皮半夏汤： 陈皮、半夏、茯苓、枳实、竹茹、菖蒲、远志、枣仁、五味子各10克。每日1剂，水煎服，早晚分服。主治神经衰弱。

枸杞大枣蛋： 枸杞子30克，大枣10枚，鸡蛋2个。放砂锅内加水适量同煮，蛋熟后去壳再共煎片刻，吃蛋喝汤，每天1次，连服数天。适用于肝肾虚所致的神经衰弱。

淫羊藿陈皮汤： 淫羊藿25克，陈皮、桔梗、半夏、当归、白术、茯苓、郁金各10克，熟地20克，细辛3克，甘草6克，枸杞子、酸枣仁、黄芪、党参各15克，大枣5枚。每日1剂，将上药水煎，分2次服。7剂为1个疗程，间隔5天再进行第2个疗程。主治神经衰弱。

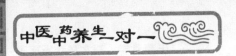

枣根丹参饮：酸枣树根（不去皮）30克，丹参12克。将上药水煎1～2小时，分2次于午休和晚上睡前服。每日1剂。主治神经衰弱，顽固性失眠。

【小贴士】

神经衰弱是指精神容易兴奋和脑力容易疲劳，常伴有情绪烦恼和一些心理生理症状的一种神经症。如果治疗不当会导致该病缠身数十年，但如果经精神科或心理科医生积极、及时治疗，指导病人消除病因，正确对待疾病，本病可达缓解或治愈，预后一般良好。事实上，积极的预防对于患者来说非常重要，能从根本上制止了神经衰弱的发生。

失眠

失眠指睡眠不足或睡不深熟。有几种形式：一是难于入睡，起始失眠；二是睡眠浅而易于惊醒，间断失眠；三是睡眠持续时间少于正常，早醒后不能再入睡（早醒失眠）。引起失眠的主要原因是精神过度紧张或兴奋，并伴以头昏脑胀、头痛、多梦、记忆力减退、神倦胸闷、注意力不集中、食欲不振、手足发冷等，常见于神经官能症、神经衰弱等；如失眠伴以情绪不稳、过敏、潮热、出汗、头痛头晕、血压波动、月经紊乱等，年龄在45～55岁间的可能是更年期综合征；如因环境嘈杂或服用浓茶、饮料、药物、心中有事、忧郁不结、疼痛等各种原因引起的，均应根据病因，镇定安眠，调节心理。

【常用中药】

失眠常用的中药有：柏子仁、人参、酸枣仁、麦冬、远志、五味子、丹参、茯神、莲子、朱砂、茯苓等。

【实用中药方】

半夏橘皮方：半夏、橘皮各6克，竹茹、茯苓各12克，枳实8克，甘草3克，生姜3片，红枣4枚。本方可随证加减。每日1剂，水煎服；15日为1个疗程，疗程间隔3日。主治失眠症。

丹皮栀子汤： 丹皮、栀子、当归、炒白术、大枣、青皮各15克，柴胡、薄荷各10克，白芍30克，龙骨、牡蛎各60克，酒大黄5克（另包后下）。每日1剂，水煎，早、晚分服。主治失眠。

生地麦冬饮： 生地、麦冬、代赭石、珍珠母各15克，沙参、玄参、银花各12克。每日1剂，水煎，早晚分服。主治失眠。

导眠汤： 生龙骨、生牡蛎、灵磁石（均先煎）、夜交藤各30克，炒枣仁、丹参、茯神各15克，麦冬、远志各10克。本方可随证加减。每日1剂，水煎分3次服，1个月为1个疗程。治疗顽固性失眠。

生地黄精汤： 大生地、制黄精、制玉竹、紫丹参、夜交藤各30克，决明子20克，朱茯神15克，合欢皮、川芎各9克，炙甘草6克，长灯芯3束。将上药水煎，分2次温服，以午后及晚上临睡前半小时服用为佳。主治失眠。

黄芪白术汤： 黄芪30克，白术、陈皮、党参、当归、甘草各9克，升麻15克，柴胡12克。每日1剂，水煎，分2次服。如兼有阴虚者，可加麦冬、石斛各9克。主治失眠。

【小贴士】

从多种名贵药材中筛选出具有特效的药物，针对性地治疗。从真正实现中医精、气、神理论和心理治疗相结合来治疗。养脑安神、理气导滞、涤痰化浊，改善大脑功能，并调整人体阴阳平衡理顺脏腑功能，保障气血津液的合理运行，能有效提高患者自身免疫力，提高患者大脑神经细胞自我修复能力和自身免疫力，消除各种疾病症状。

便秘

粪便在肠腔滞留过久，大量水分被肠壁吸收，致使粪便干燥、坚硬，不易排出，叫便秘。便秘的原因是多方面的：一是因腹肌、肛提肌衰弱排便动力降低、结肠

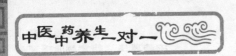

痉挛（其症状为腹泻与便秘交替）、进食过少、水分缺乏等原因引起的便秘，叫功能性便秘；二是因患部分性肠梗阻，或其他病变，或因铅、砷、汞等中毒，致使肠蠕动减弱引起的便秘，叫器质性便秘。

一般说来，短期便秘对人体的影响不大，但便秘长期得不到纠正，直肠内的有害物质不能及时排除，就会对人体产生不良影响。由于这些影响是逐渐产生的，不容易立即引起重视，发现后再治疗时已是积习难返。有些人不把便秘当回事，其实，便秘可以引起早衰、营养不良、肥胖、肠癌及某些精神障碍等病。老年人便秘还会诱发和加重心绞痛、脑溢血、肺气肿、痔疮、肛裂等症。

【常用中药】

便秘常用的中药：白术、连翘、车前子、生甘草、胖大海、蒲公英、桑葚子、山楂、大黄等。

【实用中药方】

黄芪银花汤：黄芪30克，银花、白芍、麻仁、肉苁蓉、当归各20克，威灵仙15克，厚朴、酒大黄各7克。每日1剂，水煎服。益气养液，润肠导滞。主治老年虚证便秘。

白术枳实煎：白术30克，枳实15克。将上药水煎3次后合并药液，分早、中、晚3次口服，每日1剂。5剂为1个疗程。主治便秘。

芦荟朱砂丸：芦荟56克，朱砂40克。将上药研细末和好酒为小豆大小的丸剂，1次4～6克，热水送服。本方是便秘的特效药，早晨服晚上见效，晚上服翌日早晨见效。

双术枳壳汤：白术、苍术、肉苁蓉各50克，枳壳10克。上药共煎2次，每次以文火煎1小时以上，取浓液1碗，然后将渣除去，再将2次药液煮至半碗，1次温服。7岁以下儿童适当减量。用治气虚性便秘。

白术生地汤：生白术90克，生地60克，升麻3克。每日1剂，水煎，分2次服。主治便秘。

白术当归汤： 白术30克，肉苁蓉、生首乌、栝楼仁各15克，当归、生地、黄精各12克。每日1剂，水煎，分2次服，15日为1个疗程。主治习惯性便秘。

【小贴士】

　　排便要养成规律，不要拖延。如果经常拖延大便时间，打乱了良好的排便规律，可使排便反射减弱，引起便秘。经常发生便秘者一定要注意把大便安排在合理时间，每到时间就去上厕所，养成良好的排便习惯。

　　对于还没有养成良好排便习惯者，建议每天早晨去厕所蹲5分钟左右，经过一段时日，建立正常的排便习惯。因为结肠运动有一定的规律性，早晨起床后人由平卧转变为起立，结肠会发生直立反射，推动粪便下移进入直肠，引起排便反射。

心绞痛

心绞痛是冠状动脉供血不足所引起的临床综合征。冠状动脉供血不足，常发生于劳动或情绪激动时，持续数分钟。本病多见于男性，多数病人在40岁以上。

心绞痛临床常表现为突然发生的胸骨中上部的压榨痛、紧缩感、窒息感、烧灼痛、重物压胸感，胸疼逐渐加重，数分钟达高潮，并可放射至左肩内侧、颈部、下颌、上中腹部或双肩。伴有冷汗，以后逐渐减轻，持续时间为几分钟，经休息或服硝酸甘油可缓解。不典型者可在胸骨下段、上腹部或心前压痛。有的仅有某些部位的放射疼痛，如咽喉发闷，下颌疼、颈椎压痛。老年人症状常不典型，可仅感胸闷、气短、疲倦。

【常用中药】

心绞痛常用的中药有：丹参、葛根、当归、红花、鸡血藤、三七、川芎、赤芍、麦冬、生地等。

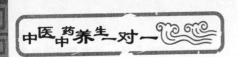
【实用中药方】

栀子止痛散：栀子、桃仁各12克，炼蜜30克。将2药研末，加蜜调成糊状。把糊状药摊敷在心前区，纱布敷盖，第1周每3日换药1次，以后每周换药1次，6次为1个疗程。主治心绞痛。

西洋参末：西洋参、川三七、鸡内金、琥珀、珍珠粉各10克，麝香0.3克。上药共研细末，调匀。每次服2克，日服2～3次。主治心绞痛。

黄芪当归汤：黄芪30克，当归、白芍各12克，川芎9克，生地15克，炙甘草6克。水煎服。每日1剂，日服2次。主治心绞痛。

生熟地煎：生熟地15克，麦冬、枸杞子、郁金各12克，制首乌、当归、白芍、丹参各10克，山萸肉9克。短气，加太子参、黄精；心悸失眠，加玉竹、酸枣仁、五味子、磁石；腰酸腿软，加炙女贞、旱莲草、桑寄生；眩晕、面部烘热、肢麻，酌加天麻、钩藤、白蒺藜、菊花、豨莶草、丹皮、龟板、珍珠母；心胸烦闷、灼痛、口干、口苦，加黄连、栝楼、葛根、赤芍、丹皮。水煎服，日1剂，分2次服。适用于心绞痛。

通心络胶囊：人参、水蛭、全蝎、土鳖虫、蜈蚣、蝉蜕、赤芍、冰片各10克。每日1剂，水煎分早、晚2次口服，连续服用3个月为1个疗程。益气活血，通络止痛。主治冠心病心绞痛。

【小贴士】

心绞痛患者在饮食方面须限制富含动物脂肪与胆固醇的食物，避免饮食过度油腻、少吃动物内脏；避免一餐过饱；吸烟可引起及加重冠心病，导致心绞痛，应坚决戒烟；限酒；避免大喜、大悲、高度紧张、抑郁、焦虑、发怒等不良的精神情绪刺激，预防心绞痛。过度的劳累容易导致心绞痛，防止过度脑力紧张和重体力劳动，保证足够的睡眠时间，注意劳逸结合。

外科疾病的中药调理

腰腿痛

腰腿痛不是一种病，而是一组症候群，可由多种原因引起，以腰部和腿部疼痛为主要症状的伤科病证。它主要包括现代医学的腰椎间盘突出症、腰椎椎管狭窄症等。腰腿痛多因扭闪外伤、慢性劳损及感受风寒湿邪所致。轻者腰痛，经休息后可缓解，再遇轻度外伤或感受寒湿仍可复发或加重；重者腰痛，并向大腿后侧及小腿后外侧及脚外侧放射疼痛，转动、咳嗽、喷嚏时加剧，腰肌痉挛，出现侧弯。

临床上根据起病急缓大致可分为急性腰腿痛和慢性腰腿痛。

1. 急性腰腿痛

疼痛突然发生，多较剧烈。

2. 慢性腰腿痛

疼痛持续发生，多是程度较轻或时重时轻。

根据疼痛的性质分为钝痛、酸痛、胀痛、麻痛、放射痛、牵涉痛、扩散痛、关联痛、持续性痛、间歇性痛和阵发性痛等。

【常用中药】

腰腿痛常用的中药有：全蝎、马钱子、川牛膝、乳香、肉桂、土鳖虫、红花、川椒、狗脊、防风、党参等。

【实用中药方】

熟地当归汤：熟地15克，当归10克，桃仁15克，赤芍12克，杜仲15克，川断12克，狗脊10克，麻黄10克，地龙15克，川牛膝20克，甘草10

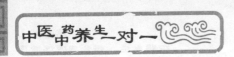
克。水煎服，日1剂，21剂为1个疗程。

附子肉桂膏： 黑附子、肉桂、干姜、川芎、胆南星、独活、威灵仙、土鳖虫、全蝎、冰片各10克，细辛6克，红花15克，川椒30克。将上述药物研为细末混匀、过筛，取生姜汁或黄酒调成膏状敷于患处，隔日一换。连用14天。

乌七马钱散： 生草乌、生川乌各10克，三七20克，马钱子12克，醋适量。将前4味研为细末，用醋调匀，敷于患处。治疗过程中应卧床休息，不宜过分活动。适用于腰椎间盘突出症引起的腰腿痛。

当归杜仲方： 全当归、杜仲、川续断各15克，麻黄、肉桂各6克，地龙、苏木、穿山甲、乌梢蛇各10克，红花、桃仁各12克，生甘草5克。将上药水煎3次后合并药液，分2～3次温服，每日1剂，1周为1个疗程。主治腰腿痛。

白芍红花水： 白芍50克，制川乌、制草乌、全蝎各6克，独活、桂枝、威灵仙各15克，黄柏、全当归、杜仲、续断、红花、桃仁各10克，牛膝30克，生甘草12克。每日1剂，水煎，分2～3次口服。1周为1个疗程。主治腰腿疼。

山药枸杞汤： 山药30～60克，枸杞子20～30克。水煎服。每日1剂。用治肾虚腰痛。

【小贴士】

腰腿痛患者还可以采用腰部推拿按摩手法，中医按摩能调理机体气血阴阳、疏通气血、活血化瘀、消肿止痛，还可解除局部肌肉痉挛，促进局部血液、淋巴循环，改善皮肤、肌肉的血液供应。适当按摩配合药物治疗，往往能收到较好的治疗效果。手法治疗后，宜以腰围固定腰部，静卧硬板床休息，适当进行功能锻炼。亦可配合热敷、理疗、针灸、局部封闭及内服活血化瘀、祛风通络之剂。若病情严重，保守治疗无效者，最好到专科的骨科医院接受专业的诊断治疗。

肩关节周围炎

肩周炎是一种肩周围关节软组织的慢性退行性病变，又称五十肩。多见于50岁左右的人，发病原因是因人到中年后，肾气不足，气血渐亏，加之早期劳累，肩部露外受凉，寒凝筋膜，机体新陈代谢功能减弱，各种组织出现退化性变化，肩关节功能性活动减弱。

本病起病缓慢，患者常感肩部酸痛，不能持重物，初发1～2周后，疼痛渐增，肩关节外展、外旋功能开始受限。重症者肩臂肌肉萎缩，疼痛较重。常不能举臂梳头、穿衣和背手擦背，夜间尤甚。

【常用中药】

肩关节周围炎常用的中药有：桑枝、鸡血藤、路路通、桂枝、川芎、羌活、葛根、威灵仙、红花、没药等。

【实用中药方】

通络止痛饮：桑枝、鸡血藤各30克，丹参、威灵仙各15克，桂枝、川芎、橘络、丝瓜络、香附各12克。水煎服。每日1剂。主治肩周炎。

归尾白芍方：归尾12克，白芍、红花、炮穿山甲、乳香、没药、生地、延胡索、生甘草各10克，川芎、桂枝各6克。水煎服。主治肩周炎，瘀滞脉络型。

白芍炒地龙：白芍、炒地龙各400克，制马钱子、红花、桃仁、威灵仙各350克，乳香、没药、骨碎补、五加皮、防己、葛根、生甘草各150克。将上药共研为极细末，装入胶囊，每粒含生药0.2克，成人每次口服3粒，每日3次，温开水送服。半个月为1个疗程，休息3天，再行下1个疗程。主治肩周炎。

颈肩痛合剂：红花、川芎、桑枝、制川乌、制草乌各9克，防风、桂枝各6克，炙黄芪、鸡血藤、八楞麻各15克，赤芍12克。水煎，每日1剂，早、晚

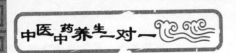

分 2 次服。主治肩周炎。

马钱散： 炒地龙 500 克，制马钱子、红花各 350 克，汉防己、醋炒乳香、醋炒没药、砂烫骨碎补、五加皮各 150 克。以上诸药均按炮制规范炮制，共研细末混匀装入胶囊，每粒含药 0.15 克。每次口服 5 粒，每日 3 次，温水送服。15 日为 1 个疗程，休息 5 日后行第 2 疗程治疗。主治肩周炎。

蛇蝎散： 全蝎 45 克，蜈蚣 30 条，僵蚕 90 克，蕲蛇 80 克，金钱白花蛇 5 条。将上述药末和匀为 20 日剂量，即 1 个疗程，一日 3 次，每日加红糖 15 克，芝麻粉 25 克，水冲服。主治肩周炎。

【小贴士】

对于肩关节周围炎的治疗还可采用中医的按摩方法，但有些患者常在自我按摩、锻炼之后，肩关节会感到疼痛、发热、活动范围增加。这是血液循环增加、粘连组织松解的表现。此时正是继续巩固治疗的好时机，患者可以在肩部痛点处涂抹扶他林等解热镇痛的药膏，也可涂些红花油等中成药水，以活血化瘀。最好再外贴些药膏，如伤湿祛痛膏、麝香壮骨膏、狗皮膏等。

骨质增生

骨质增生症又称为增生性骨关节炎、骨性关节炎（OA）、退变性关节病、老年性关节炎和肥大性关节炎等。该病是由于构成关节的软骨、椎间盘、韧带等软组织变性、退化，关节边缘形成骨刺，滑膜肥厚等变化，而出现骨破坏，引起继发性的骨质增生，导致关节变形，当受到异常载荷时，引起关节疼痛，活动受限等症状的一种疾病。其疼痛部位一般为腰椎、胸椎和颈椎，表现为腰痛，严重时腰伸不直，腰痛难忍，翻身与站立都困难，而且会伴有头晕、头痛、颈部活动不便、有僵硬感觉等。

【常用中药】

骨质增生常用的中药有：木瓜、辣椒、制乳香、威灵仙、淫羊藿、制乌头、川芎、桑寄生、细辛、蜈蚣、伸筋草等。

【实用中药方】

鹿衔草乌梅汤： 鹿衔草、白芍各 20 克，威灵仙 12 克，乌梅、赤芍、骨碎补各 10 克，鸡血藤 15 克，甘草 5 克。每日 1 剂，煎服 2 次。药渣外敷，15 天为 1 个疗程，服 2 个疗程。主治骨质增生症。

当归白芍汤： 全当归、白芍各 40 克，川芎、炒艾叶、地龙、炙川乌、五加皮、木通、川花椒、萆薢、防风各 30 克，生姜汁 100 毫升，陈醋适量，冰片 5 克。上药共研为极细末后，加入姜汁、陈醋成糊状，贮瓶内备用。用时，以此药糊敷患处，每日换药 1 次。1 剂药一般可用 2～3 天，2 剂药为 1 个疗程。主治骨质增生。

白芍木瓜煎： 白芍 30 克，木瓜、当归、威灵仙各 15 克，甘草、五加皮各 6 克。每日 1 剂，水煎服，早晚分服。主治骨质增生。

苁蓉骨刺酒： 肉苁蓉 20 克，秦艽、淫羊藿、狗脊、骨碎补、熟地黄各 15 克，桑寄生、三七、威灵仙、制附子各 10 克，白酒 1000 毫升。前 10 味粗碎，置容器中，添加白酒，每日振摇 1～2 次，密封浸泡 14 日，去渣留液。每日 2 次，每次服 10～20 毫升。主治骨质增生。

复方当归酒： 红花、制何首乌各 55 克，当归、鸡血藤各 80 克，白酒 1000 毫升。前 4 味洗净，置容器中，添加白酒，每日振摇 1～2 次，密封浸泡 10 日，去渣留液。每日 2 次，每次服 10～20 毫升。主治骨质增生。

骨质增生酒： 威灵仙、透骨草、杜仲、牛膝、穿山甲、丹参、白芥子各 30 克，白酒 2000 毫升。前 7 味研末，置容器中，添加白酒，每日振摇 1～2 次，密封浸泡 20 日，去渣留液。每日 3 次，每次服 15～20 毫升。主治骨质增生。

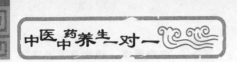

【小贴士】

骨质增生患者避免长期剧烈的运动，但并不是不活动，恰恰相反，适当的体育锻炼能预防骨质增生。因为关节软骨的营养来自于关节液，而关节液只有靠"挤压"才能够进入软骨，促使软骨的新陈代谢。适当的运动，特别是关节的运动，可增加关节腔内的压力，有利于关节液向软骨的渗透，减轻关节软骨的退行性改变，从而减轻或预防骨质增生，尤其是关节软骨的增生和退行性改变。

腰椎间盘突出症

腰椎间盘突出症是由于腰椎间盘变性、纤维环破裂、髓核突出刺激或压迫神经根、马尾神经所表现出来的一系列临床症状和体征，俗称"腰突症"，是临床的常见病和引起腰腿痛最主要的原因，常给患者的生活和工作带来诸多痛苦，甚至造成残疾，丧失劳动能力。疼痛、特别是根性疼痛为腰椎间盘突出症的主要症状，应用常规骨科止痛药往往无效，而对于疼痛剧烈或较重的早期病例，手法治疗多难以耐受，有些甚至引起症状加重；另一方面，应用麻醉或激素类药物虽然大部分效果明显，但对其副作用有较多禁忌。

【常用中药】

腰椎间盘突出症常用的中药有：续断、全蝎、川芎、桂枝、鸡血藤、川牛膝、桑寄生、仙茅、狗脊、杜仲等。

【实用中药方】

归尾泽兰汤：归尾、泽兰各12克，赤芍、川楝子、延胡索各9克，制川乌6克（先煎）。每日1剂，水煎，分2次服，还可取药渣以布包热熨腰部，或加水煎，以药汤洗腰部。主治腰椎间盘突出症。

乌梢蛇蜈蚣粉：乌梢蛇12克，蜈蚣10克，全蝎5克，细辛6克。将上药共研为极细末后，分成8包，首日上、下午各服1包，继之每日1包。1周为1个疗程。主治腰椎间盘突出症。

活血通络汤：黄芪、茯苓皮、大腹皮各30克，当归、桃仁、川芎、天麻、土鳖虫、泽泻、萆薢各10克，地龙15克，红花6克，赤芍12克。每日1剂，分早、晚2次服用，10剂为1个疗程。主治腰椎间盘突出症。

双乌桂枝饮：生川乌、生草乌各30克，桂枝15克。共为细末，炒至变黄色，加少量白酒，将上药共分5等份。每早服1份，连服5天。适用于寒湿型腰椎间盘突出症，证见腰腿部冷痛，转侧不利，遇阴雨天加重。

炒牵牛子方：炒牵牛子10克，当归、白芍、川续断、狗脊、石南叶各30克，炒牛蒡子、杜仲各20克，羌活、独活、细辛、汉防己、白僵蚕、广地龙各15克，制马钱子2克，生黄芪60克。每日1剂，水煎服；3周为1个疗程。卧床≥3周后，缚腰围3个月。功能锻炼。主治腰椎间盘突出症。

柴胡香附汤：柴胡、制香附、延胡索、地鳖虫各10克，红花、枳壳、小茴香、木香、制乳没各6克，炙穿山甲片、桃仁、川牛膝各12克。每日1剂，水煎，分早、中、晚3次服。主治腰椎间盘突出症。

【小贴士】

腰椎间盘突出症预防护理的方法有：

1. 保持良好的生活习惯，防止腰腿受凉，防止过度劳累。

2. 站或坐姿势要正确。同一姿势不应保持太久，适当进行原地活动或腰背部活动，可以解除腰背肌肉疲劳。

3. 锻炼时压腿弯腰的幅度不要太大，否则不但达不到预期目的，还会造成椎间盘突出。

4. 提重物时不要弯腰，应该先蹲下拿到重物，然后慢慢起身，尽量做到不弯腰。

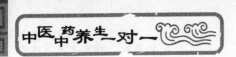

颈椎病

颈椎病又称颈椎综合征，是颈椎骨关节炎、增生性颈椎炎、颈神经根综合征和颈椎间盘脱出症的总称。这是一种以退行性病理改变为基础的疾患，主要由于颈椎长期劳损、骨质增生，或椎间盘脱出，韧带增厚，致使颈椎脊髓、神经根或椎动脉受压，出现一系列功能障碍的临床综合征。该病表现为颈椎间盘退变本身及其继发性的一系列病理改变，如椎节失稳、松动、髓核突出或脱出、骨刺形成、韧带肥厚和继发的椎管狭窄等，由此刺激或压迫了邻近的神经根、脊髓、椎动脉及颈部交感神经等组织，并引起各种各样症状和体征的综合征。

【常用中药】

颈椎病常用的中药有：秦艽、制乌头、当归、鹿角、血竭、五加皮、红花、牛膝、苏木、透骨草、独活等。

【实用中药方】

外用薰洗药：防风、艾叶、透骨草、独活、秦艽、刘寄奴、灵仙、乌梅、苏木、赤芍、红花、甲珠、木瓜，各9克。水煎趁热熏洗患处。主治颈椎病。

白芍丹参汤：白芍、丹参、葛根各30克，钩藤（后下）、夜交藤、茯苓各20克，僵蚕、全蝎、法半夏、天麻、桂枝、生甘草各10克。每日1剂，水煎，分2～3次口服。10天为1个疗程。疗程间停药2～3天，再行下1个疗程。主治颈椎病。

葛根灵仙汤：葛根24克，伸筋草、白芍、丹参各15克，秦艽、灵仙、桑枝、鸡血藤各12克。每日1剂，水煎，分早、晚2次温服。药渣用布包煎汤，早、晚用毛巾蘸药热敷颈部及肩部肌肉，每次20分钟，10天为1个疗程。主治颈椎病。

川芎人参胶囊：川芎30克，人参、白芍、葛根各25克。上方采用一步制粒法制成胶囊，每粒相当生药3克，每日3次，每次5粒。1个月为1个疗程。

主治颈椎病之气虚血瘀证。

颈病汤：鹿角胶、当归、羌活、秦艽、葛根各 20 克，黄芪 30 克，川芎 10 克，姜黄、桂枝、地龙各 15 克，细辛 5 克。每日 1 剂，水煎，分 2 次服。主治颈椎病。

黄芪白芍天麻汤：黄芪、白芍、桑寄生 30 克，天麻 10 克，黄精 20 克，羌活、甘草各 6 克。每日 1 剂，水煎，分 3 次饭后服。主治颈椎病性根痛症。

【小贴士】

日常生活中，要避免"高枕无忧"的睡眠方式。这是因为高枕并不能无忧。枕头高了，很容易使头伏前屈，有加速颈椎退变的可能。在工作中，要注意多活动头颈部。常做头及双上肢的前屈、后屈及旋转运动，以自觉酸胀为好。经常做这些动作可改善颈部血液循环，对防治颈肩酸痛有很好的辅助作用。注意颈肩部保暖，避免头颈负重物，避免过度疲劳，坐车时不要打瞌睡。

痔疮

痔疮又称痔，是肛门直肠下端和肛管皮下的静脉丛发生扩张所形成的一个或多个柔软的静脉团的一种慢性疾病。这种静脉团俗称痔核。按其生成部位不同分为内痔、外痔、混合痔三种，中医一般通称为痔疮。多因湿热内积、久坐久立、饮食辛辣，或临产用力、大便秘结等导致浊气瘀血流注肛门而患病。内痔的临床特征以便血为主；外痔则以坠胀疼痛、有异物感为主。在患痔的过程中，皆因大便燥结，擦破痔核，或用力排便，或负重进气，使血液壅住肛门，引起便血或血栓。痔核经常出血，血液日渐亏损，可以导致血虚。如因痔核黏膜破损，感染湿热毒邪，则局部可发生肿痛。痔核日渐增大，堵塞肛门，在排便时可脱于肛外。患痔日久者，因年老体弱，肛门松弛，气虚不能升提，痔核尤易脱出，且不易自行回复，需用手将它推回。有时也会因不能缩回而发炎肿胀和发紫，引起肛门部剧痛。

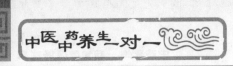
【常用中药】

痔疮常用的中药有：马齿苋、升麻、胡麻仁、芒硝、明矾、枳壳、地骨皮、地榆、五倍子等。

【实用中药方】

芒硝红花汤：芒硝、大黄各60克，红花、黄芩、金银花各30克。将上药浸泡15分钟，煮沸25分钟后全部倒入盆中熏洗肛门，稍冷却后坐浴。每日1剂，熏洗2次。主治外痔肿痛，内痔外脱及肛门水肿。

枯矾艾叶水：枯矾、威灵仙、干地龙各15克，陈艾叶15～30克。将上药加水浓煎，连渣倒入盆内，趁热熏洗肛门，冷却后再洗患处，每次约30分钟，每日上、下午各熏洗1次，连用6天为1个疗程。主治痔疮。

枳壳消痔汤：荔枝草、枳壳各60克，马齿苋30克，黄柏15克。上药加水适量，浸泡后煎煮，取汁。先熏后洗。每日1剂，每次30分钟，5日为1个疗程。主治外痔。

大黄秦艽汤：秦艽、黄柏、当归、熟大黄、苍术、泽泻、槐花各10克，地榆15克，防风、桃仁、槟榔、荆芥穗各6克。水煎分上、下午2次服。主治内痔出血。肛门痒甚加羌活；痛甚加延胡索；胀甚加青皮；潮湿加防己；血多加丹皮、生地。

痔血服洗方：仙鹤草、鱼腥草各15克，荆芥炭、地榆炭、茜草炭、白术、赤芍、当归各10克，黄柏12克，苦参6克，薏苡仁20克。每日1剂，水煎2次，药液分早、中、晚3次口服。第3次煎时加水1500毫升，同时加生大黄15克，煎水后再加枯矾20克。每日熏洗2次，第2次熏洗时将药液加热即可。3日为1个疗程。主治内痔出血。

红糖金针菜汤：红糖、金针菜各120克。将金针菜用水2碗煎至1碗，和入红糖。温服，每日1次。活血消肿。对痔疮初起可以消散，对较重症有减轻痛苦之功。

【小贴士】

　　预防痔疮，就需要经常变换体位，这与人的生活习惯、职业要求和工作环境密切相关，不是轻易能改变的，还需要注意情绪变化、不吃辛辣食物、加强运动等一系列与生活习惯密切的相关细节。

　　多吃些含纤维丰富的食品，如蔬菜、粗粮等，有益于增加便意，改善便秘，预防痔疮。患痔疮期间尽量不要长途旅行，要注意勿使臀部受凉。

　　适当运动可以促进血液循环，消除瘀血，有益于恢复。适合痔疮患者的运动有：游泳、交际舞等；也有一些运动不适合痔疮患者，如棒球、网球、保龄球。

妇科疾病的中药调理

痛经

　　痛经是指妇女在经期前后或是在行经期间出现的一系列身体不适状况，常以腹痛为主要表现。严重的将影响工作和给生活带来烦恼。痛经有两种情况，一种是指生殖器官无明显器质性病变月经痛，称功能性痛经。这种病常发于月经初潮或初潮后一、二周，多见于未婚或未孕妇女，一般在生育后可有不同程度的缓解或消失。另一种是指生殖器官有器质性病变，由子宫内膜异位，子宫黏膜下肌瘤和盆腔炎等病症引起的月经疼痛，称继发性痛经。应针对发病原因进行治疗。

【常用中药】

　　痛经常用的中药有：益母草、当归、郁金、艾草、三七、川芎、赤芍、香附、红花等。

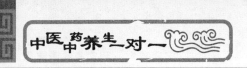

【实用中药方】

当归白芍汤：当归20克，白芍30克，赤芍、五灵脂、延胡索、香附、荔枝核、怀牛膝、川芎各12克，吴茱萸、肉桂、泽兰、红花、甘草各8克。将上药水煎，每日1剂。每次于月经前5天开始用药，服至月经来潮时停服。连续服2～3个月经周期。治痛经。

活血止痛汤：制香附、当归各15克，元胡10克，肉桂6克。月经来时或来前1天，每天1剂，煎汤每日2～3次分服。亦可研末炼蜜为丸，每粒10克，每次服1～2粒，每日3次，连服数日。主治痛经。

艾叶止痛汤：艾叶、香附、炮姜、延胡索、桃仁、红花、当归、川芎、益母草、甘草各10克。经前5～7日开始用药，每日1剂，水煎服，经行后停药。主治痛经。

肉桂木香饮：肉桂3克，三棱、莪术、红花、当归、丹参、五灵脂、延胡各10克，木香6克。上药制成冲剂，每剂分2小袋装，于经前2天开始服用；每日2次，1次10克冲服，持续至经来3天后停药。连服3个月经周期。主治原发性痛经。

鹿角霜白术汤：鹿角霜、巴戟天、菟丝子各20克，白术、山药、五灵脂、荔枝核各15克，川芎、牛膝、桂枝、甘草各10克。每日1剂，水煎服，经前7日开始服药，每日2次，服至经期第3日。主治原发性痛经。

活血止痛汤：制香附、当归各15克，元胡10克，肉桂6克。月经来时或来前1天，每天1剂，煎汤每日2～3次分服。亦可研末炼蜜为丸，每粒10克，每次服1～2粒，每日3次，连服数日。主治痛经。经行不畅或量少有瘀血者加丹参15克。

【小贴士】

痛经是女性常见的一种症状，属正常的生理现象，月经来潮下腹开始疼痛，月经完毕时下腹疼痛消失，所以不要随便服用、滥用止痛药。除非常疼痛，难以忍受时才考虑用镇痛药，但最好在医生的指导下用药。

为避免痛经，在月经期间还应注意外阴部清洁卫生，禁止使用阴道药物及坐浴，在生活起居上要注意保暖，不要受凉，淋雨，同时还应少吃生冷食物，不要喝冷水。

月经不调

月经不调也称月经失调，是一种常见的妇科常见病，表现为月经周期或出血量的异常，或是月经前、经期时的腹痛及全身症状，病因可能是器质性病变或是功能失常。许多全身性疾病如血液病，高血压病，肝病、内分泌病、流产、宫外孕，葡萄胎，生殖道感染、肿瘤（如卵巢肿瘤、子宫肌瘤）等均可引起月经失调。以周期改变为主的有月经先期、月经后期、月经先后无定期；以经量改变为主的有月经过多和月经过少。月经不调可分为月经先期、月经后期、月经先后无定期、月经过多和月经过少五方面。

【常用中药】

月经不调常用的中药有：艾叶、首乌、当归、熟地、川芎、鸡血藤、黄精、牛膝、桂枝、熟附子、红花等。

【实用中药方】

茜草丹参散：茜草、丹参、赤芍各12克，桃仁、当归、红花、干姜各3克，土鳖虫、川军各6克。共研为细末，每晚临睡前服4.5克。主治月经不调。

当归川芎汤：当归、熟地（经闭不用）、续断、制香附、丹参、炒白术、茯苓各9克，川芎5克，炒白芍、炒乌药各6克，炙甘草3克。每日1剂，水煎，早晚分服。主治月经不调。

滋阴补肾汤：生地、天门冬、山萸肉、山药、白芍、阿胶（烊化）、知母、杜仲、川续断、炒地榆各12克，地骨皮15克，煅牡蛎（先煎）25克。上药1剂，加水煎服，每2日1剂。连服2个月经周期为1个疗程。主治青春期功能失调性子宫出血。

黑豆淡菜酒：黑大豆 200 克，淡菜 250 克，白芍 50 克，艾叶 10 克，米酒 400 毫升。白芍、艾叶粗碎，黑大豆、淡菜下锅炒香，同置容器中，添加清水 2 升及米酒，文火煎沸，去渣留液。每日 3 次，每次饮服 20～25 毫升。主治月经量多。

归糖茶：当归 10 克，红糖 30 克。将当归制为粗末，与红糖一同放入保温杯中，冲入沸水，加盖焖 30 分钟，代茶饮用。每日 1 剂。用治血虚型月经后期，证见月经后期，量少色淡，伴小腹隐隐作痛，面色萎黄，头晕心悸等。

当归加皮酒：当归 5 克，五加皮 12 克，白芍 4 克，甘草 2.4 克，川芎 2 克，胡桃仁、大枣各 6 克，糯米甜酒 1000 毫升。前 7 味切碎，置容器中，添加糯米甜酒，密封，隔水文火蒸 1 小时，候冷。埋入土中 5 日后取出，再每日振摇 1～2 次，密封浸泡 21 日，去渣留液。温服。每日 2 次，每次 15 毫升。主治月经先后无定期、食少乏力、面黄肌瘦、劳累倦怠、头眩气短、腰膝酸软。

【小贴士】

经期应注意保暖，忌寒、凉、生、冷刺激，防止寒邪侵袭；注意休息，减少疲劳，加强营养，增强体质；应尽量控制剧烈的情绪波动，避免强烈的精神刺激，保持心情愉快；平时要防止房劳过度，经期绝对禁止性生活。

经期要注意饮食调理，经前和经期忌食生冷寒凉之品，以免寒凝血瘀而痛经加重月经量多者，不宜食用辛辣香燥之物，以免热迫血行，出血更甚，而且注意别滥用药，应根据痛经的原因，辨证施治。

白带异常

白带即阴道排液，是由阴道黏膜渗出物、宫颈腺体及子宫内膜腺体分泌物混合而成，内含阴道上皮脱落细胞、白细胞和一些非致病性细菌。正常情况下，阴道排液的质与量随月经周期而变化。月经净后，阴道排液量少、色白，呈糊状。在月经中期卵巢即将排卵时，由于宫颈腺体分泌旺盛，白带增多，透明，微黏似蛋清样。排卵2～3天后，阴道排液变混浊，稠黏而量少。行经前后，因盆腔充血，阴道黏膜渗出物增加，白带往往增多。如果白带的色、质、量发生异常改变，称为白带异常。

【常用中药】

白带异常用的中药有：党参、菟丝子、白术、白芍、白芷、艾叶、熟地、川芎、车前子、当归等。

【实用中药方】

白术茯苓煎：白术15克，茯苓9克，车前子3克，鸡冠花9克，水煎服。每日1剂。治疗脾虚湿盛型带下症。

党参白术汤：党参15克，白术9克，茯苓9克，炙甘草6克，当归9克，川芎6克，白芍9克，熟地9克，山药9克，杜仲9克，艾叶9克，煅龙骨15克，煅牡蛎15克，水煎服。每日1剂，早晚分服。治疗虚寒型带下症。

木槿皮酒：木槿皮60克，白酒750毫升。将上洗净，切碎，置容器中，加入白酒，盖好，用火煮取250毫升。或用白酒浸泡7天后，过滤去渣，即成。每次服15～30毫升，日服2次。主治妇女赤白带下。

菟丝子白术汤：菟丝子25克，白术15克，炙甘草10克，白芍10克，海螵蛸15克，白芷10克，岗念根30克，水煎服。治疗脾肾虚损型带下症。

刺梨根酒：刺梨根250克，金毛狗脊120克，白酒500毫升。将前2味洗净，切碎，置容器中，加入白酒，密封，浸泡7天后，过滤去渣，即成。每次服15～30毫升，日服2次。用于赤白崩带，验之临床多效。

党参半夏汤：党参15克，鸡冠花10克，炒白术15克，半夏10克，当归10克，白芍10克，川芎10克，熟地15克，炙黄芪15克，肉桂8克，龙骨30克，芡实10克，补骨脂10克，牡蛎30克。水煎服。主治白带异常。

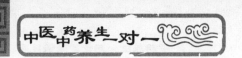

【小贴士】

预防白带异常，女性朋友要注意局部清洁，如对外阴部的清洁。要注意每日用温水清洗外阴，并用热水对生活用品进行消毒；还要注意性生活，在白带严重时，要注意性生活时戴安全套，以防感染。并注意饮食，要忌生冷、刺激、酸性的食物，如笋丝等或高单位维生素C等。另外，还要注意保证睡眠的充足，尽量不要失眠、熬夜，要注意休息。

盆腔炎

盆腔炎是指女性盆腔生殖器官、子宫周围的结缔组织及盆腔腹膜的炎症。慢性盆腔炎症往往是急性期治疗不彻底迁延而来，其发病时间长，病情较顽固。细菌逆行感染，通过子宫、输卵管而到达盆腔。但在现实生活中，并不是所有的妇女都会患上盆腔炎，发病只是少数。这是因为女性生殖系统有自然的防御功能，在正常情况下，能抵御细菌的入侵，只有当机体的抵抗力下降，或由于其他原因使女性的自然防御功能遭到破坏时，才会导致盆腔炎的发生。

【常用中药】

盆腔炎常用的中药有：橘核、小茴香、延胡索、当归、白术、川芎、益母草、桃仁、栀子、黄芪等。

【实用中药方】

丹参赤芍煎水：丹参20克，赤芍、乌药、桃仁各15克，丹皮、川楝子各10克，香附、当归各9克，延胡索12克，败酱草30克。每日1剂，水煎服，2个月为1个疗程。主治慢性盆腔炎。

桑寄生红藤水：太子参30克，桑寄生、红藤、女贞子、旱莲草、益母草、王不留行、乌药各20克，白芍8克，延胡索15克，血竭、鳖甲各10克。每日1剂，水煎，分3次服，1个月为1个疗程。主治慢性盆腔炎。

丹参活络汤：丹参、当归各15克，赤芍12克，桃仁9克，香附、三棱、莪术各10克，乳香、没药各6克。每日1剂，水煎服。治疗14日为1个疗程。重症有炎性包块者需要2～3个疗程，经期停服。主治盆腔炎。

黄芩虎杖汤：黄芩、黄连、黄柏各15克，虎杖30克。每日1剂，水煎浓缩至100毫升，行灌肠，10次1个疗程，经期停用。主治盆腔炎。盆腔有肿块加丹参10克。

黄芪党参汤：黄芪、党参、白术、山药、天花粉、知母、三棱、莪术、鸡内金各等份。每日1剂，水煎服。10日为1个疗程，观察3个疗程。主治慢性盆腔炎。

银花连翘饮：金银花、连翘、丹参各24克，蒲公英、土茯苓各15克，赤芍、黄芩、丹皮、车前子各10克，败酱草30克，当归12克，甘草3克。水煎服，每日1剂。用治急性盆腔炎湿热瘀结型。

【小贴士】

患了盆腔炎最好的办法是立即上医院找专业医生，早治早好，另外必需医患密切配合，首先患者要选择正规医院，选择专业医师为其精心施治，专业医师会对于不同年龄、不同症状的患者采取不同的治疗方法，而且要及时调整治疗方案，对于患者，在治疗时，要做到心胸豁达，要重视疾病，重视治疗，但不要精神过于紧张，在病情缓解的情况下一定不可以松懈，要遵照医生的方案进行治疗，千万不可半途而废，不但贻误了最佳的治疗时机，也给将来可能所产生的严重后果埋下了伏笔。

产后缺乳

一般情况下，分娩后2～3天产妇即有乳汁分泌，此时量少为正常现象。但如果2～3天后乳房虽胀，而乳汁却很少或乳房不胀，而乳汁点滴皆无，出现这种症状即为产后缺乳。产后缺乳可因精神抑郁，睡眠不足，营养不良，哺乳方法

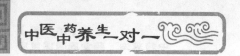

不当等所致。中医学认为，产后缺乳可分为虚实两种，虚者气血虚弱，或脾胃虚弱，或分娩时失血过多，致使气血不足，影响乳汁分泌；实者肝郁气滞，气血不畅，脉道阻滞，致使乳汁运行受阻。

【常用中药】

产后缺乳常用的中药有：通草、当归、麦门冬、柴胡、川芎、生地、穿山甲、王不留行、鹿角、漏芦等。

【实用中药方】

黄芪山甲汤：黄芪、穿山甲、天花粉、王不留行各20克，党参8克，熟地、当归、路路通各15克，白芍、关木通、白僵蚕各10克，川芎9克。浓煎为60毫升，每次30毫升，口服，每日2次。3日为1个疗程，治疗2个疗程。主治气血亏虚，经络不通所致的缺乳。

通乳汤：蒲公英15～30克，全栝楼30克，白芷6～9克，夏枯草、红花、连翘各9克，金银花15克，炙穿山甲6克，赤芍12克，皂角刺4.5克。每日1剂，水煎服。主治气血瘀滞，瘀久化热型乳痈。

增乳汤：王不留行25克，穿山甲、通草、路路通各15克，漏芦20克，寸冬、木通各10克。水煎服，每日1剂。适用于产后缺乳，两乳胀痛不通。气血虚弱，加党参20克，当归15克；肝郁气滞，加香附10克，丹参15克。

催乳汤：党参15克，北黄芪12克，当归20克，大枣、王不留行各10克。将上药加猪蹄250克，同煎成汤，每日1剂，分2次温服。适用于产妇乳汁充盈时间迟缓或乳汁稀少。

赤豆归芪汤：赤小豆30克，黄芪30～40克，当归12克，炮穿山甲（研末冲服）6克，路路通10克，通草5克，柴胡3克。每日1剂，水煎分2次口服，连服3～5日。主治气虚不足，脉络不通所致产后缺乳。

涌泉酒：王不留行、天花粉、甘草各10克，当归7克，穿山甲5克，麦冬8克，黄酒适量。前6味粗碎，研末。温饮。每日2次，每次取药末7克，用黄酒 30 毫升煎成 10 毫升，然后服用。主治产后乳汁不下、乳痈。

【小贴士】

哺乳对产妇的好处，如帮助子宫收缩、预防产后出血、降低乳癌与卵巢癌的发生率、避免产后肥胖等；研究显示对于婴儿来说，母乳是最好的食物，母乳的营养最完整、最丰富，可以完全提供头六个月婴儿所需营养，母乳成份会随宝宝周数及喂食时间改变，母乳乳清蛋白可避免婴儿胃肠过敏，母乳富含 DHA 及 AA，对脑部发育十分重要。含有的铁、钙丰富的乳糖、维生素较易被婴儿吸收。

乳腺增生

乳腺增生是女性最常见的乳房疾病，其发病率占乳腺疾病的首位。近年来，该病发病率呈逐年上升的趋势，年龄也越来越低龄化。乳腺增生症是正常乳腺小叶生理性增生与复旧不全，乳腺正常结构出现紊乱，属于病理性增生，它是既非炎症又非肿瘤的一类病。多发于 30～50 岁女性，发病高峰为 35～40 岁。部分乳腺增生长期迁延不愈，会发生乳腺良性肿瘤或发生恶性病变。其发病与周期性激素分泌失调或乳腺组织对激素的敏感性增高有关。此病属中医学"乳癖""乳痞"等范畴。

【常用中药】

乳腺增生常用的中药有：蒲公英、紫花地丁、郁金、鸡血藤、桑寄生、红花、川芎、柴胡、半夏、路路通等。

【实用中药方】

柴胡枳壳水：醋柴胡、枳壳、香附、橘叶各 10 克，白芍 15 克，甘草 6 克。水煎服。治疗肝郁气滞型乳腺增生。

银花重楼汤：蒲公英、金银花各 30 克，重楼、橘核、连翘、桃仁、穿山

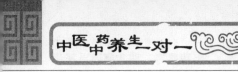

甲、炙鳖甲、青皮、赤芍各15克，白僵蚕、海藻、昆布各12克，牡蛎20克，生甘草6克。将上药水煎，每日1剂，分2～3次口服。10剂为1个疗程。主治乳腺增生。

柴胡癖消汤： 北柴胡、青皮、陈皮、僵蚕、夏枯草各10克，炒麦芽、山楂各30克，丹参20克，赤芍、王不留行、枳壳各15克，穿山甲6克（先煎）。每日1剂，水煎2次，早、晚2次温服。主治乳腺增生病。

乳癖清热饮： 当归20克，川芎、香附、延胡索、红花、栀子各10克，黄连、夏枯草各6克。将药物先以冷水浸泡30～60分钟，2煎取汁300毫升，然后浓缩至250毫升，口服，每日1剂，1个月为1个疗程，共3个疗程。第1个疗程为1日1剂，第2个疗程为2日1剂，第3个疗程为3日1剂。主治乳腺增生病。

白芍癖消汤： 柴胡、当归、白芍、香附各10克，穿山甲20克，荔核、丹皮各15克。每日1剂，水煎分3次服。20日为1个疗程。主治乳腺增生病。

消坚散： 柴胡、白术、海藻、昆布、炮穿山甲、浙贝母各10克，当归、茯苓各15克，白芍20克，龙胆草6克。水煎，每日1剂，分早、晚2次服用。亦可炼蜜为丸，每次20克，每日3次。主治乳腺增生病。

【小贴士】

乳腺增生自我检查方法如下。

视：站在镜子前双手下垂或双手叉腰，仔细观察双侧乳腺是否大小对称，皮肤及乳头是否有凹陷或湿疹，有无红肿，有无不正常突起等。

触：左手上举或叉腰，用右手检查左乳，以指腹轻压乳房，触摸是否有硬块，由乳头开始做环状顺时针方向检查，触摸时手掌要平伸，四指并拢，用食指、中指、无名指的末端指腹按顺序轻扣乳房的外上、外下、内下、内上区域，最后是乳房中间的乳头及乳晕区。

子宫脱垂

子宫脱垂是指子宫位置低于正常，轻者子宫颈仍在阴道内，重者子宫全部脱出阴道外的病症，主要原因是支托子宫的韧带、肌肉、筋膜松弛所致。产时宫口未开全而过早用力、产伤未及时修补、产后过早参加重劳动、老年性组织萎缩和长期腹腔压力增加（如慢性咳嗽等），都能引起子宫脱垂。

中医认为本病发生主要是由于中气不足或肾气亏损，冲任不固，带脉失约所致。如《妇人良方大全》云："妇人阴挺下脱，或因胞络伤损，或因子脏寒虚冷，或因分娩用力所致。"此外，慢性咳嗽、便秘、年老体衰等，也易发生。

【常用中药】

子宫脱垂常用的中药有：升麻、山药、鹿角胶、红花、柴胡、川芎、牛膝、当归、丹皮、白术、人参、桂枝等。

【实用中药方】

当归人参汤：黄芪（蜜炙）、当归各 3 克，人参、白术（土炒）各 0.9 克，橘皮 1.5 克，升麻、柴胡各 0.6 克。将上药加生姜 3 片，大枣 2 枚，用水煎，去渣。每日 1 剂。空腹服。用于治子宫脱垂。

五倍子枯矾散：五倍子、枯矾各 60 克，升麻、蛇床子、野菊花各 30 克。将上药共研为极细末，炼蜜为丸。每丸 9 克，每次 1 丸，每日 3 次，开水送服。用于治子宫脱垂。

升提散：党参、黄芪、白术、升麻各 5 克，陈皮、柴胡各 4.5 克，生姜 3 片，红枣 7 颗，仙鹤草、熟地各 8 克，桑寄生、海螵蛸、金银花各 6 克。每日 1 剂，水煎服。主治子宫脱垂。

白前山药汤：白前、土牛膝、山药、毛木香、桔梗、沙参、花粉各 30 克，铁菱角 60 克，山茹、土大黄各 15 克。每日 1 剂，水煎服，连服至治愈。主治子宫脱垂。

大补元酒：当归、熟地、芡实、补骨脂、枸杞子各30克，杜仲、甘草、金樱子各20克，山茱萸、肉桂各15克，山药60克，50度白酒1500毫升。将以上11味药加工成粗末，用纱布包，置于容器中，加入50度白酒1500毫升，密封放置21日后，过滤去渣，贮瓶备用。浸泡期间每日摇晃数次。每次温服10～15毫升，每日服2～3次。适用于子宫脱垂。

归芪升麻酒：当归10克，黄芪50克，升麻6克，白酒300毫升。前三味切碎，置容器中，添加白酒，每日振摇1～2次，密封浸泡7～10日，去渣留液。口服。每日2次，每次15～30毫升。主治子宫脱垂。

【小贴士】

在发现子宫脱垂之后，除了要进行纠正之外，还要注意护理，减少病情加重的可能。护理上减少站立时间，避免久蹲。重症患者外出检查应用轮椅推送。卧床休息者落实生活护理，减少病人下床活动。保持大便通畅，每天进食蔬菜应保持500克。如有便秘，应遵医嘱大便软化剂。指导病锻炼盆底肌肉，如做提肛运动。指导病人避免增加腹压的因素，如咳嗽、久站、久蹲等。

不孕症

不孕症是指女子婚后与丈夫同居2年以上，男方生殖功能正常，未避孕而未受孕者；或曾生育过，未避孕2年以上未受孕者。前者称为原发性不孕，后者称为继发性不孕。引起不孕的原因十分复杂，常见因素与排卵功能障碍、生殖道病变、免疫因素及精神神经因素有关。对于原发性不孕，中医称之为"全不产""无子"等，而继发性不孕则多谓为"断绪"，其基本病机以肾中精气不足为本，痰、湿、瘀血、寒邪等外侵为标。

【常用中药】

不孕症常用的中药：当归、熟地、女贞子、山药、仙茅、仙灵脾、丹参、王不留行、旱莲草、巴戟天、肉桂等。

【实用中药方】

仙菟寄生汤：仙灵脾15～20克，菟丝子15～20克，桑寄生、淮山药、川续断、白芍各15克。水煎服，每日1剂，经后5天开始服用，连服5～10剂，连用3个月。适用于肾虚所致的不孕症，崩漏症，经期出血，经行头痛。

补中益气汤：黄芪、党参、白术、茯苓、当归、枸杞子、菟丝子各15克，乌药、陈皮各10克，甘草、升麻各6克。每日1剂，水煎服。主治不孕症。

疏肝助孕汤：柴胡、郁金、青皮、赤芍、白芍、牛膝各9克，香附、延胡索、王不留行、路路通、当归、炮山甲、鹿角霜各12克。每日1剂，水煎服。于月经净后第3天开始服，连服7剂。主治女性不孕症。

立生汤：茯苓、白术、薏米、山药、当归各10克，川芎、蒲黄、五灵脂各15克，乌药、青皮各12克。每日1剂，水煎服。适用于寒湿瘀阻型不孕症。

乾坤定生丹：炒熟地15～20克，杞果、菟丝子、白术、补骨脂各12克，仙灵脾、当归、紫石英、茯神各15克，仙茅10克。每日1剂，水煎服，一般月经净后14日开始服，用药30日。治疗女性不孕症。

孕宝丹：当归15克，川芎10克，赤芍10克，红花10克，莪术5克，穿山甲10克，熟地15克，桑寄生15克，菟丝子15克，女贞子10克，益母草20克，乌药10克，香附10克，茯苓15克。将上药共研细末，炼蜜为丸，每丸重10克。每天服3次，每次1丸，经期停用。主治输卵管阻塞性不孕症。

【小贴士】

许多多女性都会出现月经不调，月经不调也会导致女性不孕。少女患月经不调大多的原因比较简单，因此治疗也比较容易。所以，少女时期患月经不调时，要及早治疗，争取一次治好，莫留后患。可采取中医治疗，一般效果较好，而且也没有副作用。此外，还要对月经不规律有所警觉。月经不规律，也一定要到医院及早检查，看是功能性的还是器质性的。

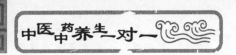

男科疾病的中药调理

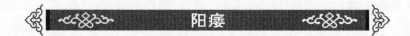 阳痿

阳痿是指在性交时阴茎不能勃起或举而不坚、不能进行性交而言的一种性功能障碍现象。正常情况下，性兴奋刺激从高级中枢神经传导到勃起中枢，勃起神经（盆神经）传导到阴茎海绵体神经丛引起海绵体充血、勃起。发生阳痿的原因是多方面的，多数是因为神经系统功能失常而引起，往往有头昏眼花、头痛脑胀、腰酸背痛、四肢无力、失眠、出冷汗等。另外，一些肿瘤、损伤、炎症等也可引起神经功能紊乱而导致性功能衰退。有的则可能由于内分泌系统的疾病、生殖器本身发育不全，或有损伤、疾病而引起。

【常用中药】

阳痿常用的中药有：虫草、五味子、淫羊藿、覆盆子、菟丝子、海马、锁阳、巴戟天、肉桂、仙茅、紫河车等。

【实用中药方】

疏肝益肾汤：柴胡、枳壳、炒白芍、桑螵蛸各9克，制香附6克，阳起石、淫羊藿、制首乌各15克，菟丝子、怀牛膝各12克。每日1剂，水煎服，14剂为1个疗程，连续治疗1～4个疗程（2～8周）。主治阳痿。

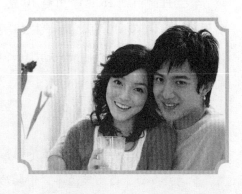

玉春丸：九香虫、仙茅各9克，淫羊藿、巴戟天、熟地各20克，肉桂（焗）3克，金樱子、川芎、川牛膝各15克，蜈蚣2条，甘草6克，鹿茸片1.5克。水煎服，每日1剂，连续服用1个月为1个疗程。主治阳痿。

海螵蛸饮： 海螵蛸、生龙骨、生牡蛎各 30 克，公丁香 5 克，鹿角霜、阳起石各 15 克，蛇床子、怀牛膝、韭子各 10 克，硫磺（研吞）1 克。每天 1 剂，7 天为 1 个疗程。连服 2 个疗程无效者，改用他法。主治阳痿。

柴胡当归白芍汤： 柴胡、当归、白芍、云苓、郁金、九节菖蒲各 10 克，薄荷 6 克，淫羊藿、菟丝子各 30 克。每日 1 剂，水煎，分 2 次服。连用 10 日为 1 个疗程。主治阳痿。属肝郁不舒，情志不畅者。

牛鞭韭菜子方： 牛鞭 1 根，韭菜子 25 克，淫羊藿、菟丝子各 15 克。将牛鞭置瓦片上文火焙干，磨末；淫羊藿加少许羊油，置于铁锅内用文火炒黄（不要炒焦），再将韭菜子、菟丝子共磨成细末，然后将上药混匀后装瓶备用。用时，每天晚饭后用黄酒冲 1 匙，或将 1 匙药粉加入蜂蜜为丸，用黄酒冲服。主治阳痿。

薏苡仁甘草煎： 生薏苡仁 30 克，白蔻仁、菖蒲、蚕沙、柴胡、牛膝各 10 克，白芷、蛇床子、萆薢、虎杖各 15 克，甘草梢 6 克。每日 1 剂，水煎服。14 日为 1 个疗程。连续用药至症状消失止。主治阳痿。

【小贴士】

运动的好处多多，除了能让人拥有好身材外，对心血管的帮助也很大，对于男士而言，运动更有一项妙不可言的好处：可以增强性能力。根据波士顿医药大学戈登斯坦博士所主持的一项大规模研究显示，一个每天通过运动至少消耗掉 2 千卡热能的男人，患阳痿的机率比那些不运动的男性要低许多。有助于"壮阳"的运动类型很多，打球、散步、游泳、健身等都不错，唯一"有错"的运动是骑自行车——它反而会增加患阳痿的机率。

早泄

早泄是指阴茎插入阴道后，在女性尚未达到性高潮，而男性的性交时间短于 2 分钟，提早射精而出现的性交不和谐障碍，一般男性 30% 均有此情况，问题虽

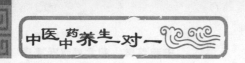

小，但却使性生活质量不高，也可能引起阳痿等其他性功能障碍，后果严重，应引起重视和及早治疗。一般认为，早泄是指男子在阴茎勃起之后，未进入阴道之前，或正当纳入，以及刚刚进入而尚未抽动时便已射精，阴茎也自然随之疲软并进入不应期的现象。临床上对阴茎勃起未进入阴道即射精，诊断为早泄。而能进入阴道进行性交者，如果没有动几下就很快射精，也定义为早泄。

【常用中药】

早泄常用的中药有：韭菜子、巴戟天、蚕蛾、肉苁蓉、熟地黄、枸杞子、狗鞭、五倍子、淫羊藿等。

【实用中药方】

黄芪党参汤：黄芪、党参、龙眼肉、酸枣仁各20克，白术、当归各10克，茯神、龙骨、牡蛎各15克，木香、远志、甘草各6克，桑螵蛸12克，黄连1.5克，肉桂3克。每日1剂，水煎，早、晚分服。暂节欲，远房帷。主治早泄。

五倍子方：五倍子20～30克。将上药用文火水煎30分钟，再加入适量温开水，趁热熏蒸龟头，待水温降至40℃左右，可将龟头浸入其中5～10分钟。每晚1次，半个月为1个疗程。治疗期间忌房事。

知柏三子汤：知母、黄柏、金樱子、枸杞子各10克，五味子6克。每天1剂，煎2遍和匀，早晚分服，或研细末炼蜜为丸，每粒10克，每次服1粒，日2次。主治早泄。

三鞭双地酒：狗鞭、海狗鞭、黄牛鞭各60克，生熟地各30克，白酒1500毫升。将上药共制粗末，浸入白酒内，密封贮存，每日摇荡1次，30日后即成。每晚饮服30毫升。适用于肾阳虚衰所致的阳痿、早泄、遗精、畏寒肢冷等症。

温肾固精酒：肉苁蓉、锁阳各60克，桑螵蛸40克，龙骨30克，茯苓20克，白酒2500毫升。将上药共研粗末，用纱布包好，浸入白酒内，密封贮存，每日摇荡1次，15日后即成。每服10～20毫升，每日2次。用于肾阳虚衰所致的阳痿、早泄、便溏、腰酸等。

二子内金酒：菟丝子、韭菜子各100克，鸡内金、益智仁各50克，白酒750毫升。将以上4味药捣碎，置于容器中，加入白酒，密封，浸泡7日后，过滤去渣，即可。每次15～30毫升，每日服3次。适用于早泄不育症。

> **【小贴士】**
>
> 早泄的预防护理：
>
> 1.建立美满、健康、和谐的家庭环境，注意夫妻之间的相互体贴，配合，一旦出现不射精不可相互责备、埋怨，而应找出原因，共同配合治疗。
>
> 2.注意婚前性教育和性指导，掌握一些性解剖及性生活知识，了解和掌握正常的性交方法和性反应过程，不宜过度节制性生活，因性生活次数太少，不利于雄激素的释放。
>
> 3.注意生活要有规律，加强体育锻炼，如打太极拳、散步、气功等，均有益于自我心身健康和精神调节。

泌尿系结石

泌尿系结石包括肾结石、膀胱结石、输尿管结石。

泌尿系结石有哪些症状？

1. 血尿

有的病人有肉眼可见的血尿，小便像红茶或酱油一样，有的血尿要在显微镜下检查才能发现。

2. 疼痛

肾结石移动时，病人常有阵发性的剧烈疼痛和放射痛，疼痛先在腰部，然后沿输尿管向膀胱、外生殖器、大腿内侧等处放射，称为肾绞痛。肾绞痛时病人坐立不安，面色苍白、恶心呕吐、大汗淋漓。每次发作几分钟到几小时不等。当结石停止移动或进入膀胱后，疼痛突然消失。

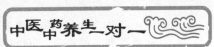
3. 排尿异常

肾结石病人还有尿急、尿频、尿痛等症状。

泌尿系结石可通过 X 线检查、"B 超"检查等确诊。

【常用中药】

泌尿系结石常用的中药有：石韦、滑石、海金沙、鸡内金、菟丝子、车前子、木通、瞿麦、萹蓄等。

【实用中药方】

车前子绿豆汤：车前子 30 克，绿豆 60 克。将车前子用纱布包好，绿豆洗净，共置锅内，加水煎煮半小时，拣出车前子袋即可服食。每日 1 剂。用治下焦湿热型尿路结石。柴胡郁金汤柴胡、郁金、枳实、三棱、莪术、川芎、牛膝、乌药、延胡索、木香各 10 克，甘草 3 克。每日 1 剂，水煎服。主治泌尿系结石。

海金沙琥珀方：琥珀 6～9 克，海金沙（冲服）9 克，金钱草 30～90 克，瞿麦、萹蓄、木通、车前子、猪苓、茯苓、泽泻各 9～15 克，川牛膝 10 克，滑石 18 克，甘草 3 克。主治尿路结石。

复方金钱草汤：金钱草、白茅根、车前子、木香各 15 克，盾翅藤、地肤子、冬葵子葶苈子、丹参、地榆炭各 30 克，制大黄 6 克。每日 1 剂，水煎服，1 个月为 1 个疗程。尿中有蛋白者加生黄芪、萆薢各 30 克；发病日久，伴有腰酸者加怀牛膝 15 克。主治泌尿系结石。

白茅根方：鲜地锦草 150 克，白茅根 100 克。将上药水煎，分早、晚 2 次口服，每日 1 剂。5 剂为 1 个疗程。用治泌尿系结石。

金钱草滑石方：金钱草 30 克，海金沙、鸡内金、石韦、熟地黄各 15 克，车前子（包）、牛膝各 12 克，大黄、乌药、枳壳、白芍各 10 克，黄芪、丹参各 20 克，甘草 6 克。将上药水煎服，每日 1 剂；10 天为 1 个疗程。主治泌尿系结石。

【小贴士】

泌尿系结石的饮食预防：

1. 尿酸结石应采用低嘌呤饮食，膀胱酸结石应采用低蛋氨酸饮食。水果、蔬菜能使尿液转为碱性，对防止尿酸和胱氨酸结石较好，肉类食物使尿呈酸性，对防止感染结石较好。

2. 对磷酸结石采用低钙、低磷饮食，含钙肾结石宜避免高钙、高盐、高草酸、高动物蛋白、高动物脂肪及高糖饮食。

前列腺炎

前列腺炎是男性生殖系统的常见疾病，分为特异性（结核性、淋病性）和非特异性两种，其临床表现大致相似，往往与精囊炎、附睾炎、后尿道炎同时并存。急性前列腺炎治疗不当，迁延日久可成慢性；慢性前列腺炎的急性发作，与急性前列腺炎的表现无异。根据其临床表现，有会阴部不适或疼痛，尿频有灼热感，小便夹精、遗精等症状。大致相当于中医的"淋病""精浊""白浊"等病症，其病因病机一般认为思欲不遂或房事过度，相火妄动，湿热下注，与心、脾、肾等脏腑密切相关。

【常用中药】

前列腺炎常用的中药有：金银花、石韦、川木通、车前子、淡竹叶、萹蓄、灯芯草、泽泻、当归、大黄、蒲公英等。

【实用中药方】

黄柏乌梅汤：黄柏、太子参、乌梅、白芍、金樱子、覆盆子、川续断各10克，芡实、益智仁、枸杞子、牡蛎、寄生、甘草各15克，知母6克，菟丝子、茯苓、地龙、红花各12克。水煎内服，1日1剂。7天为1个疗程。主治慢性前列腺炎。

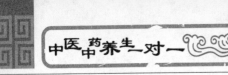
丹参泽兰煎水：丹参、泽兰、乳香、赤芍、王不留行、川楝子各9克，桃仁6克，败酱草15克，蒲公英30克。每日1剂，水煎，内服。1月为1个疗程。主治慢性前列腺炎。

苡仁石韦汤：败酱草、白花蛇舌草、薏苡仁、土茯苓各25克，石韦、瞿麦、泽泻、萹蓄、滑石各15克，生甘草10克，丹参20克。将上药水煎，每日1剂，分2～3次口服。5剂为1个疗程。主治前列腺炎。

黄柏乳香汤：黄柏12克，龙胆草、乳香、没药、乌药各6克，败酱草、赤芍、当归各15克，桃仁、桂枝各10克。将上药水煎取液，药温35℃，保留灌肠；15天为1个疗程，连续用药至症状消失。主治前列腺炎。

复方黄连水：黄连、生栀、金樱子各20克，黄芩10克，阿胶（烊）30克，鸡子黄2枚，白芍15克。每日1剂，水煎，分2次服。主治前列腺炎（血精）。

桃仁赤芍汤：桃仁、赤芍、牛膝各20克，土茯苓、车前子（布包）、黄柏、白芍各15克，橘核、生甘草各10克，桂枝、制大黄各5克。上药水煎取汁200毫升，日服2次，每次100毫升。主治慢性前列腺炎。

【小贴士】

预防前列腺肥大，需要从青壮年起开始注意，关键是性生活要适度，不纵欲也不要禁欲，性生活过于频繁会使前列腺长期处于充血状态，以至引起前列腺增大，因此，尤其是性欲比较旺盛的青年时期，要注意节制性生活，避免前列腺反复充血，给予前列腺充分恢复和修整的时间，当然，过分禁欲会引起胀满不适感，同样也对前列腺不利。

男性不育症

男性不育症是指夫妇同居两年左右，未采取任何避孕措施，确定女方无不孕因素，由于男方的原因而不能使女方受孕，称为男性不育症。男子不育的发病原因很多，如性功能障碍，先天发育不良，精子异常，精液异常，精液输出障碍等。

导致不育的精液异常又有无精子、少精子、死精子过多、精子活动力低下、精液不液化等。中医认为不育的病因病机为肾虚、血瘀、湿热、肝郁、血虚等所致。

【常用中药】

男性不育症常用的中药有： 枸杞子、熟地黄、人参、紫河车、何首乌、当归、白芍、香附、砂仁、肉桂、菟丝子、蛇床子等。

【实用中药方】

乌梅党参汤： 乌梅9克，党参15克，细辛3克，干姜9克，当归15克，附片9克，桂枝9克，黄柏10克，黄连6克。水煎，内服。主治男性不育症。

补肾育子汤： 淫羊藿30克，阳起石30克，菟丝子15克，熟地18克，女贞子9克，山药12克，五味子10克，鹿角胶18克，龟板18克。每日1剂，水煎服。主治不育症。

附子甘草汤： 附子6克，山茱萸、枸杞子各15克，杜仲10克，肉桂4克，山药、熟地各20克，甘草1克。每日1剂，水煎服。30日为1个疗程。主治男性不育症。

枸杞熟地汤： 北枸杞、熟地、黄芪、五味子各80克，枣皮、鹿胶各60克，红参40克，鹿茸10克，海狗肾、蛤蚧各1对。上药共为细末，蜜为丸，梧桐子大。每日2次，每次服10克。主治男性不育症，无精子。

丹参竹叶饮： 丹参30克，赤芍、天花粉、旱莲草、车前子（包）、黄柏、知母各15克，丹皮、紫花地丁各12克，竹叶6克，穿山甲5克，淫羊藿10克。配偶来月经第1日开始，每日1剂，水煎分2～3次内服，连续用药至症状消失。主治精液不液化症之男性不育症。

麦冬白芍汤： 麦冬、白芍、菖蒲、合欢皮、茯苓、羊藿叶各15克，枸杞子、知母各20克，淮山药10克，蛤蚧1对。水煎服，每剂煎2次，每天分2次服，早饭与晚饭后服用50毫升。3个月为1个疗程。主治无精子症之男性不育。

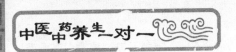

【小贴士】

男性对电脑的依赖程度往往比女性更甚，不少男性除了上班时间，业余也喜欢通宵达旦守在电脑前。工作中的电脑显示器、主机、键盘、鼠标及外围设备，都会对外产生多种频率的辐射。而睾丸是对辐射高度敏感的器官，如果男性长时间接触电辐射，会使睾丸的生精细胞受损，从而影响男性的生精功能，造成精子质量下降甚至畸形。对策：平时使用电脑时间应有节制，业余不宜超过3小时，夫妻有怀孕计划时，更应尽量避免长时间使用电脑。

 ## 儿科疾病的中药调理

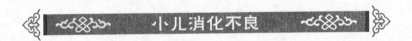
小儿消化不良

小儿消化不良是婴幼儿夏季最常见的一种消化道疾病。主要症状表现为拉绿色粪便，常伴有发烧、腹胀、呕吐、不吃奶及哭叫不安等现象。发病的原因主要是由于夏天气温太高引起小儿胃肠功能紊乱、抵抗力下降、胃酸分泌减少、食物得不到充分消化；加上夏天病菌繁殖很快，苍蝇又到处叮爬传播病菌，通过饮食进入人体后使胃肠发炎，都易使小儿发生消化不良。

预防小儿消化不良的方法是：对婴幼儿要尽量给予母乳哺养，不要在夏季让孩子断奶，喂奶要定时，一次不可喂太多，两次喂奶中间要让孩子喝点白开水，如果奶汁不够吃，可喂些米汤、面汤、鸡蛋羹等容易消化的食物。断奶以后的孩子要切实搞好饮食卫生，不要让孩子吃剩饭、剩菜和不清洁的食物。夏天晚上要给孩子认真盖好肚子防止受凉，一旦孩子出现消化不良症状，首先要调配好饮食、限制进食的数量、多喝白开水，病情较重的要及早请医生诊治。

【常用中药】

小儿消化不良常用的中药：山药、山楂、鸡内金、白术、麦芽、神曲、砂仁等。

【实用中药方】

山楂麦芽汤：山楂、炒麦芽各9克。水煎服。每日1剂，分2次服。用于小儿消化不良。

山楂山药饼：山楂（去核）、山药、白糖各适量。将山楂、山药洗净蒸熟，冷后加白糖搅匀，压成薄饼。用于治小儿脾虚久泻、食而腹胀、不思饮食、消化不良。

苍术荞麦方：苍术25克，荞麦粉60克，米醋适量。将苍术研为细末，过筛，与荞麦粉拌匀，掺入米醋适量，炒热，捏成圆形如5分硬币的药饼。将药饼敷在患儿的脐窝上，盖以纱布，用胶布固定，2～3日换药1次。适用于小儿食积，消化不良。

白术车前子方：白术、车前子、诃子各适量。1岁以内白术、车前子各6克，诃子3克；1岁以上白术、车前子各10克，诃子6克。将上药水煎2次，早、晚分服，也可以放在碗里加水，做饭时放在锅里蒸。可加适量的砂糖，少量多次当水喝。治小儿消化不良。

党参白术汤：党参、白术、茯苓、薏苡仁、车前子、怀山药各9克，芡实、赤石脂、苍术各6克，生甘草3克。将上药水煎，每日1剂，分3次服。治小儿消化不良。

苍术砂仁散：焦苍术、砂仁各150克，炒车前子、白术、诃子各100克。将上药共研为极细末，装入瓶内备用。用时，6个月以内每次服1.0～1.5克；6个月～1岁每次服1.5～2克；1～3岁每次服2～3克，均日服3次，用淡糖盐水送服。若脱水重伴有酸中毒者，则应配合补液。主治小儿消化不良。

【小贴士】

从中医的角度来看，小儿的脾本来就常不足，天气变化时节更易因不小心受到湿浊寒邪的"突袭"而出现腹泻。建议家长在日常饮食上可有意识地给小孩搭配喂食些健脾养胃的食物，如用山药、山楂、薏米等来煲汤或煮粥。对于消化不良的小儿，在饮食上更应以清淡的流质或半流质食物为主，并鼓励患儿多喝加盐的米汤水，以保持足够的体液防止脱水。

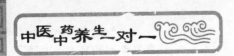
小儿厌食

厌食症是指小儿较长时间内食欲不振、厌食甚或拒食的一种病症。病程在2个月以上。多见于1~6岁小儿，城市儿童发病率较高。现已认识到体内锌的缺乏，可影响食欲和消化功能；家长过分溺爱和不正确的喂食态度，致使小儿情绪变化，影响中枢神经系统功能，从而使消化功能的调节失去平衡。另一方面，胃肠道疾病或全身器质性疾病，不良的饮食习惯，如高蛋白、高糖浓缩饮食，饭前吃糖，生活无规律，气候过热，湿度过高，都会影响小儿神经调节功能及消化液的分泌，使食欲下降。中医称食之为"纳呆""恶食"等，其病机多因喂养不当，饮食失节，而致脾胃运化不健所引起。

【常用中药】

小儿厌食常用的中药有：神曲、山楂、麦芽、木香、砂仁、鸡内金、百合、白术、乌梅、焦三仙等。

【实用中药方】

党参山药膏：党参、山药、生姜各250克，蜂蜜300克。将党参、山药研为细末，生姜洗净，捣碎取汁，与蜂蜜共置锅内，调匀后以文火熬制成膏。每次服1汤匙，每日3次，米粥送服。用于治脾胃虚弱型小儿厌食症。

黄芪白术汤：黄芪、白术、茯苓、黄精各3克，陈皮、青黛各2克，炙鸡内金、炙甘草各1克。每日1剂，水煎，分2~3次服。主治脾虚厌食。

厚朴半夏汤：藿香、半夏、厚朴、山楂、神曲、鸡内金、砂仁各6克，茯苓10克，甘草3克。每日1剂，水煎2遍，分4~6次服。主治小儿厌食症。

沙参麦冬汤：沙参10克，麦冬10克，扁豆10克，玉竹10克，天花粉10克，山楂7.5克，麦芽7.5克，鸡内金7.5克，百合15克，每日1剂，日服2次。水煎服，每日1剂，日服2次。用于治小儿厌食。

理脾化滞汤：茯苓10克，藿香10克，木香3克，川朴3克，川连3克，砂仁3克，焦曲10克，鸡内金3克，栀子6克，焦谷10克，稻芽10克。水煎服，每日1剂，日服3次。用于治小儿脾胃不和之厌食。

【小贴士】

家长要定时、按顿进食，饭前不吃零食（包括饮料），以免血糖升高影响食欲，饭后吃水果，睡醒午觉可以集中吃些糕点和糖果。家长要注意经常变换饮食的花样品种、荤素搭配、不要偏食。要保持轻松愉快的进食情绪。因种种原因，即使有几次小儿进食不好，也不要着急，不要威胁恐吓小儿进食，也不要乞求小儿进食。一餐不吃、不必顾虑，也不要再用零食补充，下餐饿了自然会吃。

小儿腹泻

婴幼儿腹泻是一种胃肠功能紊乱综合征。根据病因不同可分为感染性和非感染性两大类。2岁以下婴儿，消化功能尚不成熟，抵抗疾病的能力差，尤其容易发生腹泻。夏秋季节是病菌多发期，多种细菌、病毒、真菌或原虫可随食物或通过污染的手、玩具、用品等进入消化道，很容易引起肠道感染性腹泻。表现为每日排便5～10次不等，大便稀薄，呈黄色或黄绿色稀水样，似蛋花汤，或夹杂未消化食物，或含少量黏液，有酸臭味，偶有呕吐或溢乳、食欲减退。患儿体温正常或偶有低热。重者血压下降，心音低钝，可发生休克或昏迷。

【常用中药】

小儿腹泻常用的中药有：丁香、肉桂、白胡椒、山药、茯苓、车前子、陈皮、枳实、黄连、藿香等。

【实用中药方】

地榆白及汤：地榆、白及各30克。将上药加水500毫升，浓煎至200毫升。每天早、晚各服1次，每次50毫升，服用时可加少许食糖，一般可连服

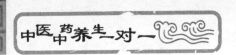
2～4次。主治婴幼儿腹泻。

人参茯苓汤：人参、茯苓、茵陈各9克，白术、藿香、甘草各5克，双花6克，乌梅12克，葛根、马齿苋各20克。每日1剂，水煎服。主治小儿重症腹泻。

人参木香汤：人参、茯苓、白术、藿香、木香各6克，葛根12克，甘草3克。每日1剂，水煎，分4～5次服。主治慢性非特异性腹泻。

茱萸丁香散：吴茱萸30克，丁香2克，胡椒30粒。研细面，每次取1.5克用陈醋调成糊状，敷于脐部，胶布固定，每日换药1次。

参莲大枣粥：取党参10克，莲子10克，大枣15克，粳米30克。先将党参、莲子研成细末，把大枣去核切碎，再将粳米与党参末、莲子末、枣肉一起加水适量煮成粥，加白糖少许，即可食用，每天2次。具有益气健脾止泻之功效，适用于脾胃虚弱之患儿。

【小贴士】

由于腹泻，营养物质吸收差，再加上食欲差，摄入营养物质亦减少，可引起各种营养物质缺乏。慢性腹泻尤为严重，常见有营养不良症、营养性贫血以及各种维生素缺乏症。长期腹泻会导致全身抵抗力低下，可继发各种感染，常见的有中耳炎、支气管炎、支气管肺炎、泌尿系感染、皮肤感染和败血症等。所以，家长一定要注意，小儿发生腹泻一定要积极治疗，以防因腹泻带来的伤害。

小儿遗尿

遗尿，俗称尿床，是一种夜间无意识的排尿现象。小儿在3岁以内由于脑功能发育未全，对排尿的自控能力较差；学龄儿童也常因紧张疲劳等因素，偶而遗尿，均不属病态。超过3岁，特别是5岁以上的儿童经常尿床，轻者数夜1次，重者1夜数次，就可能是疾病状态的遗尿，父母则应引起注意。本病多见于小儿先天性隐性脊柱裂、先天性脑脊膜膨出、脑发育不全、智力低下、癫痫发作、脊髓炎症和泌尿系感染及尿道受蛲虫刺激等。生理性遗尿不需药物治疗。如是疾病引起的遗尿应从治疗原发病着手。

【常用中药】

小儿遗尿常用的中药有：山药、莲子、黄芪、党参、白术、益智仁、乌药、龙胆、柴胡、泽泻、升麻等。

【实用中药方】

四子敷脐法：覆盆子、金樱子、菟丝子、五味子、仙茅、补骨脂、山茱萸、桑螵蛸各60克，丁香、肉桂各30克，研末装瓶用。每次1克，填入脐中，滴1～2滴酒精或白酒后，外用暖脐膏固定，3天换药1次。

枣仁牡蛎汤：生枣仁15～30克，牡蛎15～30克，甘草6～10克。每日1剂，水煎服。主治小儿遗尿症。

党参菟丝子汤：党参、菟丝子各12克，蚕茧10只，补骨脂、金樱子、覆盆子各9克，桑螵蛸、黄芪各15克，炙甘草4.5克。每日1剂，水煎服。主治小儿遗尿症。

菟丝子附子汤：菟丝子、肉苁蓉、补骨脂、益智仁、桑螵蛸、山药、乌药各9克，牡蛎（先煎）15克，五味子6克，附子（先煎）3克，肉桂3克。每日1剂，水煎，白天分2次服完。治小儿遗尿。

缩尿饮：党参、焦白术、山药、黄芪、菟丝子、枸杞子各9克，益智仁、覆盆子各6克，五味子、炙甘草各3克。每日1剂，水煎，白天分2次服完。主治小儿遗尿。

【小贴士】

应从小为儿童建立良好的作息制度和卫生习惯，掌握夜间排尿规律，定时唤醒或使用闹钟，使儿童逐渐形成时间性的条件反射，并培养儿童生活自理能力。此外，应提供良好的生活环境，避免不良的环境刺激所造成的遗尿。

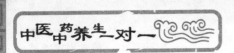

 五官科疾病的中药调理

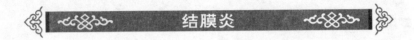 **结膜炎**

结膜炎是以细胞浸润与渗出为特征的结膜炎症。临床以眼分泌物增多与结膜充血为主要症状。现在大部分结膜炎为单发性的，只对治疗无效的特殊病例才做渗出物培养、结膜上皮刮片检查。常见的结膜炎有以下病型：急性细菌性、病毒性、泡性、流行性、出血性、沙眼、变态反应性及慢性结膜炎。中医所称的"暴风客热""天行赤眼""白涩症""目痒""赤丝虬脉"等均属于结膜炎范畴，基本病机为风热邪毒侵目所致。

【常用中药】

结膜炎常用的中药有：金银花、连翘、黄芩、夏枯草、野菊花、杭白菊、桑叶、密蒙花、枳壳等。

【实用中药方】

复方菊花煎：菊花、密蒙花、谷精草、桑叶、生地、赤芍各9克，山栀、川黄连、桔梗各6克，金银花、连翘、茅根各15克。每日1剂，水煎服。主治急性结膜炎。

黄柏菊花汤：黄柏30克，菊花15克。加开水500毫升，浸泡2小时，用纱布过滤，外敷或洗涤患眼。每日2次，每次约10分钟。主治结膜炎。

银花公英汤：金银花、菊花、蒲公英各15克，连翘、黄芩、桑白皮各12克，荆芥、薄荷、甘草各6克。每日1剂，分2次水煎服。主治病毒性结膜炎。

龙胆草柴胡汤：龙胆草、柴胡、黄芩、山栀、黄连、蒲公英、生地、石膏、知母、大黄、元明粉、枳壳、木通各10克。水煎，内服。10剂为1个疗程。主治细菌性结膜炎。

荆芥防风汤：荆芥 10 克，防风 10 克，赤芍 10 克，丹皮 10 克，黄芩 10 克，栀子 10 克，白蒺藜 10 克，车前子 10 克，薄荷 6 克，蝉蜕 6 克，生地 12 克，菊花 12 克。每日 1 剂，水煎服。主治卡他性结膜炎。

【小贴士】

结膜炎往往可以广泛性感染或暴发性流行，但并不是所有的结膜炎都有传染性。多数结膜炎是由病原微生物感染引起的。健康人接触患者后有被感染的可能，应采取一定的预防措施。而另外一些结膜炎，如春季卡他性结膜炎、物理性化学性损伤引起的结膜炎，并没有传染性，健康人接触这类结膜炎患者后不会被感染上结膜炎，因此也不需要进行预防性治疗。

鼻炎

鼻炎是以鼻塞不通、流涕、甚至闻不出香臭为特征的鼻部疾患。可分为急性鼻炎、慢性鼻炎和过敏性鼻炎。

急性鼻炎是常见的鼻腔黏膜急性感染性炎症，往往为上呼吸道感染的一部分。临床主要表现为鼻塞、流涕伴有嗅觉减退，闭塞性鼻音。中医称之为"伤风鼻塞"。基本病机为风寒或风热之邪入侵，上犯鼻窍，宣降失常，清窍不利。

慢性鼻炎为鼻腔黏膜或黏膜下层的慢性非特异性炎症。临床主要表现为长期反复流涕，伴嗅觉减退，闭塞性鼻音。中医称之为"鼻窒"。基本病机为肺脾气虚，邪滞鼻窍，久则气滞血瘀。

过敏性鼻炎是发生于鼻部的 I 型变态反应。临床特征为反复发作性鼻痒、喷嚏，流大量清涕，以及发作时鼻黏膜苍白，呈季节性或常年性发作。可发生于任何年龄，但以青少年多见，发病率高。

【常用中药】

鼻炎常用的中药有：黄芪、防风、桂枝、细辛、五味子、苍耳子、辛夷、鹅不食草、黄柏等。

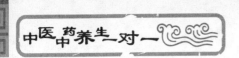

【实用中药方】

白芷黄芩汤：白芷、麦冬各20克，黄芩、葛根各15克，藁本、苍耳子、薄荷各10克。每日1剂，水煎，分2次服。3周为1个疗程。主治慢性鼻炎。

温阳散风汤：枸杞子、桑椹、白芍各12克，白蒺藜、川芎、白芷、乌梅、蛇床子、锁阳、淫羊藿各10克，荜拨5克，细辛3克。每日1剂，水煎服。主治过敏性鼻炎。

党参白术汤：党参、白术、泽泻、黄芪各6克，茯苓、淮山、苍耳子各10克，薏苡仁15克，甘草3克。每日1剂，水煎服。主治过敏性鼻炎。

荆防败毒散：荆芥、苍耳子、菊花、羌活、川芎各10克，防风6克，薄荷（后下）5克，生姜2片，甘草3克。每日1剂，水煎服。主治过敏性鼻炎。

桂枝白芷汤：桂枝、苍耳子、白芷、防风、川芎各10克，鱼腥草、连翘各20克，辛夷、桔梗、细辛各6克，生甘草5克。用上药水煎3次后合并药液，分早、中、晚3次口服，每日1剂。10剂为1个疗程。治慢性鼻炎。

> **【小贴士】**
>
> 鼻炎没有得到及时的治疗，影响嗅觉黏膜时，会影响嗅觉器官，闻不到香臭等气味。长期反复发作，尚未得到治疗，炎症还会扩散到邻近器官，并发如额骨骨髓炎、眶骨壁骨炎及骨膜炎、眶壁骨膜下脓肿、眶内蜂窝织炎、球后视神经炎、硬脑膜外脓肿、硬脑膜下脓肿、化脓性脑膜炎、脑脓肿、海绵窦血栓性静脉炎等多种危重急症。所以，对于鼻炎一定不能轻视，要做到积极预防和治疗。

腮腺炎

流行性腮腺炎是腮腺炎病毒引起的急性呼吸道传染病。早期病人和隐性患者均为传染源。主要通过空气飞沫传播，唾液及污染的衣物亦可传染。易感人群为儿童及青少年。全年均可发病，冬、春季为流行高峰。患儿可先有发热、倦怠、肌肉酸痛及结膜炎、咽炎症状，1～2天内出现耳下疼痛，继之腮腺肿大。通常先起于一侧，1～2天后波及对侧。肿胀部位以耳垂为中心，边缘不太清楚，有轻度压痛，张口进食时疼痛加剧。

颊内侧腮腺导管口有时可见红肿。腮腺肿大约4～5天后开始逐渐消退，全病程约7～12天。部分患儿仅有颌下腺、舌下腺肿大而无腮腺肿大；部分患儿可并发脑膜炎、胰腺炎、睾丸炎和心肌炎而出现相应症状。

【常用中药】

腮腺炎常用的中药有：连翘、大黄、大青叶、蒲公英、板蓝根、金银花、虎杖、黄柏、仙人掌、夏枯草等。

【实用中药方】

蒲公英板蓝根汤：蒲公英30克，板蓝根20克，玄参15克，连翘、马勃各12克，薄荷（后入）、全蝎各10克。每日1剂，水煎。分早晚2次服。主治流行性腮腺炎。大青叶60克，乳香30克，没药30克，黄柏30克，芙蓉叶30克，黄连30克，大黄30克，胆矾30克，五倍子30克，樟丹30克，明矾30克。上药共研细末，用蜜混合调匀，备用。使用前先以温水洗净患部，并据患部肿块大小适量外敷药膏，加盖纱布后固定。用药一般以3日为宜，日换1次。病情较重或病程较长者，3次后隔日敷1次，直至肿痛消失。病情较重或并发其他病症时，可加用内服药，常用普济消毒饮化裁，以内外兼治。主治腮腺炎。

蚯蚓液：活蚯蚓（地龙）2～3条，白糖适量。清水洗净地龙，整条放入杯中（不要弄断），撒上白糖，片刻即有渗出液，将此液用棉签涂布在腮腺炎的红肿范围略大些。每天涂2～3次。2～3天即可痊愈。主治腮腺炎。

仙人掌酒糊膏：仙人掌30克，冰片末3克，白酒5毫升。将仙人掌洗净，去刺，切碎，捣烂如糊，加入冰片末和白酒，和匀，即可。敷于患处，每日换药1次。主治流行性腮腺炎。

合欢皮冰片散：鲜合欢皮50克，冰片1克，芒硝3克，鸡蛋1个。将鲜合

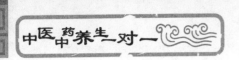

欢皮、冰片、芒硝用锤捣碎，鸡蛋去黄取清，用蛋清将上药拌成糊状备用。根据病变部位、大小、取药适量均匀涂于纱布上，贴敷患处，用胶布固定（以不脱落为好）。每日换药1次。主治腮腺炎。

【小贴士】

一旦发现腮腺炎，患儿应立即隔离，卧床休息。饮食宜软、易消化，避免酸辣等刺激性食物。因为这些食物易刺激唾液腺分泌，导致局部疼痛加剧。要多饮开水，保持口腔清洁，也可用复方硼砂溶液漱口。肿胀部位可用中药外敷，取青黛15克，或中成药如意金黄散15克，用水调匀，外敷后可减少局部疼痛，帮助消肿。同时还可服板蓝根冲剂。

牙痛

俗话说："牙痛不算病，痛起来能要命。"可见牙痛给人造成的痛苦之大。牙痛是由牙病引起，可分以下几种情况：龋齿牙痛为牙体腐蚀有小孔，遇到冷、热、甜、酸时才感到疼痛；患急性牙髓炎是引起剧烈牙痛的主要原因；患急性牙周膜炎，疼痛剧烈，呈持续性的跳痛；急性智齿冠周炎，主要是第三磨牙位置不正，牙冠面上部分有龈覆盖和食物嵌塞，容易发炎而致该症。

【常用中药】

牙痛常用的中药有：马鞭草、骨碎补、石菖蒲、细辛、大黄、丹皮、知母、生石膏、蝉蜕、金银花等。

【实用中药方】

石膏白芷汤：生石膏30克，白芷、川芎、生地黄各12克，牡丹皮、川黄连、生甘草各10克。每日1剂，水煎，分2～3次口服。3剂为1个疗程。主治牙痛。

生地玄参水： 生地、熟地各30克，玄参、二花各15克，骨碎补9克，细辛3克。每日1剂，水煎服。主治阴虚火旺牙痛。

白芷冰片膏： 白芷、细辛、制川乌、制草乌、冰片各10克。将上药共研细末，过80目筛，混合后用适量医用凡士林调成膏状。将龋洞内食物残渣清除后，取药膏适量放入龋洞。主治龋齿痛，风火牙痛，胃火牙痛。

止痛酒： 制川乌、制草乌、菝葜、白芷各10克，细辛5克，冰片3克，白酒250毫升。前5味捣碎，置容器中，添加白酒，每日振摇1～2次，密封，浸泡10～14日，去渣留液，入冰片溶解。外用，用消毒棉球蘸本酒少许，外涂痛牙根部，痛则再涂。主治牙痛。

七香牙痛灵： 沉香、丁香、乳香、木香、小茴香各20克，杏仁、陈皮各15克，香附、川楝子各25克。将上药浸泡于70%酒精500毫升中，密封贮存1个月后，加入冰片、薄荷脑、麝香少许，溶化后即可使用。用时取棉签蘸少许药液涂搽患牙周围即可止痛。1分钟后连口水一齐吐出（切勿吞下），每天3～4次，无不良反应。主治牙痛。

白矾藜芦酒： 白矾、藜芦、防风、细辛、干姜、白术、花椒、甘草、蛇床子、制附子各10克，白酒1升。前10味粗碎，置容器中，添加白酒，文火煮沸，去渣留液。含漱。痛起始用，温酒漱口，酒冷方吐，痛止停漱。主治牙齿疼痛、龋齿、齿根宣露。

【小贴士】

　　缓解牙疼还可以按摩，选择的主穴是合谷穴和颊车穴。合谷穴位于虎口处，用一手拇指的第一个关节横纹正对另一手的虎口边，拇指屈曲按下，指尖所指处就是合谷穴。用拇指指尖进行按摩，由轻渐重按压1～2分钟，可以起到疏风解表、活络镇痛的作用。颊车穴位于颌骨边角向鼻子斜方向约1厘米处。当咀嚼时咬肌隆起，按之凹陷处就是颊车穴。用双手拇指放于同侧面部颊车穴，由轻渐重按压约1～2分钟，可以起到解痉止痛、活血消肿的作用。

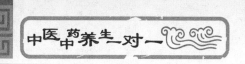

慢性咽炎

慢性咽炎是咽部黏膜的一种慢性炎症，多因屡发急性咽炎治疗不彻底而转为慢性，或者是烟酒过度、嗜食刺激性食物、常接触污浊空气、鼻塞而需张口呼吸等，均可诱发本病。主要为咽部不适感，如灼热感、痒感、干燥感或异物感，咽部常有黏性分泌物，不易咳出，早晨刷牙常引起反射性恶心欲吐。中医称本病为"慢喉痹"或"虚炎喉痹"，基本病机为肺肾阴虚，虚火上炎，灼伤咽喉。

【常用中药】

慢性咽炎常用的中药有：金银花、野菊花、麦门冬、牡蛎、川贝、玉竹、白茅根、沙参、桔梗、胖大海等。

【实用中药方】

白芷蒲黄散： 白芷、生蒲黄、煅人中白、生甘草各30克，冰片6克。上药共研极细末，用喷粉器直接均匀地吹布于咽部。适宜于慢性咽炎。

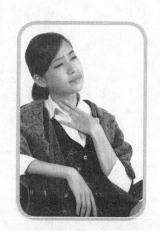

陈皮川朴汤： 陈皮、川朴、苏梗、玄参、沙参、菖蒲各12克，半夏、生地、南星、僵蚕各9克，茯苓、桔梗、甘草各6克。每日1剂，水煎服。主治慢性咽炎。

二根玄麦甘桔汤： 山豆根、麦冬、甘草、桔梗各10克，板蓝根30克，玄参12克。上药水泡30分钟，再煎30分钟，每剂煎2次，将2次煎出的药液混合备用。每日1剂，每日服3次。适宜于慢性咽炎。

荆防甘桔汤： 荆芥、防风、白僵蚕、薄荷、桔梗、甘草各10克。上药加水煎煮2次，滤液混匀，分2次内服，每日1剂。适用于慢性咽炎，咽部干痒不适。

利咽活血汤： 桔梗、牛蒡子各10克，赤芍、山豆根、草河车各15克，甘草 3 克。每日 1 剂，水煎服。用于治慢性咽炎。

栝楼甘草汤：败酱草 30 克，全栝楼 25 克，麦冬 12 克，大黄、甘草各 3 克，苏子、蝉蜕、桔梗、桃仁各 10 克。每日 1 剂，水煎服。主治慢性咽炎。

【小贴士】

　　一些过敏体质的人或者由于抵抗力差、经常上呼吸道感染的人也很容易得慢性咽炎。咽炎如果不及时治疗，会给身体带来一系列的影响，出现咽喉肿胀、溃疡，甚至诱发其他疾病，如慢性支气管炎、支气管哮喘。慢性咽炎患者平时要多吃一些维生素含量丰富的水果蔬菜，早晚用淡盐水漱漱口；适当改善工作环境，注意劳逸结合，每天保持大便畅通，防止用声过度；预防上呼吸道感染，注意天气冷暖变化；只要保持心情愉快，就可大大减轻症状。

口腔溃疡

　　口腔溃疡是一种发生于口腔黏膜的溃疡性损害，又称复发性口腔溃疡或阿弗他口炎。临床特征为反复发作，局部灼热疼痛。本病可发生于任何年龄，但以青壮年多发，儿童及老人较少。其病程具有自愈性，一般 7～10 天可愈。中医称本病为"口疮"。基本病机为心脾积热上攻；或阴虚火旺，虚火上炎；或脾肾阳虚，寒湿困于口腔，致口腔生疮。

【常用中药】

　　地黄麦冬汤：干地黄、麦冬各 15 克，熟地黄、天冬各 12 克，黄芩、石斛各 10 克，茵陈、枇杷叶、甘草各 9 克，枳壳、黄连、桔梗各 6 克。每日 1 剂，水煎，分 2 次服。小儿量酌减。主治偏热型口腔溃疡。

　　黄芪青黛汤：生黄芪 25 克，粉青黛 6 克，蒲公英、麦冬、北沙参、玄参各 12 克，淮山药、生地各 15 克，白术 10 克。每日 1 剂，水煎，分 2 次服。主治

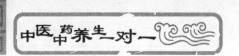

复发性口疮。

熟地黄芪汤：熟地15克，生黄芪、当归、女贞子、丹皮、山药、茯苓、山茱萸、川芎、牛膝各10克。加水煎至300毫升，每日1剂，分2次温服。连服4周为1个疗程。主治口腔溃疡。

乳香没药散：乳香、没药、儿茶各9克，大黄、黄柏、五倍子各15克，煅石膏30克，冰片3克，细辛6克，维生素B_2、泼尼松各0.15克。将上药共研为细末，过筛筛后，装入瓶内备用。用时，以棉签蘸药粉少许，涂于口腔溃疡处，每日3～4次，饭后用药为宜。用于治口腔溃疡。

加减理中汤：党参15克，白术、干姜、炒山药各12克，炙甘草9克，附子、五味子各6克，苍术10克。每日1剂，水煎分早、晚2次口服，5日为1个疗程，服1～2个疗程。主治复发性口腔溃疡。

口疮散：金银花、连翘、焦山栀、生地各10克，木通4克，生甘草2克，淡竹叶20克。每日1剂，水煎分早、晚2次口服。主治复发性口腔溃疡。

【小贴士】

预防口腔溃疡的具体措施是：

1. 注意口腔卫生，避免损伤口腔黏膜，避免辛辣性食物和局部刺激。

2. 保持心情舒畅，乐观开朗，避免事情和着急。

3. 保证充足的睡眠时间，避免过度疲劳。

4. 注意生活规律性和营养均衡性，养成一定排便习惯，防止便秘。

扁桃体炎

扁桃体炎为腭扁桃体的非特异性炎症，有急慢性之分。急性扁桃体炎多见于10～30岁之间的青年人，好发于春秋季节，通常与急性咽炎同时发生，主要由细菌感染而引起，常见致病菌为溶血性链球菌、葡萄球菌和肺炎双球菌。细菌通过空气飞沫、食物或直接接触而传染。慢性扁桃体炎多由扁桃体炎的急性反复发作或隐窝引流不畅，细菌在隐窝内繁殖而导致，也可继发于某些急性传染病，如猩红热、麻疹、白喉等。扁桃体炎的反复发作，除可引起明显的局部症状外，还可成为身体的一个重要隐患，在某些诱发因素存在的情况下，促使发生各种疾病或原有疾病发生恶化，特别是儿童时期慢性扁桃体炎的反复发作，容易合并风湿病、肾小球肾炎、风湿性心脏病等，应当引起重视。

【常用中药】

扁桃体炎常用的中药有：穿心莲、薄荷、菊花、桔梗、金银花、连翘、生地、丹皮、大青叶、石膏、知母、金银花等。

【实用中药方】

玄参麦冬汤： 玄参、络石藤各30克，麦冬15克，僵蚕、重楼、赤芍、牛蒡子各12克，桔梗10克，山豆根5克。水煎2次，饭后顿服，每日1剂，连服3剂。用治急性扁桃腺炎和咽炎。

公英汤： 蒲公英60克，大青叶30克，黄芩24克，丹皮、赤芍各12克，甘草6克。每日1剂，水煎，分3次服。重症者可每日2剂，分6次服。主治急性化脓性扁桃体炎。

连翘玄参汤： 金银花、连翘各25克，玄参、生石膏各30克，山豆根15克，黄连、牛蒡子、酒大黄、黄芩各9克，桔梗、甘草各10克。每日1剂，水煎，分3～4次内服。儿童剂量酌减。并耳垂放血数滴，每日1次。主治扁桃体炎。

板蓝根桔梗汤： 板蓝根45克，桔梗、山豆根各9克，生甘草6克。轻者每日1剂，水煎2次后取汁混合，分早、晚2次服。重者每日1.5剂，煎法同上，分3次服。主治扁桃体炎。

荆芥九味汤： 荆芥、薄荷、僵蚕、桔梗、金银花、连翘、射干、玄参各10克，甘草3克。每日1～2剂，水煎，分2次服用。主治急性扁桃体炎。

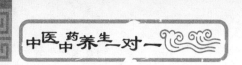

清咽解毒汤：生石膏30克，鲜苇根30克，僵蚕9克，薄荷5克，金银花20克，连翘15克，板蓝根15克，知母10克，龙胆草9克，滑石12克，人工牛黄（冲）1克。每日1剂，水煎服。用治急性扁桃体炎。

【小贴士】

扁桃体炎的预防：

1.扁桃体炎的病人应养成良好的生活习惯，保证充足的睡眠时间，随天气变化及时增减衣服，去除室内潮湿的空气，都是重要的。对于患病儿童，应养成不挑食、不过食的良好习惯。

2.坚持锻炼身体，提高机体抵抗疾病的能力，不过度操劳，若劳累后应及时调整休息。戒除烟酒，是预防慢性扁桃体炎的重要一点。

3.患扁桃体急性炎症应彻底治愈，以免留下后患。

4.预防各类传染病、流行病。流食或半流食，发热高者可用酒精擦浴，协助降温。

耳鸣

耳鸣为耳科疾病中的常见症状，患者自觉耳内或头部有声音，但其环境中并无相应的声源，而且愈是安静，感觉鸣音越大。耳鸣音常为单一的声音，如蝉鸣声、汽锅声、蒸汽机声、嘶嘶声、铃声、振动声等，有时也可为较复杂的声音。可以是间歇性，也可能为持续性，响度不一。一些响度较高的持续性耳鸣常常令人寝食难安。引起耳鸣的原因较多，各种耳病均可发生耳鸣，如耵聍栓塞、咽鼓管阻塞、鼓室积液、耳硬化症；内耳疾病更易引起此症，如声损伤、梅尼埃病。此外，高血压、低血压、贫血、白血病、神经官能症、耳毒药物等均可引起耳鸣。中医学认为耳鸣多为暴怒、惊恐、胆肝风火上逆，以至少阳经气闭阻所致，成因外感风邪，壅渴清窍，或肾气虚弱，精气不能上达于耳而成，有的还耳内作痛。

【常用中药】

耳鸣常用的中药有：石菖蒲、枸杞、黄精、龟板、牛膝、黄芩、龙胆草、蝉蜕、天麻、苍耳子、菊花等。

【实用中药方】

葛根黄芪汤：葛根 30～60 克，黄芪 20～30 克，黄精、熟地、山药、山茱萸、丹皮、桃仁、红花、川芎、石菖蒲、路路通、陈皮各 10 克。每日 1 剂，水煎分早、晚 2 次口服。主治耳鸣耳聋。

养心宁神方：磁石（包，先煎）30 克，酸枣仁、龙骨（先煎）、茯神、远志、神曲、石菖蒲各 10 克，琥珀（冲对）2 克，珍珠母（先煎）20 克，黄连 6 克。每日 1 剂，水煎分早、晚 2 次口服，28 日为 1 个疗程。治神经性耳鸣。

细辛白芷汤：当归、细辛、川黄、防风、附子、白芷各 15 克。上药共研为末，以鲤鱼脑髓 30 克加水合煎 3 次。取 3 汁混合浓缩至膏状，备用。滴耳中，并以棉塞耳。每日 1 次。主治耳鸣耳聋。

聪耳丸：鹿茸、磁石各 30 克，巴戟天、肉桂各 10 克，肉苁蓉、牡蛎、小茴香各 15 克，五味子 20 克。共为细末，炼蜜为丸，每丸 9 克。每日早晚各 1 次，每次空腹用黄酒温服 1 丸。用于治肾虚耳鸣。

磁石酒：磁石（捣碎，绵裹）15 克，木通、菖蒲各 250 克，白酒 1500 毫升。将前 3 味细剉，入布袋，置容器中，加入白酒，密封，浸泡 3～7 日后，即可取用。每次饮服 15～30 毫升，日服 2 次。主治耳鸣、常如风水声。

聪耳酒：核桃仁 60 克，五味子 40 克，蜂蜜 30 克，白酒 1000 毫升。将前 2 味捣碎，入布袋，置容器中，加入白酒，密封，每日振摇数下，浸泡 10 日后，过滤去渣，加入蜂蜜，拌匀，即成。每次空腹服 20 毫升，日服 2 次。补肾聪耳。主治耳鸣、遗精等。

【小贴士】

　　日常生活的饮食均衡对疾病的预防是非常重要的。对于有耳鸣症状的患者，特别是一些老年人非常容易耳鸣的，在众多的原因中，缺锌是导致耳鸣的其中一个原因。因此平常应多吃含锌的食物，如鱼、鸡肝、猪肝、鸡蛋、牛肉、核桃、西红柿、白菜、橘子等。多吃以上含锌食物有助于大家避免耳鸣的出现。

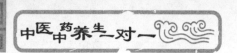

 皮肤科疾病的中药调理

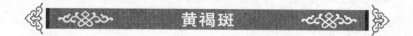 黄褐斑

黄褐斑俗称肝斑、妊娠斑，是发生于面部的一种色素沉着性皮肤病。可因内分泌障碍，如在妊娠、月经不调期间，或患有卵巢、子宫疾病；慢性中毒，如某些消耗性疾病，包括结核、癌、恶病质及慢性酒精中毒等所致。损害为黄褐色或咖啡色的斑片，形状不同，大小不等，边界明显，表面平滑，无鳞屑，无炎症，无自觉症状。常对称分布于面部，形成蝴蝶样。属于中医的"面尘""黧黑斑"范畴。其基本病机为肝郁化热，气血失和或脾胃亏损，气血两虚，或肾阴不足，虚火上炎，致肌肤失养。

【常用中药】

黄褐斑常用的中药有：柴胡、当归、血竭、丹皮、熟地黄、香附、女贞子、黄芩、红花、桃仁、苍术等。

【实用中药方】

熟地消斑汤： 熟地18克，山药20克，茯苓、泽泻各15克，黄柏、菊花各12克，牡丹皮、山萸肉、枸杞子、陈皮各9克。每日1剂，水煎服。主治黄褐斑。

珍珠母方： 珠母30克，白菊花9克，白僵蚕、茵陈、夏枯草、六月雪、白茯苓、柴胡、生地、女贞子各12克，炙甘草4.5克。每日1剂，水煎服。12天为1个疗程。主治黄褐斑。

柴胡祛斑方： 菟丝子、益母草各15克，枸杞子、柴胡、当归、茯苓、白芍、白术各10克，红花、薄荷、蝉衣各5克，白芷6克。每日1剂，水煎取汁200毫升，先将药液趁热熏蒸面部10～15分钟，然后分早、晚温服。30日为1个疗程。观察治疗1个疗程以上。主治黄褐斑。

柴胡郁金汤：柴胡、郁金、桃仁、红花、白芍、白术各10克，当归、茯苓各12克，丹参20克，薄荷6克。每日1剂，水煎取汁200毫升，分早、晚2次温服。2个月为1个疗程。主治黄褐斑。

六白化斑汤：当归、白僵蚕、白术各10克，白芍9克，茯苓、白花蛇舌草各20～30克，柴胡30克，白芷15克，刺蒺藜10～15克，甘草8克，大枣6枚。

每日1剂，前2煎取汁分早、晚口服。第3煎取药液洗面，洗后可用温水清洗。1个月为1个疗程。主治黄褐斑。

【小贴士】

临床中，黄褐斑常并发多种疾病。如：生殖器官疾病（女性子宫附件炎、不孕症等）、肝病（当肝功能不全时，因肝脏破坏，以致雌激素在血中积蓄，刺激黑色素增加而发生黄褐斑）、慢性营养不良（因硫氢基来源不足而使色素增加）等。

更为严重的就是，黄褐斑是内分泌失调的先兆。内分泌长期失调就会引发乳房肿块、子宫肌瘤等多种病变。

痤疮

痤疮是一种毛囊、皮脂腺的慢性炎症。因皮脂腺管与毛孔的堵塞，引起皮脂外流不畅所致。多发生于青春期男女，常伴有皮脂溢出，青春期过后，大多自然痊愈或减轻。其临床特征为：颜面、胸背部黑头或白头粉刺、丘疹、脓疱、结节、囊肿及瘢痕等皮肤损害。中医称本病为"粉刺"，其基本病机为素体阳热偏盛，加上青春期生机旺盛，营血日渐偏热，血热外壅，气血郁滞，蕴阻肌肤。

【常用中药】

痤疮常用的中药有：枇杷、黄连、大黄、冰片、花椒、百部、浙贝、鱼腥草、百合、连翘、野菊花等。

【实用中药方】

痤疮搽剂：白果、天仙子、赤石脂、密陀僧、硫磺、樟脑各10克，冰片3克。将上药共研细末，加入75％酒精300毫升中，分瓶装之，密封5天后即可使用。用前将药充分摇匀未见沉淀，以棉签蘸药外搽皮损处。早、晚各1次，10天为1个疗程。主治痤疮。

黄芩葛根汤：黄芩、花粉、葛根、生地、赤芍、川芎各9克，当归、红花各6克，薄荷1克。每日1剂，水煎服。主治痤疮。

消痤汤：防风、刺蒺藜、白鲜皮、苦参、蒲公英、土茯苓、薏苡仁、赤芍各10克。水煎服，每日1剂。或按以上比例配方，煎汁过滤浓缩，配入雪花膏等基质，制成消痤膏，清洁皮肤后外擦，每日3次。适用于痤疮、湿疮、皮肤瘙痒。

苦参百部酊：苦参、百部各30克，75％酒精300毫升。前2味捣碎，置容器中，添加酒精，每日振摇1～2次，密封浸泡7日，去渣留液。外用。每日3次，每次用消毒棉球蘸本酒涂擦患处。

重楼酒：重楼100克，花椒50克，冰片10克，白酒500毫升。重楼捣碎，与花椒、冰片混匀，置容器中，添加白酒，每日振摇1～2次，密封浸泡15日，去渣留液。外用。每日3～5次，每次用消毒棉毒棉球蘸本酒外涂患处。清热解毒，消肿止痛。主治寻常痤疮，面部或胸背起毛囊性红丘疹，或有脓疱，触之疼痛。

荆芥防风汤：荆芥、防风、黄芩、白芷、桔梗、浮萍、丹皮、皂刺各10克，生首乌、茯苓、苦参各20克，牛膝15克。每日1剂，水煎服。主治痤疮。

【小贴士】

少食糖果甜食、多脂及辛辣刺激食物，避免饮酒，宜多饮水，避免大便秘结，多吃新鲜蔬菜与水果，不吃引起痤疮的药物；减少接触诱发痤疮的因素（例如矿物油）。青春发育期青年情绪较不稳定，敏感，易受刺激，且此时尤其注意容貌，因此对痤疮极为苦闷，求治心切，常胡乱用药或采取不适当措施，故必须解除其顾虑，正确对待，并指导日常生活中须注意的事项，不用手挤压损害处以及正确使用药物等。

神经性皮炎

神经性皮炎是一种皮肤神经功能障碍性皮肤病，多见于颈部，易复发。发病时患处有阵发性剧烈瘙痒感，随后出现密集成群的针头玉米粒大小的皮色或褐色多角型扁平丘疹，皮肤逐渐增厚，形成局限性肥厚斑块，呈苔藓样，除颈部外，也发生于肘、大腿内侧、前臂及会阴部。多因精神紧张、兴奋、忧郁以及神经衰弱等，致使气血失调、阴气耗伤、血虚燥热；或脾胃湿热，复感风邪，蕴于肌肤而发病。此病与中医学上的牛皮癣、摄领疮相类似，故又称单纯性苔癣。

【常用中药】

神经性皮炎常用的中药：何首乌、荆芥、当归、苦参、生地、防风、茯神、生半夏、斑蝥、雄黄、硫磺、乌梢蛇等。

【实用中药方】

宣肺化湿汤：桂枝、甘草、杏仁、白芍、生姜各9克，麻黄6克，葛根、生石膏各18克，薏苡仁19克，归尾12克，大黄3克，大枣7枚。每日1剂，水煎服。用于治神经性皮炎、泛发性湿疹。

硼砂斑蝥酊：斑蝥、通草各150克，硼砂300克。将斑蝥用95%酒精1000毫升浸泡3天左右，将通草和硼砂加水约3000毫升煎至2000毫升。两种液体按1:1和2:1配制即成，用时，根据患部皮肤角质化的程度，选择不同比例的药水外洗，每日3次。用于治神经性皮炎。

羌柏醋液：羌活、南苍术、地骨皮、柏子仁各5克，樟脑1克，食醋100毫升。将上述药物投入密闭玻璃瓶中浸泡1周后即可。用消毒棉签涂擦患部，早、晚各1次。每周随访1次，治疗4周后评定疗效。主治神经性皮炎。

荆芥防风汤：荆芥、防风、生地、当归、蝉蜕、苍术、茯神、石膏、苦参、知母、牛蒡子各10克，木通、甘草各5克。水煎服，每日1剂，分3次服。主治神经性皮炎。

双参白芍汤：泡参、沙参、白芍、红活麻各30克，白术、茯苓、生地、地

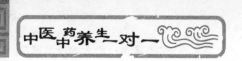
骨皮各15克，陈皮、甘草各10克，当归、丹皮、钩藤（后下）各12克，黄芪18克水煎服。主治泛发性神经性皮炎。

外用菊花液：臭梧桐、蛇床子、豨莶草各30克，野菊花15克。清水浸泡后，煎煮30分钟，滤出药液候温外用。以毛巾浸入温热的药液中，趁热湿敷，揩洗，每日2～3次。用治神经性皮炎、慢性湿疹、瘙痒性皮肤病。

【小贴士】

神经性皮炎发生与精神因素密切相关，一般认为本病的发生与神经系统功能障碍有关，如大脑皮层兴奋和抑制过程平衡失调，精神紧张、过度疲劳、失眠、焦虑、抑郁，以及消化不良、饮酒、进食辛辣等均可诱发或加重本病，此外，搔抓、摩擦、日光照射、多汗或其他机械性刺激因素亦常易促发之。所以，神经性皮炎治疗方面去除不良精神刺激至关重要。患者应消除精神紧张、焦虑情绪，注意生活规律，注意劳逸结合。

疥疮

疥疮俗称"癞疥疮"，是由疥螨引起的接触传染性皮肤病。本病可发生于任何年龄，常在集体单位中，如学校、幼儿园、旅社以及家庭中流行。其临床特征为：手腕、指缝、脐周、下腹部及两股内侧出现粟粒大丘疹、丘疱疹，及水疱，夜间剧烈瘙痒。此症初起，形如芥子之粒，故名疥疮。大多是因个人卫生不良，或接触疥疮之人而被传染，也有的是因风、湿、热、虫郁于肌肤而引起的。一般是由手指或手丫处发生，渐渐蔓延到全身，只有头面不易波及。其搔痒过度，会使皮肤破裂，流出血水，结成干痂，其中有虫，日久化脓，又痛又痒，难过至极。内服可吃清热、凉血、散风、解毒的食物，外治也应同时实行。

【常用中药】

疥疮常用的中药有：川椒、白鲜皮、地肤子、百部、雄黄、硫磺、苦参、蛇床子、地肤子、蒲公英等。

【实用中药方】

蛇床子百部水：百部、蛇床子、大风子、藜芦、川黄连、硫磺各30克，川花椒、苦参各15克。将上药加水2000毫升，煎至1500毫升，睡前外洗患处。1剂药可用2天。用治疥疮。硫磺冰片膏硫磺、雄黄各15克，木鳖肉、枯矾、轻粉各5克，樟脑、冰片各2.5克。将上药同研细末，用凡士林60克热溶后加入药粉，每日涂1～2次。用于治疥疮。

灭疥酒：硫黄50克，雄黄6克，轻粉3克，樟脑1克，白酒500毫升。将以上药共研成极细末，与白酒置入容器中摇匀后即可使用。每晚临睡前用消毒棉花蘸酒涂搽患处，连续用20日。适用于疥疮。

百部蛇酊：百部100克，蛇床子60克，硫黄、雄黄各50克，密陀僧36克，冰片5克，95％酒精750毫升。将硫黄、雄黄、密陀僧研为极细末，与百部、蛇床子、冰片一同浸入酒精内，密封贮存，每日摇动1次，3～5日后，滤取酒液，贮瓶即可。本品外用，治疗前物以温热水洗净患处，除去痂皮，再取药液适量加温后，搽患处，每日早、晚各1次。主治疥疮。

矾雄消疥膏：白矾、雄黄各25克，硫磺20克，凡士林80克。将前3味药共研细面，加凡士林混合调成膏，外涂。主治疥疮。

硫磺花椒汤：硫磺90克，花椒50克，雄黄、白鲜皮、黄柏、蛇床子各30克，苦参40克，青黛、明矾各20克。上药用水2000毫升，放入砂锅内，用文火煎30分钟，浓缩为1000毫升。每剂连煎4次，每日外洗1次。主治疥疮。

【小贴士】

疥疮的预防：

在集体单位或家庭中一旦发现疥疮，需要尽早隔离并给予积极治疗，以防本病传播蔓延。平时应做好卫生宣传工作，养成个人良好卫生习惯，出差归来最好能进行一次检疫。凡疥疮患者使用过的物品应煮沸消毒或用药水浸泡或洗净晒干停放15天后再应用，以求彻底消灭疥虫。

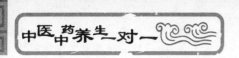

银屑病

银屑病又称牛皮癣，是一种常见的慢性炎症性皮肤病，常发于头皮和四肢伸面，尤其是肘和膝关节附近，临床表现以浸润性红斑及多层银白色鳞屑的血疹或斑片为主，病程经过缓慢，有多发倾向。如果刮去鳞屑及其下面的发亮薄膜后有点状出血，有痒感，常于夏季减轻或自愈，冬季复发或恶化。银屑病病程长，病情变化多，时轻时重，不易根治。根据临床症状不同，可分为寻常型、脓疱型、关节病型和红皮病型等4型。中医称本病为"白干癣""松皮癣"，其基本病机为营血不足，化燥生风，肌肤失养。

【常用中药】

银屑病常用的中药有：当归、地黄、元参、麦冬、白芍、首乌、胡麻仁、黄芩、黄柏、野菊花、蒲公英、红花等。

【实用中药方】

九味消银散： 白花蛇舌草、乌梢蛇各60克，三七粉、苦参各50克，白鲜皮、土槿皮、赤芍、丹参、当归各30克。将上药共研为细末，装入0.3克胶囊。用药头3天每日1粒，用药第4～6天，每日3次，每次2粒，以后为每日3次，每次2粒，均为饭后服用。20天为1个疗程。主治银屑病。

生元饮： 生地、玄参、板蓝根各15克，栀子、地丁、贝母、土茯苓各12克，蒲公英、野菊花、桔梗、当归、赤芍、花粉各10克，甘草6克。每日1剂，水煎服。主治银屑病。

板蓝根苦参汤： 板蓝根、苦参、土茯苓、丹参、赤芍各15克，威灵仙、乌梢蛇、七叶一枝花、射干、白鲜皮各10克，蝉蜕6克，蜈蚣5条。每日1剂，水煎，分2～3次口服。5剂为1个疗程。主治银屑病。

生地赤芍汤： 生地、丹皮、紫草、双花、知母各15克，赤芍9克，土茯苓、生薏苡仁、生石膏各30克，蛇蜕12克，黄连、荆芥炭、生甘草各6克。

每日 1 剂，水煎服。主治银屑病。

桃仁连翘汤： 胡桃仁 10 克，连翘、桃花、大枣各 15 克，黄芪 50 克，桃仁、穿山甲、皂角、麻黄各 6 克，红花 3 克。将上述药物加水煎煮，提取滤液、浓缩，加蜂蜜制成膏。每次 30 克，每日 2 次，服用 30 日。主治银屑病。

【小贴士】

日常生活由于工作压力大，休息不好，精神过度紧张，造成情绪不稳定，忧思郁怒，又不能合理地调整保养肌肤，或长期饮食没有规律，暴饮暴食，多食腥发动风之物，酗酒饮茶过度，以及外界原因引起感冒，发热，扁桃体发炎，免疫功能低下，缺乏抵抗力，从而导致银屑病发病和复发。过度的精神紧张，性情急燥，情绪抑郁等精神因素为诱因，占其他诱因之首，在我国约占银屑病总发病率的 18.6%。精神过度紧张，可产生一系列心理或生理反应，促使神经内分泌紊乱，损害机体免疫防御系统，以及某些酶的代谢紊乱，从而促进了银屑病的发生。

脱发

脱发是头发脱落的现象，有生理性及病理性之分。生理性脱发指头发正常的脱落。病理性脱发是指头发异常或过度的脱落。这里讲述的脱发是非生理性脱落，包括斑秃、脂溢性脱发等疾病。其中，斑秃是一种头发突然成片脱落、头皮鲜红光亮、无明显自觉症状的慢性皮肤病，相当于中医的"油风"；脂溢性脱发是指在头皮脂溢性皮炎的基础上发生的头发细软、稀疏、脱落，中医称之为"发蛀脱发"。脱发的基本病机为风盛血燥，气血亏虚，精血不足，气血瘀滞而致发失所养。

【常用中药】

脱发常用的中药有：何首乌、菟丝子、黄芪、茯苓、熟地黄、当归、枸杞子、人参、桑葚、旱莲草、五加皮、黑芝麻等。

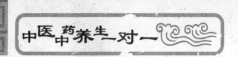

【实用中药方】

生地当归汤： 生地、熟地、侧柏叶各 15 克，当归、黑芝麻各 20 克，首乌 25 克。每日 1 剂，水煎 2 次，分 2 次服。适用于风热血燥之脱发。

益肾荣发丸： 熟地黄 250 克，制首乌 160 克，补骨脂、菟丝子、骨碎补、覆盆子、黑胡麻、全当归、炒白术、白茯苓各 120 克，枸杞子 150 克，五味子、广陈皮各 90 克，肉苁蓉、炙黄芪、紫河车、制黄精、潞党参各 180 克，大川芎、炙甘草各 60 克。上药晒干，共研细粉，过 100 目筛，白蜜和白水等量，泛丸如绿豆大。每次 10 克，每日 3 次，饭前白开水送服。用治全秃、斑秃。

首乌黄精汤： 制首乌 24 克，熟地、侧柏叶、黄精各 15 克，枸杞子、骨碎补各 12 克，当归、白芍各 9 克，红枣 5 枚。每日 1 剂，水煎服，1 个月为 1 个疗程。主治脱发。

生发煎： 桃仁 9 克，红花 9 克，赤芍 9 克，川芎 5 克，当归须 10 克，麝香 0.03 克，生姜 2 片，红枣 7 枚，葱白 3 根。黄酒半斤加适量水，将药倒入浸泡 1 小时，煮沸后煎 25 分钟，去渣，滤取药汁 300 ～ 500 毫升（如有麝香可加入 0.03 克，再煮 10 ～ 15 分钟后服），每日煎服 2 次。用于治脂溢性脱发、斑秃。

首乌鸡血藤方： 何首乌、鸡血藤、胡桃肉、大胡麻各 20 克，全当归、枸杞子、侧柏叶、黄精、楮实子各 15 克，冬虫草、炙甘草各 10 克。每日 1 剂，水煎，分 2 ～ 3 次口服。半个月为 1 个疗程。主治脱发。

【小贴士】

脱发需要禁忌的食物：

1. 烟、酒及辛辣刺激食物，如葱、蒜、韭菜、姜、花椒、辣椒、桂皮等。

2. 忌油腻、燥热食物（肥肉、油炸食品）。

3. 忌过食糖和脂肪丰富的食物，如肝类、肉类、洋葱等酸性食物。

4. 肝类、肉类、洋葱等食品中的酸性物质容易引起血中酸毒素过多，所以要少吃。